新编21世纪新闻传播学系列教材

传播学系列

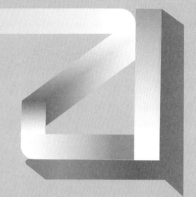

健康传播
理论与实践

王秀丽　著

Health Communication
Theory and Practice

中国人民大学出版社
·北京·

新编21世纪新闻传播学系列教材

编委会

主　编　　方汉奇

副主编（以姓氏笔画为序）

丁淦林　　何梓华　　周瑞金

郑兴东　　赵玉明　　郭庆光

童　兵

内容简介

"健康传播"涉及跨学科领域的理论和实践，通过传播与健康相关的信息、观点和方法，影响个人、社区、患者、医疗从业者、政策制定者等多元群体的认知、态度和行为，从而改变个人观念和行为来预防疾病、促进健康，最终改善社会的总体健康状况。

《健康传播》的写作注重理论联系实践，一方面结合实践介绍健康传播领域的关键理论和核心议题，另一方面借助理论分析实践中的具体案例。全书共分为三个部分：第一部分"基础理论"主要介绍健康传播领域的常用理论；第二部分"核心议题"涵盖媒介环境与健康传播、医患沟通、健康报道、健康素养、健康政策倡导、突发公共卫生事件中的公共沟通、健康传播策划等领域的内容；第三部分"案例分析"主要结合核心议题，选取不同方面的典型案例进行分析。

本书特色：第一，扎根本土做研究，着重探讨健康传播在中国语境下面临的核心问题与挑战。第二，建构跨学科的理论系统。不同于传统意义上主要立足于公共卫生视角，或者仅限于传播学科内部的理论梳理，本书打破健康传播理论研究一直以来存在的学科界限，对涉及的重点理论进行全面梳理和阐述。第三，提供与时俱进的研究案例支持。本书所选取的研究案例均为近年发生的社会事件或热点问题，作者希望在探讨普适性传播规律与技巧方法的同时，帮助读者更好地理解当下所处的媒体环境。

作者简介

王秀丽 北京大学新媒体研究院副教授，社会化媒体研究中心主任。北京大学法学学士、传播学硕士，美国雪城大学（Syracuse University）大众传播学博士。主要研究领域为健康传播、国际传播、公共关系等。目前主持多项健康传播研究课题，在国内外学术刊物发表多篇论文。已出版*Winning American Hearts and Minds: China's Image Building Efforts in the 21st Century, China in the Eyes of Japanese*，《日本人眼中的中国形象》等中英文著作，主编《微行大益：社会化媒体时代的公益变革与实践》，有独立译著《传播法判例：自由、限制与现代媒介》。曾获第七届北京高校青年教师教学基本功比赛文史类一等奖及最佳教案奖，北京大学第十届青年教师教学演示竞赛人文社科类一等奖，并于2016年荣获北京大学十佳教师称号。

总序

中国人民大学出版社策划出版的"新编 21 世纪新闻传播学系列教材"，是一套在新闻传播学领域内，皋牢百代，卢牟六合，贯穴古今，笼罩中外，密切联系新闻传播工作的实际，广泛吸收新闻传播学的最新研究成果，高抟遐揽，取精用宏，供新世纪的高等院校新闻传播院系教学使用的系列教材。

20 世纪初以来的 100 年，是世界新闻传播事业飞速发展的 100 年。这 100 年来，随着科学技术的不断发展，继报纸、期刊、通讯社之后，广播、电视、网络和多种新媒体相继问世，新闻传播的媒介日趋多元化，新闻传播的手段日趋现代化，"地球村"变得越来越小，新闻传播事业对世界政治、经济和文化的影响则变得越来越大。

这 100 年，也是中国新闻事业飞速发展的 100 年。尤其是中国改革开放以来，发展得尤为迅猛。

进入 21 世纪以后，中国新闻事业发展的势头更为迅猛。报纸、期刊、通讯社、广播电台、电视台的数量在宏观调控下，虽无大变化，但软硬件的实力都有了很大的提高。据 2011 年 12 月出版的《中国新闻年鉴》的最新统计数字，2010 年全国共出版报纸 1 939 种，平均期印数 2.14 亿份。共出版期刊 9 884 种，平均期印数 1.63 亿册。全国共有广播电台 227 座，电视台 247 家，广播电视台 2 120 家，教育电视台 44 家。广播综合人口覆盖率为 96.78%，电视综合人口覆盖率为 97.62%。

另据 2012 年 1 月中国互联网络信息中心（CNNIC）发布的《第 29 次中国互联网络发展状况统计报告》，截至 2011 年 12 月底，中国网民规模已达到 5.13 亿，互联网普及率达到 38.3%。其中，手机网民数量为 3.56 亿，博客和个人空间用户数量为 3.19 亿，微博用户数量为 2.5 亿，社交网站用户数量为 2.44 亿，网络视频用户数量为 3.25 亿。中国居民中具备上网条件和技能的人已经基本转化为网民，大专及以上学历人群中互联网使用率已达96.1%。中国网站总数为 230 万个，网页数量为 866 亿个。

这样大的发展规模，这样快的发展速度，在世界和中国新闻事业史上都是空前的。回顾既往，盱衡未来，新闻传播事业在 21 世纪还将保持旺盛的发展势头。新闻传播，作为上层建筑和意识形态的一个重要组成部分，在全面准确地宣传党的基本理论、基本路线和基本方针以及各项决策，反映人民群众的伟大业绩和精神风貌，以及推动改革开放和社会主义现代化建设等方面，必将继续发挥重要的作用。

与新闻传播事业的发展相配合，这 100 年来，为中国的新闻战线培养和输送人才的中国新闻教育，也有了相应的发展。中国的新闻教育起始于 20 世纪初，迄今有近 90 年的历史。中华人民共和国成立前的 30 年，虽然先后在个别院校中设立了新闻系或新闻专科，但规模都不大，设备也不够完善，在校学生人数最多的时候不超过 400 人，30 年间累计培养出来的毕业生还不到 3 000 人。新中国成立后，为了给新中国的新闻事业培养人才，新闻教育有了新的发展，但到 20 世纪 60 年代中期为止，全国的新闻教育机构也还只有14 家。当时全国只有 343 家报社、78 座广播电台和 13 家电视台，革命老区来的新闻工作骨干正当盛年，足以支撑大局，新闻系和新闻专业的学生统招统分，基本上能够满足中央和省市以上新闻单位梯队建设方面的需要。"文化大革命"爆发后，新闻事业进入低谷，新闻人才的培养也被迫中辍。拨乱反正之后，新闻事业有了飞速的发展，但新闻工作的人才却出现了断层，明显供不应求，因而极大地推动了新闻教育的发展。中国的新闻教育得以重整旗鼓并得到空前迅猛的发展，主要是改革开放以来的这 30 多年的事情。30 多年来，中国新闻教育和中国新闻事业同步发展。截至 2011 年，全国设有新闻传播学类院、系、专业的高校已由改革开放之初的两三所增加到 800 所以上，各种类型和层次的专业教学点已不下 1 000 个。新闻专业的教学已从单一的大学本科教育，发展到博士生、硕士生、本科生、大专生、成人教育、函授教育等多层次的格局，不少院系还设置了新闻传播学方向的博士后流动站。改革开放之初，全国在校新闻系科学生总共只有 500 来人，现在仅在校本科生就有 16 万人左右，硕士和博士研究生 3 万人左右，办学层次、办学规模、办学水平都有了很大的提高。进入新世纪以后，随着新闻传播事业的加速发展和新闻战线人才需求的不断增加，中国的新闻教育还将有更大幅度的发展。

一般说来，新闻教育质量的高低，起决定作用的主要是两个因素：一个是师资，一个是教材。两者之间，教材的作用更大。这是因为，师资的多少和良窳，往往受办学主客观条件的限制，而教材一旦完成，就可以直接嘉惠于学子，风行四海，无远弗届。进一步说，一部好的教材，不仅可以满足教学的需要，培养出一大批人才，而且可以同时拥有一定的学术含量，推动新闻传播学研究的发展。1919年出版的徐宝璜的《新闻学》，1927年出版的戈公振的《中国报学史》，就是这方面的很好的例子。这两本书都是作者在高等学校从事新闻学理论和新闻史教学时作为教材编写出来的，出版之后，立即引起世人的关注和推崇，一再重版，历久不衰，至今仍然是公认的新闻学理论和新闻史方面的传世之作和经典之作。正因为这样，新闻教育的前辈们，历来十分重视教材的建设。新中国成立初期的十来年，坊间出版的新闻学方面的书籍，绝大部分是教材。改革开放以后，新闻传播学研究空前繁荣，新闻学方面的书籍大量问世，但教材仍然在其中占了很大的比重。这些教材，覆盖了新闻传播学的方方面面，经过出版家和众多作者们的长期努力，门类和品种基本配套齐全，曾经为同时期的新闻教学做出过重要的贡献。但是，随着时间的推移和新闻工作实际的飞速发展，这些教材的体例日显陈旧，观点和内容也亟待调整和更新。一些属于学科前沿和科技含量较高的新开课程的教材尚付阙如，使现有的教材出现了不少缺口。在新世纪已经到来之际，集聚力量，重新编写出一套体系完整、门类齐全、能够为新世纪的新闻教育和新闻人才培养服务的新闻传播学的系列教材，已经成为人们的共识和新闻业界与新闻教育界的迫切需求。

呈现在读者面前的，就是应这样的需求产生的一套系列教材，它将涵盖新闻学、传播学两个二级学科的方方面面内容，满足新闻、广播、电视、广告、媒体经济、新媒体等多个专业的教学需要。负责这些教材编写工作的，是中国人民大学、复旦大学、北京大学、清华大学、中国传媒大学、中国青年政治学院等多所著名院校长期从事新闻传播学方面教学与研究工作的专家学者，其中有相当大的一部分编写者是相关学科的国家级的学术带头人，堪称一时之选。被收入本系列的教材中，既有国家级重点教材，也有部级重点教材，其他的也是经过严格筛选的精品，所以，本套系列教材的质量是有保证的，其权威性也将得到社会的认同。

21世纪是一个高度信息化的时代，是信息经济和知识经济占主导地位的时代。信息经济和知识经济有两大支柱，一是以高科技为代表的传播技术产业，二是从事新闻和信息产品生产的媒体产业。新闻传播学作为将这两大领域有机联结的桥梁，在今后的国家建设和社会发展中必将发挥越来越重要的作用。中国人民大学出版社经过精心策划，隆重推出这套系列教材，是具有高度的前瞻性和战略眼光的。在这里，我谨代表编委会和全体作者向中国人民大学出版社表示由衷的感谢。

　　这部系列教材开始策划于 20 世纪的最后一年，21 世纪初起陆续问世，迄今已编写出版了 50 余种。在体例和内容的创新和开拓等方面，远远超过同时期出版的同类教材。其中的有些教材，还根据整个新闻传播理论与实践的发展和新闻传播学教学与研究的发展，陆续做了必要的补充和修订，重新出版，实现了内容的与时俱进。

　　这批教材的问世，将会为新闻传播事业和新闻教育事业的发展和繁荣、为新世纪新闻传播人才的培养做出它应有的贡献。这是出版者和全体作者共同的一点希望。是为序。

方汉奇

2012 年 3 月 15 日

于中国人民大学宜园

在传统观念中，健康常常被定义为没有疾病，或没有与疾病相关的身体症状。而在世界卫生组织的定义中，健康不仅指身体健康、没有疾病，还包括精神健康和社会适应良好，即身体、心理、社会和生活方式等相关因素之间能够相互平衡的一种全面健康状态。[①] 我国于 2016 年印发并实施了《"健康中国 2030"规划纲要》（简称《规划纲要》），其目的在于全面推进健康中国战略，提高人民健康水平。《规划纲要》中特别指出："要强化个人健康责任，提高全民健康素养，引导形成自主自律、符合自身特点的健康生活方式，有效控制影响健康的生活行为因素，形成热爱健康、追求健康、促进健康的社会氛围。"[②] 而要提高全民健康素养、形成健康生活方式和社会氛围，就必须普及健康科学知识，并积极利用各类媒体开展健康传播活动。

一、什么是健康传播？

健康传播包含与健康相关的所有人类传播活动，主要通过传统媒体、新媒体和其他创新的技术手段向公众传播健康信息，提高公众对健康议题的认知，从而改变个人观念和行为来预防疾病、促进健康。[③] 健康传播是对健康

---

① SCHIAVO R. Health communication：from theory to practice. San Francisco：Jossey-Bass，2014：85 - 86.

② 中共中央国务院印发《"健康中国 2030"规划纲要》．(2016-10-25)［2022-01-01］．http：//www. gov. cn/zhengce/2016-10/25/content＿5124174. htm.

③ World Health Organization. Communication，education and participation：a framework and guide to action. Washington：WHO（AMRO/PAHO），1996.

信息的准确解读、战略传播和批判性评估①，旨在将医疗和健康专业知识与公众及其健康问题联系起来，使相关研究结果能够应用于解决健康问题，在医患沟通、健康促进、媒体议程设置、预防性健康运动以及健康政策倡导等方面起着关键作用②。

作为传播与健康领域的接口，健康传播越来越被视为改善个人和公共健康的必要因素。③在流行病与新型疾病不断出现、慢性疾病导致的死亡人数持续增加、许多国家步入人口老龄化的时代背景下，健康传播作为健康教育与健康促进的基本策略与方法正在成为传播健康信息、倡导健康生活方式、提高公民健康素养、改善公众总体健康状况的一门重要科学。同时，作为促进公众健康的一种社会干预手段，健康传播被广泛地应用于疾病预防、治疗、保健、康复等工作中，包括：通过医患沟通，建立良好的医患关系，提高患者对治疗的依从性；做好风险传播和公共沟通，以应对突发公共卫生事件④；鼓励最佳临床实践的广泛使用，促进科研成果的应用，以及管理多部门的、复杂的医疗系统；等等。

健康传播的首要功能是支持科学转化为实践，并将有关健康问题的信息与潜在的解决方案联系起来，在个体、社区和社会多个层面发生作用。在个体层面，有效的健康传播可以提高个人对健康风险及解决方案的认识，提供动力和技能，将个体与支持网络联系起来，形成积极的态度；在社区层面，有效的健康传播可以影响决策者和公共舆论，改善社区的医疗保健服务供给，优化社区的健康氛围；在社会层面，通过影响个人和社区的价值观和态度，健康传播最终有助于健康规范和健康政策的制定和实施。⑤

二、 健康传播学科发展

健康传播研究是一个涉及理论和实践的跨学科领域，通过传播与健康相关的信息、观点和方法，影响个人、社区、患者、医疗从业者、政策制定者等多元群体的认知、态度和行为，从而最终改善社会的总体健康状况。⑥

健康传播研究最早起源于20世纪70年代的美国，1971年美国心脏病学

---

① BERNHARDT J M. Communication at the core of effective public health. American journal of public health，2004，94（12）：2051-2053.（2011-10-10）［2020-01-17］. http：//dx. doi. org/10. 2105/AJPH. 94. 12. 2051.

② ROGERS E M. Up-to-date report. Journal of health communication，1996，1（1）：15－24.

③ THOMAS R K. Health communication. Heidelberg：Springer，2006：2.

④ 田向阳. 健康传播理论与实用方法. 北京：人民卫生出版社，2017：6-7.

⑤ PARVANTA C F，BASS S B. Health communication：strategies and skills for a new era. Jones & Bartlett Learning，2020：28.

⑥ SCHIAVO R. Health communication：from theory to practice. San Francisco：Jossey-Bass，2014：9.

专家杰克·法夸尔（Jack Farquhar）和传播学家内森·麦科比（Nathan Maccoby）在美国斯坦福大学开展的"斯坦福心脏病预防计划"（Stanford Heart Disease Prevention Program，SHDPP）通常被视为健康传播研究的开端。① 1972 年，国际传播学协会（International Communication Association，ICA）成立了"治疗传播兴趣小组"（Therapeutic Communication Interest Group），并在 1975 年举行的国际传播学协会的年会上更名为"健康传播分部"（Health Communication Division），迈出了健康传播研究规范化发展的重要一步。②

到了 20 世纪 80 年代，随着健康传播专业书籍、学术期刊、专业课程和学位项目的出现，健康传播研究领域获得了迅速发展。1984 年，第一本健康传播的理论著作《健康传播：理论与实践》（*Health Communication：Theory and Practice*）出版，此后，多本健康传播相关教材和研究著作陆续出版。与此同时，包括明尼苏达大学、宾夕法尼亚大学、南加州大学、马里兰大学等在内的美国多所大学相继设立了健康传播相关的专业课程、硕士以及博士学位项目，培养了大批从事健康传播研究与实践的从业者。1989 年，健康传播领域的第一本学术期刊《健康传播》（*Health Communication*）创刊；1996 年《健康传播学刊》（*Journal of Health Communication*）创刊，标志着美国的健康传播研究开始进入稳步推进、成熟发展的阶段。③

我国的健康传播实践与研究最初并非起源于传播学界，而主要来自健康教育学界。1987 年召开的"全国首届健康教育理论学习研讨会"第一次系统地介绍了传播学理论，提出了传播学在健康教育中的运用，并探讨了宣传、教育与传播的关系。1985 年创办的《中国健康教育》是中国第一本侧重健康教育的专业期刊，也成为中国大陆率先介绍健康传播研究的期刊。④ 中国的健康传播实践主要依托卫生系统中的宣传机构，1986 年成立的中国健康教育研究所负责全国健康教育与卫生健康新闻宣传工作的技术指导，承担全国健康教育与卫生健康新闻宣传大型活动的组织实施及信息管理、媒体联系、业务培训等有关技术和服务性工作，并开展相关理论与实践的研究。中国健康教育研究所于 2008 年 9 月更名为中国健康教育中心，直属卫生部（2018 年更名为"国家卫生健康委员会"）管理，并于 2021 年 2 月成为国家卫生健康委员会直属事业单位。⑤ 在中国健康教育研究所（或中心）之下，全国各地

---

① 王迪. 健康传播研究回顾与前瞻. 国外社会科学，2006（5）：49-52.
② 同①.
③ 同①.
④ 韩纲. 传播学者的缺席：中国大陆健康传播研究十二年：一种历史视角. 新闻与传播研究，2004（1）：64-70.
⑤ 中国健康教育网.［2022-01-01］. http：//www.nihe.org.cn/portal/zxjj/jgzn/A090102index_1.htm.

相继成立了省、市、区（县）等各级健康教育机构，承担本地区的健康传播工作；各地的卫生防疫站、妇幼保健院、医院也普遍设立了卫生宣传科室并配备了健康教育工作的专/兼职人员，形成了覆盖全国卫生系统的健康传播网络。① 有鉴于此，学者韩纲在对 1991—2002 这 12 年间的 10 本医学和卫生期刊以及 6 本新闻与传播学期刊进行内容分析后指出，2002 年以前，传播学者在中国健康传播领域基本处于缺席状态。②

经过了近 20 年的发展，传播学者缺席健康传播研究的状态已经得到了基本改善。随着国内健康传播研究热度呈现不断上涨的趋势，传播学者已经成为健康传播研究的主力军。通过对 2009 年至 2018 年这 10 年来的健康传播文献进行内容分析，王秀丽等学者发现，国内健康传播研究领域的研究者主要来自新闻与传播学科（57%），其次为公共卫生学（8.3%）和医学（2.9%）等学科；60% 的健康传播研究论文都发表在新闻传播学期刊上，另有约 20%发表在公共卫生学和医学类期刊上，来自其他学科的文献总和占比不足20%。③ 同时，我国健康传播研究的关注领域日趋丰富，涵盖了包括健康传播实践策略、媒介环境/技术与健康传播、健康类报道/节目/产品、健康传播伦理与理论建构、健康教育/健康促进与媒介素养、危机事件与舆情、健康传播活动策划与效果评估、医患关系、（用户/患者）健康信息需求与行为以及健康传播与文化研究等方方面面。研究议题不仅涉及公共卫生事件、特殊人群关怀、越轨行为、特殊与罕见病、传染病、慢性病、临终关怀、自闭症等诸多类别，也关注台风灾害与城市病等新兴议题；对食品药品安全等议题的特别关注也契合了社会转型期人们对于民生问题空前关注的心理特征。④

一般而言，一门学科的成熟主要体现为其社会建制的健全，包括学会、特有的学科定义和研究对象、学科著作和专业出版物、成熟的理论体系、学科代表人物、大学院系和专业研究机构、学生培养方案等。⑤ 尽管健康传播研究领域在中国已经获得了较大的发展，但在学科建设上仍然任重道远。据统计，"全美高校约有 20 个健康传播学博士项目和 40 个硕士项目"⑥。但截至2021 年年底，国内仅有北京大学、清华大学与天津中医药大学等少数几家学术

---

① 韩纲. 传播学者的缺席：中国大陆健康传播研究十二年：一种历史视角. 新闻与传播研究，2004（1）：64-70.

② 同①.

③ 王秀丽，罗龙翔，赵雯雯. 中国健康传播的研究对象、学科建设与方法：基于范式建构理论的内容分析（2009—2018）. 全球传媒学刊，2019（3）：34-52.

④ 同③.

⑤ 费孝通. 略谈中国的社会学. 社会学研究，1994（1）：2-8；王建华. 高等教育作为一门学科. 高等教育研究，2004（1）：69-74.

⑥ 田向阳. 健康传播学. 北京：人民卫生出版社，2017：13.

单位开展健康传播硕士招生，健康传播学科在课程设置、师资力量、教育资源等人才培养层面亟须改进和发展。同时，相较于美国《健康传播》（*Health Communication*）与《健康传播学刊》（*Journal of Health Communication*）等二级学科领域内专业期刊也具备的国际影响力，国内健康传播研究成果主要发表在新闻与传播一级学科的综合类期刊上，健康传播专业期刊平台的建设仍是空白。①

2020 年年初爆发的新冠肺炎疫情使健康传播学科受到了前所未有的关注，不仅健康传播相关的研究论文激增，全国多所高校还举办了以"健康传播"为主题的学术论坛和研讨会。尤其值得一提的是，2021 年 4 月，中国新闻史学会第六届常务理事会第三次会议正式通过了关于成立健康传播专业委员会的决议，并于 2021 年 8 月 1 日至 2 日在复旦大学新闻学院举行了"中国新闻史学会健康传播专业委员会成立大会暨健康传播学术创新论坛"，标志着健康传播学科在中国的发展迈向了一个新的台阶。本教材的写作与出版也正是契合了健康传播研究和学科在中国持续发展的趋势和要求。

三、 教材章节安排

本教材的写作注重理论联系实际，希望读者通过本教材的学习能够了解并掌握健康传播领域的关键理论和核心议题，为从事健康传播研究和实践工作奠定基础，能够正确地分析、解决相关健康问题，在提高自身健康素养的同时促进社会健康和福祉。

教材共分为三个部分：

第一部分为"基础理论"，也就是第一章，主要介绍健康传播领域的常用理论及其在健康传播领域的应用。

第二部分为"核心议题"，共包括第二章到第八章这七章的内容。第二章"媒介环境与健康传播"梳理了不同媒介技术下健康观念的演变脉络，并探讨了媒介技术对健康传播的影响。第三章"医患沟通"概述各类媒介对医患沟通的呈现，并重点分析了"中国式"医患沟通的现状、成因与影响，提出了改进医患沟通的基本路径与策略。第四章"健康报道"概述健康报道的概念、作用、基本类型、生产和传播流程及策略等，明确了健康报道的社会责任与伦理规范，以及不同主题健康报道的特点、现状与问题。第五章"健康素养"在厘清健康素养相关概念及其关系的基础上，介绍了健康素养监测与评估的基本知识及中国城乡居民的健康素养现状，并提出了提升健康素养的相关策

---

① 王秀丽，罗龙翔，赵雯雯. 中国健康传播的研究对象、学科建设与方法：基于范式建构理论的内容分析（2009—2018）. 全球传媒学刊，2019（3）：34 - 52.

略。第六章"健康政策倡导"概述了公共政策、健康政策与政策倡导的内涵与外延，明确了健康政策倡导的意义与基本价值，并介绍了在中国的公共健康领域进行政策倡导的常规流程和策略方法以及中西语境下公共政策倡导的异同。第七章"突发公共卫生事件中的公共沟通"聚焦于突发公共卫生事件中的沟通目标、原则、策略与常见问题。第八章"健康传播策划"重点介绍了健康传播策划的基本概念与流程、传播策略制定的各个基础环节，以及健康传播效果评估的意义和流程。

第三部分为"案例分析"，主要结合第二部分的几个核心议题，选取了三个案例进行分析，包括第九章到第十一章的内容。第九章"残障议题的健康报道"，聚焦健康报道中的残障议题及其媒介报道框架和现状，提出了残障议题报道的基本原则和注意事项。第十章以结核病议题为典型案例，通过大量的实际案例展示如何通过多种媒介渠道和形式开展结核病防控领域的传播策划和政策倡导。第十一章以新冠肺炎疫情为例，探讨中国政府在突发公共卫生事件中的沟通策略及其优势与不足。

目 录

第三部分

案 例 分 析

第一部分

基 础 理 论

　　理论是行动的先导、实践的指南。通过对健康传播领域基础理论的学习，能够帮助读者快速了解和掌握该领域的客观知识系统，为读者提供分析问题的思路和方向以及解决问题的策略和方法。

第一章　健康传播理论概述

章节目标 Key aims

- 了解健康传播理论学习的意义
- 认识健康传播研究的两大取向：后实证主义 vs. 诠释、批判、文化研究
- 掌握健康传播的常用理论及其应用范围

章节导论 Introduction

　　健康，是关乎人类生存与发展的永恒主题；传播，则是社会生活赖以维系的核心要素，我们的世界充斥着纷繁复杂的健康传播现象。为了更科学理性地认识潜藏于现象中的规律、蕴含在行为里的动机，以及问题背后的深层次原因，研究者们在实践的基础上构筑了丰富的理论：关于人类健康传播经验的系统性的概念、解释和原则。[①] 健康传播的学习需要以理论指引认识水平的提升，在实践中促进个体行为的改良和社会环境的优化，并反过来检验理论，推动其发展与创新，形成一个知行合一、知行共进的良性机制。

　　本章将首先介绍健康传播的两大研究取向，并在此基础上以应用为导向梳理健康传播研究的常用理论，帮助读者深化对健康传播的理解。

第一节　健康传播研究的两大取向

　　尽管健康传播实践的历史悠久，但直至 20 世纪 60 年代末，传播学者才逐渐开始对健康与传播进行系统性的学术研究[②]，并发展出了如同光谱两极

---

① 巴兰，戴维斯. 大众传播理论：基础、争鸣与未来. 曹书乐，译. 北京：清华大学出版社，2014：11.
② 张嶷元. 健康传播研究的框架与走向//洪浚浩. 传播学新趋势. 北京：清华大学出版社，2014：267-268.

的后实证主义与诠释、批判、文化研究两大取向。

一、后实证主义取向

实证主义（positivism）源于自然科学研究，认为知识只能从通过科学方法考察的、可观察的、可衡量的现象中获得[①]，研究者应该且可以保持价值中立。而后，考虑到人与社会的复杂性，学者们在实证主义的基础上发展出后实证主义（post-positivism），它既主张由科学方法指导的实证观察，也认识到人类及其行为并非自然元素那样的常量。[②] 在健康传播研究进程的前30年，多数实务与研究的理论取向植根于后实证主义，即通过调查研究分析传播、社会、心理等方面的诸多变量来解释、控制和预测不同维度的健康结果（health outcome），并发展出相应的干预措施。因此，该研究取向聚焦于探讨健康传播环境中各类传播策略的有效性，涉及的研究主题包括社会支持、医患沟通、健康促进运动与组织以及媒介系统等。[③] 后实证主义的研究范式在相当长的时期内一直是健康传播研究的主流，这一方面是受到学术传统的影响，另一方面也源于政府及其他地方或国际健康促进组织的现实需求。例如，围绕提高某个地区的国民健康素养、降低某类人群的吸烟率等目标，健康传播研究者们通常在调查研究对象现状、分析各种影响因素的基础上提出有针对性的传播策略，测量健康传播活动在多大程度上改变了人的知识、信念、行为，并最终影响其健康结果。

二、诠释、批判、文化研究取向

不同于后实证主义研究强调对健康传播效果与行为结果的客观量化分析，诠释、批判、文化研究取向倾向于以质化研究方法认识、诠释与质疑健康的意义、决策与实践，认为所谓的健康、疾病与医疗保健，皆是通过人类互动与意义建构而成的信念与现象[④]，受到社会历史和环境因素的影响[⑤]。诠释、批判和文化研究视角关注健康传播中的身份、权力、意义等问题，侧重以边缘群体为研究对象或参与者，深入了解人们的生活经验，探讨语言和沟通如

---

① 巴兰，戴维斯. 大众传播理论：基础、争鸣与未来. 曹书乐，译. 北京：清华大学出版社，2014：12.
② 同①11.
③ DUTTA M J，ZOLLER H M. Theoretical foundations：interpretive，critical，and cultural approaches to health communication//ZOLLER H M，DUTTA M J. Emerging perspectives in health communication：meaning，culture，and power. New York：Routledge，2008：11 - 38.
④ LUPTON D. The imperative of health：public health and the regulated body. London：Sage，1995.
⑤ 林聚任. 社会建构论的兴起与社会理论重建. 天津社会科学，2015（5）：58 - 63.

何影响健康话语①，并致力于推进健康传播中的社会公平。下面将分别简述基于诠释、批判和文化视角的健康传播研究。

受诠释学（hermeneutics）、现象学（phenomenology）、常人方法学（ethno-methodology）、符号互动论（symbolic interactionism）等学术源流的影响，基于诠释视角的健康传播研究关注医疗健康相关意义的建构问题，如研究参与者的健康或疾痛叙事。它通常使用深度访谈、焦点小组、参与式观察、文本与修辞分析、民族志等质性研究方法，以触及量化研究难以达到的语境层面。

基于批判视角的健康传播研究受惠于法兰克福学派的新马克思主义（neo-Marxist）、后殖民主义（postcolonial theory）、女权主义（feminism）、酷儿理论（queer theory），以及葛兰西（Antonio Gramsci）、福柯（Michel Foucault）等学者的思想。此类研究认为，如果健康传播研究仅着眼于信息接收和行为改变，而不对权力、文化与社会公正问题提出质问，则极可能陷入持续加深而非消弭社会不平等的状态之中。在它们看来，无论是医疗人员或健康教育者，都时常扮演着将"正确"的行为模式单向传递给大众的角色，而大众往往被描绘成必须被说服教育的、缺乏知识及自我效能的、难以触达的形象②，理应接受医疗权威对"健康"的定义及其价值观。因此，健康传播研究应更多地关注边缘群体的主体经验与困境，揭示社会结构性压力及其背后的意识形态，促使健康政策趋向社会公正。

史蒂文森（Stevenson）、伯克（Burke）等文化研究者提出，即使多数健康行为理论试图将社会环境因素纳入考量，但这些因素仍存在于认知层面，像文化这种难以量化测量的健康影响因素较少受到重视。③ 对此，基于文化视角的健康传播研究强调在结构和权力的视域中考察健康传播的文化特征，并由此成为连接诠释视角与批判视角的桥梁：一方面，通过分析健康意义建构过程中的本土语境，显示出诠释范式的任务；另一方面，通过分析权力及其对健康话语的形塑方式，呈现出与批判范式的共通之处。④ 文化中心路径（culture-centered approach）认为，健康传播是人们在互动中创造意义的过程，在该过程中，语言、历史、社会结构和组织关系等要素皆影响了健康意

① BARTESAGHI M, CASTOR T. Social construction in communication re-constituting the conversation. Annals of the international communication association，2008，32（1）：1-39.

② FREIMUTH V S, METTGER W. Is there a hard-to-reach audience. Public health reports，1990，105（3）：232.

③ STEVENSON H M, BURKE M. Bureaucratic logic in new social movement clothing: the limits of health promotion research. Health promotion international，1991，6（4）：281-289.

④ DUTTA M J, ZOLLER H M. Theoretical foundations: interpretive, critical, and cultural approaches to health communication//ZOLLER H M, DUTTA M J. Emerging perspectives in health communication: meaning, culture, and power. New York: Routledge，2008：11-38.

义的构成，健康意义只有通过文化情境中的"内部人"① 才能表达出来②，而将文化置于健康传播研究的中心，就是要从文化社区的内部来发展健康传播理论和实践③。

诠释、批判与文化视角的出现与兴起打破了后实证主义取向的健康传播研究一统天下的局面，大大拓展了健康传播研究的主题、理论视野和方法，并带来了更多学术交流、争鸣与合作的机会。尽管仍相对"另类"（alternative），但诠释、批判与文化研究取向的健康传播研究已逐渐在这一领域占据一席之地④，并仍拥有较大的发展空间。

第二节　健康传播研究的常用理论

健康传播是一个多维度、多层次的复杂体系，除了传播学、医学之外，还受到心理学、社会学、教育学、语言学、人类学、市场营销学、管理学、电子信息学等诸多自然科学与社会科学的影响，是一个多学科交叉的"十字路口"。

要将源流甚广、为数众多的健康传播相关理论整合进一个框架并非易事，不同的分类规则往往呈现出健康传播研究的不同面貌。其中一种典型思路即按学科来源梳理各个理论，例如克洛斯（R. Cross）、戴维斯（S. Davis）和奥尼尔（I. O'Neil）便将健康传播理论按照传播学、心理学、教育学等学科进行分类整理⑤；巴布罗（Babrow）和马特森（Mattson）则提出以理论架构为基础的分类方法，以"凸显健康传播与其他传播领域间的联结"，并采用克雷格（Craig）的传播理论七大传统，将健康传播理论分为：修辞传统（rhetorical tradition）、符号学传统（semiotic tradition）、现象学传统（phenomenological tradition）、模控学传统（cybernetic tradition）、社会心理学传统（sociopsychological tradition）、社会文化传统（sociocultural tradition）与批判传统（critical tradition）。⑥

---

① 这里的"内部人"特指边缘社区的成员，即在社会中处于不利地位的主体或共同体，往往具有种族、性别和阶层的特征，缺乏物质性资源，被系统性地排除在主流话语空间之外，在表达声音和参与社会实践上受到限制。见 DUTTA M J. Communicating social change：structure, culture, and agency. New York：Routledge, 2011。

② SHARF B F, KAHLER J. Victims of the Franchise：a culturally-sensitive model of teaching patient-doctor communication in the inner city//RAY E B. Communication and disenfranchisement：social health issues and implications. Mahwah NJ：Erlbaum, 1996：95 – 115.

③ 曹昂. 健康意义、另类视角与本土情境："文化中心路径"对健康传播学的批判与重构. 新闻与传播研究，2020（7）：57 – 76.

④ 张鲥元. 健康传播研究的框架与走向//洪浚浩. 传播学新趋势. 北京：清华大学出版社，2014：267 – 271.

⑤ CROSS R, DAVIS S, O'NEIL I. Health communication：theoretical and critical perspectives. New York：John Wiley & Sons, 2017：14 – 59.

⑥ 同④267 – 271.

以学科或理论架构为依据的分类方法胜在谱系清晰、条块分明，但不利于健康传播初学者从应用的角度形成对健康传播理论图景的整体认知。本书将健康传播界定为社会结构中的人与健康信息相互作用的过程，分别从健康行为主体、健康信息、人与信息的互动三个维度梳理健康传播的常用理论。考虑到相关理论繁多，难以一一列举并详述，故挑选一些常用理论进行介绍，以激发读者进一步探索的兴趣。

一、健康行为主体维度

人作为健康行为的主体，既是健康传播的手段，也是目的。《中华人民共和国基本医疗卫生与健康促进法》（2019）第六十九条强调"公民是自己健康的第一责任人，树立和践行对自己健康负责的健康管理理念，主动学习健康知识，提高健康素养，加强健康管理"，而只有充分理解社会环境中的人，才有可能通过健康传播达到这些目标。正因为如此，许多健康传播研究立足于心理与行为科学以及人类学、社会学等学科，广泛采用健康信念模型、理性行为理论、计划行为理论、知信行模式、社会认知理论、社会规范理论等理论模型，亦涉及受众理论、健康素养、媒介素养以及更具批判与社会变革意义的赋权理论。

（一）健康信念模型（health belief model）

健康信念模型形成于 20 世纪 50 年代。1953 年，美国政府为控制结核病开展免费肺结核 X 线筛查。尽管进行了宣传和动员，但很多人仍然不愿意参加。心理学家霍克鲍姆（Hochbaum）发现，其原因来自三方面的主观因素：不相信自己会得结核病、不相信感染结核杆菌后可能在很长时间内不出现症状以及不相信早期筛查能避免结核病的危害。他由此提出，要说服人们接受并采取某种健康行为，不仅要让其知道健康威胁的存在，还要树立相应的信念。同时，美国脊髓灰质炎疫情控制方面也遇到了挑战，很多父母由于担心疫苗安全问题，拒绝给孩子接种疫苗，导致疫情死灰复燃。美国政府也意识到，不能完全依赖技术手段预防疾病，还需要研究健康行为规律，才能达到干预目标。[1] 经过心理学家罗森斯托克（Rosenstock）、霍克鲍姆、贝克尔（Becker）等人的假设、验证与完善，健康信念模型逐渐成形并应用于公共卫生领域，成为用以解释健康行为变化过程的理论之一。[2]

---

[1] 彭向东，褚勇强，萨支红，等. 健康行为理论：从健康信念模式到风险认知和健康行为决策. 中国健康教育，2014（6）：547-548.

[2] RENATA S. Health communication：from theory to practice. New York：John Wiley & Sons, 2013：40.

健康信念模型的基本理论假设是，如果某人感到某种疾病可以预防，意识到只要自己采取所推荐的措施就能成功避免感染疾病，并自信自己能够成功执行，其健康行为就会发生改变，即知识能够带来改变。[①] 具体而言，可能影响健康行为的因素包括：

(1) 对健康问题易感性的感知（perceived susceptibility）：个体对于自身可能会出现某个健康问题或罹患某种疾病的可能性的判断。个体感知到的易感性越强，采取健康行为的可能性越大。

(2) 对健康问题严重性的感知（perceived severity）：个体对于某个健康问题或某种疾病可能产生的生理（疼痛、伤残或死亡等）、心理（抑郁、悲伤或焦虑等）与社会（失去工作、家庭关系或人际关系受影响等）不良后果严重程度的判断。个体感知到的严重性越强，采取健康行为的可能性越大。

(3) 对健康行为收益的感知（perceived benefit）：个体对于某一健康行为可能带来的益处的判断。个体感知到的益处越大，采取相关健康行为的可能性也越大。

(4) 对健康行为障碍的感知（perceived barrier）：个体对于某一健康行为可能会付出的代价的判断，包括时间成本、经济负担与社会压力等。个体感知到的障碍越大，则采取相关健康行为的可能性越小。

(5) 行动线索（cue to action）：能提醒个体某一健康行为的重要性的公共或社会活动，如医生的提醒、家人或朋友的患病经历、大众媒体的报道等。这些行动线索的存在越合理，则个体采取健康行为的可能性越大。

(6) 自我效能（self-efficacy）：个体对自身能力的判断或评价，即对自己能够采取或维持某一健康行为并取得期望结果的信念。个体的自我效能越高，采取所推荐的健康行为的可能性越大。

健康信念模型是一个通过干预人们的知觉、态度和信念等心理活动，从而改变人们的健康行为的健康教育模型，科妮莉亚·佩希曼（Cornelia Pechmann）将其视为一个"风险学习模型"，因为它的目标是告知个体关于健康风险以及哪些行为可以降低这些风险的新信息。[②] 不过，健康信念模型也存在若干局限性，即忽视非理性因素、人际因素，以及个体间存在的环境差异等，因此常常需要与计划行为理论及强调社会环境因素的理论模型配合使用。自创建以来，健康信念模型被广泛应用于艾滋病防控、营养改善、高血压筛查、安全带使用、乳腺自检等健康促进活动。它对健康传播的主要贡献在于：

---

① RENATA S. Health communication：from theory to practice. New York：John Wiley & Sons, 2013：41.

② PECHMANN C. A comparison of health communication models：risk learning versus stereotype priming. Media psychology，2001，3（2）：281-289.

强调了知识的重要性,将知识界定为促进改变的必要非充分因素。该模型也可用于受众研究,为理解受众的所思所想提供了一个有用的框架,并能在研究与评估过程中改进健康传播项目。[1]

(二)计划行为理论(theory of planned behavior)

计划行为理论是理性行为理论(theory of reasoned action)[2] 的"升级版"。根据理性行为理论,行为意向是行为的直接前因,并受到行为态度和主观规范的影响。但该理论受限于两个假定:首先,调查者的量表必须反映被调查者的行为意向;其次,行为必须在意志控制之下。然而,行为意向可能随着时间而改变,而在改变发生之前获得的量表无法准确预测行为。[3] 理性行为理论的创始人之一、美国心理学家伊塞克·艾奇森(Icek Ajzen)认为,该理论仅适用于受意志控制的行为,当行为受到一些因素的影响时,它的预测精度会降低。行为计划能否成功执行不仅取决于个体努力的程度,还取决于他对其他因素的控制,如所需的信息、技能和能力,包括拥有一个可行的计划、意志力、时间、机会等。为了准确预测和充分理解行为,扩大理论的适用范围,艾奇森于 1985 年在理性行为理论的基础上增加了知觉行为控制变量(perceived behavior control),初步提出计划行为理论。1991 年,艾奇森发表的计划行为理论和构建的计划行为理论模型[4]标志着计划行为理论的成熟。该理论针对人的认知系统,阐明了行为态度、主观规范、知觉行为控制与行为意向和实际行为之间的因果关系。

计划行为理论认为,人的行为是理性的,是经过深思熟虑的计划的结果。首先,个人的行为(behavior)与行为意向(intention)必须加以区分,前者指个人的实际行为,后者指产生行为的意图与倾向,前者直接受后者的影响。其次,影响行为意向的因素可分为三类,即行为态度(attitude toward the behavior)、主观规范(subjective norm)与知觉行为控制(perceived behavior control),同时知觉行为控制也可以直接作用于行为。此外,计划行为理论还涉及行为态度、主观规范和知觉行为控制的前因,包括影响行为态度的行为信念、构成主观规范的潜在决定因素的规范信念,以及为知觉行为控制提供基础的控制信念。基于此,段文婷等绘制出计划行为理论结构图(见图 1-1)。

① RENATA S. Health communication: from theory to practice. New York: John Wiley & Sons, 2013: 41.

② FISHBEIN M, AJZEN I. Belief, attitude, intention, and behavior: an introduction to theory and research. Reading, MA: Addison-Wesley, 1975.

③ AJZEN I. From intentions to actions: a theory of planned behavior//Kuhl J, Beckman J. Action control: from cognition to behavior. Heidelberg: Springer, 1985: 11-39.

④ AJZEN I. The theory of planned behavior. Organizational behavior and human decision processes, 1991, 50 (2): 179-211.

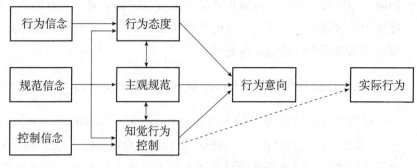

图 1 - 1　计划行为理论结构图

资料来源：段文婷，江光荣. 计划行为理论述评. 心理科学进展，2008，16（2）：315 - 320.

绝大多数研究证明，计划行为理论能更好地了解和预测个体的行为意图及自我效能和控制感，并显著地提高人们的具体态度对行为的解释力[1]，因此被广泛应用于人类生活的众多领域，并在后续发展中引入了人际关系、非理性因素等新变量。克里斯托夫·阿米蒂奇（Christopher Armitage）等学者[2]发现该理论能有效解释和预测健康行为，在解释行为意向方面表现良好[3]。在健康传播研究中，计划行为理论常被用于解释经由各类媒介传播的健康信息如何作用于人的健康行为，并用以制定更有利于形成良好健康行为的传播策略。

（三）社会认知理论（social cognitive theory）

20 世纪 70 年代末到 80 年代中期，美国心理学家阿尔伯特·班杜拉（Albert Bandura）在其社会学习理论（social learning theory）的基础上提出社会认知理论。社会学习理论强调观察学习（observational learning）的重要性，而社会认知理论强调的是社会因素（即外部环境，观察学习的来源）对个体行为的影响。它在批判人类行为的单向决定论——个人决定论和环境决定论基础上，强调人类的行为是个体与环境交互作用的产物。具体而言，社会认知理论将个人（P）、环境（E）和行为（B）看作相互独立、相互作用且相互决定的三种因素，属于三元互惠交互（triadic，dynamic and reciprocal interaction）关系。其中，个人因素指行为主体的信念、态度、目标、情绪、结果期望等，行为因素指个人的选择和行动，环境因素即行为主体所拥有的

---

① 张锦，郑全全. 计划行为理论的发展、完善与应用. 人类工效学，2012（1）：77 - 81.

② ARMITAGE C J, CONNER M. Efficacy of the theory of planned behaviour: a meta analytic review. British journal of social psychology, 2001, 40（4）: 471 - 499.

③ GODIN G, KOK G. The theory of planned behavior: a review of its applications to health-related behaviors. American journal of health promotion, 1996, 11（2）: 87 - 98.

外部客观条件，其中任何一个因素的变化都有可能导致其他两个因素的改变。[1] 三元互惠交互模型在说明环境对人有所制约的同时，也强调个体的主观能动性，二者都可以影响、调节和预言个体行为。构成社会认知理论的重要概念还包括注意（attention）、保留（retention）、重复（reproduction）、动机（motivation）、表现（performance）、自我效能（self-efficiency）等。[2]

社会认知理论被广泛用于理解、预测和改变个体及群体的各种健康行为，如性与生殖健康、妇幼保健、饮食、物质滥用、体育锻炼等。该理论对健康传播的主要贡献在于：针对健康行为中的保留、重复和动机等元素，社会认知理论有助于理解其机制与影响因素[3]，从而使健康传播精准、高效地改变健康主体的行为。

（四）赋权理论（empowerment theory）

赋权理论又被译作充权、增权、激发权能理论，可追溯至巴西教育学家保罗·弗莱雷（Paulo Freire）于 20 世纪 60 年代在第三世界国家推广的"批判的教育学"（critical pedagogy）。1976 年，美国学者巴巴拉·所罗门（Barbara Solomon）在其《黑人赋权：受压迫社区中的社会工作》中首次提出赋权理论。赋权（empowerment）是一个动态的、跨层次的概念体系，有学者将它分为动机性概念和关系性概念，以区分个体心理与社会关系两个层面对赋权的界定。[4] 从心理学的个体动机角度看，赋权是"赋能"（enabling）或一种"自我效能"，它源于个体对自主（self-determination）的内在需求。在这个意义上，赋权就是通过提升个人效能意识，以增强个体达成目标的动机，是一个让个体认为能自己控制局面的过程。然而，从社会情境来看，"赋权"一词的核心词是 power（权力），权力建构于社会关系网络之中，是一个社会互动的过程[5]，故赋权理论主要有以下三个取向[6]。第一，赋权的对象主要是患者、贫困者、流动工人、残障人、老年人、儿童、女性等相对边缘、弱势的群体。赋权即通过加强边缘群体的参与，激发其潜能，令其在更大程度上掌握社会资源和自身的命运，从而实现社会变革的过程。第二，赋权与传播

① 班杜拉. 思想和行动的社会基础：社会认知论. 林颖，等译. 上海：华东师范大学出版社，2001：9-13.
② RENATA S. Health communication: from theory to practice. New York: John Wiley & Sons, 2013: 43-44.
③ 同②44.
④ CONGER J A, KANUNGO R N. The empowerment process: integrating theory and practice. The academy of management review, 1988: 471-481.
⑤ GUTIÉRREZ L M, LEWIS E A. Empowering women of color. New York: Columbia University Press, 1999.
⑥ 丁未. 新媒体赋权：理论建构与个案分析：以中国稀有血型群体网络自组织为例. 开放时代，2011(1)：124-145.

息息相关。美国传播学家埃弗雷特·罗杰斯（Everett Rogers）即认为传播使赋权得以实现，当传播过程是一种"对话"（如沟通、辩论、反馈等）时，赋权的效果更为显著，个体通过与同伴对话而获得彼此的认同感，以及掌握自己的生活、促成社会变革的力量感[①]。第三，赋权理论具有强烈的实践性，被广泛应用于社会实践中。总体而言，赋权理论注重的是特定社会政策框架与弱势群体行动之间的相互形塑的、现实的作用过程，赋权实践的终极目标是实现社会正义和减少社会不平等。[②]

赋权理论强调边缘人群作为主体的参与（participation）过程，为包括健康在内的各领域社会工作提供了新的理念和技术路线，具体可从以下三个层次指导实践：一是个人层次，即提高个人权力感和自我效能感，使个体意识到自己有能力去影响或解决问题；二是人际层次，即鼓励个人与他人合作促成问题的解决，提升个人影响他人能力的具体技术；三是政治层次，即促成政策层面上的改变。[③] 1986 年，第一届世界健康促进大会在加拿大渥太华召开，会议发表《渥太华宪章》并将赋权（时译为 enable）与倡导（advocate）、协调（mediate）定为健康促进的三大核心策略。健康赋权被理解为通过运用多种方式帮助患者对疾病进行有效的自我管理，从而提高其带病生存的质量和满意度，是个人获取掌握感、控制生活并拥有改变所处环境的技能、资源、机会的过程。[④] 基于赋权理论的健康传播摒弃了自上而下的单向灌输，而更尊重健康行为主体的多元经验，更注重激发其使用媒介、创造信息的主观能动性，倡导在多方参与、平等对话的情境中促进健康知识、理念的传播和健康行为的改变。

二、健康信息维度

健康信息（health information）是指健康传播过程中传受双方所制作、传递和分享的一切有关人的健康的知识、技术、技能、观念和行为等内容。[⑤] 在这一维度，我们主要探讨健康信息本身在语义、符号、话语等方面的特征，即我们所接触的健康信息呈现出何种样貌，它的意义如何被建构，其背后是

① ROGERS E M, SINGHAL A. Empowerment and communication: lessons learned from organizing for social change//KAIBFLEISCH P J. Communication yearbook 27. New York: Routledge, 2003: 67-85.

② GUTIÉRREZ L M, LEWIS E A. Empowering women of color. New York: Columbia University Press, 1999.

③ 张新宝. 侵权责任法立法研究. 北京：中国人民大学出版社，2009：445.

④ ADOLFSSON E T, WALKER-ENGSTRÖM M, SMIDE B, et al. Patient education in type 2 diabetes: a randomized controlled 1-year follow-up study. Diabetes research and clinical practice, 2007, 76 (3): 341-350.

⑤ 医学名词审定委员会，全科医学与社区卫生名词审定分委员会. 全科医学与社区卫生名词. 北京：科学出版社，2014.

什么样的意识形态。常用理论为符号学理论、修辞学理论、阐释学理论、话语理论等，以下介绍两种。

（一）符号学理论（semiotics theory）

"符号"（signs）一词源自希腊语 semeion，最早用于医学领域：对医生而言，只要能识别各类符号，便可了解患者的病情。古希腊医学家希波克拉底（Hippocrates）所著的《论预后诊断》可视作西方首部关于符号学的著作。[1] 20 世纪初，瑞士语言学家弗迪南·德·索绪尔（Ferdinand de Saussure）的《普通语言学教程》将符号学定义为"一门研究社会生活中符号生命的科学"，它主要研究符号由什么构成、受什么规律支配；美国哲学家查尔斯·桑德斯·皮尔士（Charles Sanders Peirce）则将符号解释为"某人用来从某一方面或关系上代表某物的某种东西"。二者共同奠定了现代符号学的基础。[2]

索绪尔认为，符号由能指（signifier）和所指（signified）两种元素构成，能指是表示具体事物或抽象概念的语言符号，所指则是语言符号所表示的具体事物或抽象概念，二者之间的关联是约定俗成的，是历史与文化的产物，其意义或价值由社会赋予、社会群体同意并认定。[3] 例如，国外许多医疗机构的常用标志蛇杖即属于能指，其所指则是医术与医德，因为古希腊神话中的医神阿斯克勒庇俄斯（Asclepius）以蛇杖为救死扶伤的神器。相对而言，传统中医更倾向于以葫芦为能指，意为"悬壶济世"。除了能指和所指，符号学还经常使用明喻（simile）、隐喻（metaphor）、转喻（metonymy）、提喻（synecdoche）等概念，来指代能指与所指建立联系的各种规则。如果要进一步考察并确认符号的意义，则需分析该符号与其他符号之间的关系，即通过系谱轴（paradigms）和毗邻轴（syntagmatic）来识别，前者指来自一个谱系中的一组符号，后者则是由各个谱系中被选用的符号所组成的信息。[4]

对健康传播而言，符号学有助于分析各类传播主体如何建构健康信息的意义，并揭示其背后的意识形态[5]，尤其适用于拆解标识、绘画、海报、照片、电影、电视剧、短视频等视觉媒介，剖析各类健康主题的虚假信息（disinformation）和错误信息（misinformation）的生产与传播过程。例如，

① 俞建章，叶舒宪. 符号：语言与艺术. 上海：上海人民出版社，1988.
② 李彬. 传播符号论. 北京：清华大学出版社，2012.
③ 黄新生. 媒介批评. 台北：五南图书出版公司，1995：62-63.
④ 费斯克. 传播符号学理论. 张锦华，等译. 台北：远流出版公司，2008.
⑤ 泰勒，威利斯. 媒介研究：文本、机构与受众. 吴靖，等译. 北京：北京大学出版社，2005：21.

烟草、酒等致癌物如何通过关联各种具有积极意义的能指，建构各类契合传统文化心理的隐喻和迷思（myth）进行营销，培育并固化国民的消费与使用习惯，从而发展出相应的控烟、限酒传播策略。运用符号学理论分析健康信息，需要对文本感兴趣且非常熟悉，并具备深厚的历史与文化知识，方能准确识别出符号的引申意义。①

（二）话语理论（discourse theory）

"话语"（discourse）这一概念源自语言学研究，20 世纪 70 年代以来，伴随着语言学从研究语言的抽象符号系统转向语言的实际运用，"话语"及其相关理论逐渐被应用到社会学、心理学等其他学科，成为语言学社会转向和社会科学语言转向的"交汇点"②。在语言学研究中，话语指在具体语境中实际运用的语言③，或被译为"语篇"。基于米歇尔·福柯（Michel Foucault）、尚塔尔·墨菲（Chantal Mouffe）等学者的著述，在社会学研究中，话语指向构成各种知识领域的规约及构建知识过程中的权力关系。④ 美国符号学家冈瑟·克雷斯（Gunther Kress）对其定义如下："机构和社团会用清晰的语言对其特定意义和价值观进行系统化的表述。"这种对语言的系统化组织方式就是话语，它提供了在既定领域、机构和结构中关于特定主题、目标和过程的谈论方式，也为社会和个人行动提供了描述、规则、许可或禁令。⑤ 如同意识形态，话语致力于使现状合法化，进而影响我们对自身和社会、文化、生活的认识方式，以及个体和组织参与社会实践的方式，更是一股强大的社会建构力量。

我们的社会中存在着各式各样的话语，当一种话语获得较为普遍的社会认同和遵从时，则被称为主流话语，与之相对的是另类话语，即重新解读或解构主流叙事方式，强调或放大被遮蔽的特定价值观的一系列话语⑥，不同的专业领域也拥有自己的话语和话语体系。健康话语是指与健康、疾病和医疗相关的一系列观念和思考模式，是一个对健康议题赋予意义的过程。⑦ 健康话语存在于口语、书面交流及广阔的社会互动之中⑧，既包括微观层面的

① 卜卫，刘晓红.传播学研究方法（待出版）.

② 任绍曾.话语标记导读//希夫林.话语标记（英文读本）.世界图书出版公司，剑桥大学出版社，2007.

③ 田海龙.语篇研究：范畴、视角、方法.上海：上海外语教育出版社，2009：9-10.

④ 王胜源."另类发展"的话语建构与传播实践：对北京小毛驴市民农园的个案研究.北京：中国社会科学院研究生院，2013：20.

⑤ WATSON J，HILL A. Dictionary of media and communication studies. London：Arnold，2000：92.

⑥ 同④21.

⑦ LUPTON D. Discourse analysis：a new methodology for understanding the ideologies of health and illness. Australian journal of public health，1992，16（2）：259-262.

⑧ 同⑦145-150.

日常对话，也包括宏观层面的社会话语①。很多健康传播研究都适用于话语分析，如医患沟通、关于健康信念的深度访谈、人们关于健康议题的交谈、政府的健康促进政策、娱乐产品中的健康信息、医学（特别是公共卫生领域）的教科书和期刊等。② 对健康话语的分析可以采用多种路径，既包括非批判性的谈话分析（conversation analysis，CA），也包括英国批判语言学家诺曼·费尔克拉夫（Norman Fairclough）所倡导的批判性话语分析（critical discourse analysis，CDA），后者更适用于揭示隐藏的权力关系，促进话语变迁和社会变革。③

三、人与信息的互动维度

人与信息的互动维度聚焦于探讨包括健康行为主体在内的人如何利用媒介创造或获取健康信息，而健康信息又如何在不同维度和程度上影响着人的健康行为，涵盖健康信息的生产、传播、反馈等环节，既着眼于传播过程，也关注传播效果。总体而言，该维度比健康主体维度和健康信息维度所涉及的角色和元素更丰富，视角也更为宏观、动态。坐落在这一维度的理论包括：传播的5W模式、两级传播、把关人、拟态环境、议程设置、框架理论、创新扩散、说服理论、社会营销理论、沉默的螺旋、涵化理论、知沟理论、编码与解码等。

（一）议程设置（agenda setting）

议程设置理论可追溯至美国舆论学家沃尔特·李普曼（Walter Lippmann）于1922年在其《舆论学》中所提出的概念：拟态环境（pseudo-environment）。他认为大众媒体的新闻报道并非对客观现实的镜子式再现，而是通过选择、加工事实建构出了"拟态环境"④，由此影响着人们对现实的认知。1948年，美国传播学家保罗·拉扎斯菲尔德（Paul Lazarsfeld）与罗伯特·默顿（Robert Merton）提出大众媒体具有地位授予功能，其报道可以引起人们对社会问题的关注。⑤ 1963年，美国政治学家伯纳德·科恩（Bernard Cohen）在其《报纸与外交政策》一书中较早地对议程设置进行了精辟概括，

---

① DUTTA M J，ZOLLER H M. Theoretical foundations：interpretive，critical，and cultural approaches to health communication//ZOLLER H M，DUTTA M J. Emerging perspectives in health communication：meaning，culture，and power. New York：Routledge，2008：11-38.

② LUPTON D. Discourse analysis：a new methodology for understanding the ideologies of health and illness. Australian journal of public health，1992，16（2）：145-150.

③ FAIRCLOUGH N，WODAK R. Critical discourse analysis//VAN DIJK T A. Discourse as social interaction：discourse studies—a multidisciplinary introduction. London：Sage，1997：258-283.

④ LIPPMANN W. Public opinion. New York：Harcourt，Brace and Company Inc.，1922.

⑤ LAZARSFELD P，ROBERT K. Merton：mass communication，popular taste and organized social action//BRYSON L. The communication of ideas. New York：Cooper Square Publishers Inc.，1964.

即媒体在告诉读者"怎样想"这方面大多不怎么成功，但在告诉读者"想什么"方面却异常有效。[1] 1968 年，美国学者马克斯韦尔·麦库姆斯（Maxwell McCombs）和唐纳德·肖（Donald Shaw）就当年美国总统大选期间选举报道对选民投票的影响展开调研，即传播学史上著名的"教堂山研究"（Chapel Hill Study），随后发表题为《大众传播的议程设置功能》的重要论文[2]，被视为议程设置理论的里程碑。

2004 年，麦库姆斯在其专著《议程设置：大众媒介与舆论》中表示"议程设置是大众传播的一种强烈而广泛的效果，这种效果来自大众媒介的特定内容。公众依靠他们头脑中对显要客体与显著属性的议程做出反应，而这个议程在很大程度上是由大众媒介设置的。这种大众媒介设置的议程决定了公众形成某种意见时的各种标准，或者有时是某个标准"[3]。换言之，大众媒体是否以及在多大程度上关注某一议题，将影响人们对该议题重要性的认知，进而影响舆论。议程设置理论形象地说明了大众媒体、公众意见和政治议程之间的关系，议程设置过程可以被理解为事件推动者们为了获得媒体工作者、政治精英和公众的支持而不断进行的竞争。[4] 尽管议程设置理论用可操作化的方式证明了拟态环境和公众认知之间的关系，但相关性不等于因果性，影响媒体议程和公众议程关系的变量还有很多。在多位学者的耕耘下，议程设置理论也在不断自我修正，并随媒介环境的变迁而更新，目前发展出了三个层次：

第一，针对对象（object，或译作"客体"）或曰议题的议程设置。主要来自 1972 年麦库姆斯和肖的研究。他们认为媒体对特定议题的强调不仅可以提高这些议题的显著度，增加人们对其重要性的认知，还可以激活人们记忆中与此相关的信息，并将其用于形成与议题相关的意见。[5]

第二，属性议程设置（attribute agenda setting）。主要来自 1997 年麦库姆斯和肖的研究。他们主张，当媒体报道一个客体时，以及当人们思考和谈论一个客体时，该客体的一些属性被突出强调，而另一些属性则被一带而过。议程中的每一个客体都有一个属性议程，它会影响我们对该客体的理解。也就是说，大众媒体不仅可以影响人们"想什么"，还能引导人们"怎么想"[6]。史安斌、王沛楠认为，虽然从研究重点来看，二者都聚焦于某个议题的显著

① 阿特休尔. 权力的媒介. 黄煜，裴志康，译. 北京：华夏出版社，1898：224.

② MCCOMBS M E, SHAW D L. The agenda-setting function of mass media. The public opinion quarterly, 1972：176-187.

③ 麦库姆斯. 议程设置：大众媒介与舆论. 郭镇之，徐培喜，译. 北京：北京大学出版社，2008：151.

④ 刘海龙. 大众传播理论：范式与流派. 北京：中国人民大学出版社，2008：224-225.

⑤ 麦考姆斯，贝尔. 大众传播的议程设置作用（续）. 郭镇之，译. 新闻大学，1999（3）：32-37.

⑥ MCCOMBS M, LLAMAS J P, LOPEZ-ESCOBAR E, et al. Candidate images in Spanish elections: second-level agenda-setting effects. Journalism & mass communication quarterly, 1997, 74（4）：703-717.

性如何从媒体议程向公众议程转移，但传统（针对议题的）议程设置理论重点落在传播效果研究的初始阶段——赢得关注，而属性议程设置理论则关注传播效果研究的终端——形成认知。[①]

第三，网络议程设置（network agenda setting）。鉴于数字与网络媒体的发展已深刻改变了议程设置理论所产生的媒介环境，媒体与受众之间权力关系的转变对经典传播理论的信度和效度都产生了一定的冲击。[②] 郭蕾与麦库姆斯在 2011 年提出了网络议程设置模型，其核心观点为：影响公众的不是单个的议题或属性，而是一系列议题所组成的认知网络，新闻媒体不仅能告诉我们"想什么"或"怎么想"，还决定了我们如何将不同的信息碎片联系起来，从而构建出对社会现实的认知和判断。[③] 可以说，网络议程设置顺应了新媒体时代的发展潮流，为这一理论体系带来了新的理论框架和研究路径，亦可用于检验议程建构（agenda building）、媒体间议程设置（intermedia agenda setting）等其他媒体效果。[④]

2015 年，玛格达莱娜·索尔达纳（Magdalena Saldaña）等基于属性议程设置提出"雄辩论证"（compelling argument）概念，探索了网络议程设置环境下媒介议程对主题议程显著性的影响并提出"雄辩关联"（compelling association）概念。"雄辩论证"认为，如果媒体强调某个议程的某个属性，那么这种属性的显著性会影响到该议题在公众议程中的显著性；"雄辩关联"与之类似。如图 1-2 所示，"雄辩论证"和"雄辩关联"成为连接三个层次的议程设置理论的纽带。[⑤]

经过半个多世纪的发展，议程设置早已成为传播学的经典理论，并与传播学、心理学的其他理论相互激荡。例如，框架理论（framing theory）即映射着属性议程设置，二者互为借鉴。同时，议程设置理论的研究对象从最初的选举活动也拓展至更为广阔的公共议题。在健康传播领域，议程设置被广泛应用于理解并促进各类健康议题在各种媒介环境中的传播，并服务于健康

① 史安斌，王沛楠．议程设置理论与研究 50 年：溯源·演进·前景．新闻与传播研究，2017（10）：13-28.
② 同①.
③ GUO L，MCCOMBS M. Networked agenda setting：a third level of media effects. Paper presented at the ICA annual conference，May，2011；GUO L，MCCOMBS M. Toward the third level of agenda setting theory：a networked agenda setting model. Paper presented at the AEJMC annual conference，August，2011；GUO L. A theoretical explication of the network agenda setting model：current status and future direction//GUO L，MCCOMBS M E. The power of information networks：new directions for agenda setting. London：Routledge，2015.
④ 见郭蕾博士（GUO Lei，Ph. D.）的主页对"网络议程设置模型"（Network Agenda Setting Model）的介绍．［2022-01-03］．http：//www. leiguo. net/research/network-agenda-setting-model/。
⑤ SALDAÑA M，ARDEVOL-ABREU A. From compelling arguments to compelling associations at the third level of agenda setting//GUO L，MCCOMBS M E. The power of information networks：new directions for agenda setting. London：routledge，2015.

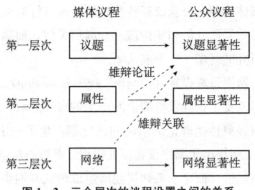

图 1-2 三个层次的议程设置之间的关系

政策的媒介倡导行动。

（二）说服理论（persuasion theory）

传播学中的说服理论起源于 20 世纪 40 至 60 年代，其间出现了两项重要研究。第一项是多文·卡特赖特（Dorwin Cartwright）于 1941 年至 1945 年开展的关于动员美国人购买战争公债的研究，由此发现引人注目、易于理解且强调无害的信息可能具有较高的说服力。[1]卡特赖特还提出，态度由认知因素、情感因素和行为倾向三部分构成，改变态度就是从认知、情感和行为倾向的结合上进行改变。第二项则是由卡尔·霍夫兰（Carl Hovland）于 1942 年至 1945 年主持的关于军事教育电影对新兵影响的研究，即著名的"耶鲁项目"[2]。霍夫兰认为，大众传播能够对人们产生显著影响，但并不能直接导致人们态度的改变，是否以及在多大程度上能够产生说服效果还取决于说服主体、信息内容、说服策略、受众属性等诸多条件的共同作用。[3]

关于说服主体，霍夫兰的研究发现，即使针对同样内容的信息，不同传播者所能达到的说服效果也不同，受众会根据传播者的信誉、专业性和权威性来判断信息的真伪和价值，信源可信度越高，则说服效果越好。不过，随着时间的推移，高可信度信源的说服效果会出现衰减，即出现"休眠效应"（sleeper effect），这说明信源可信度的短期说服效果较强，但长期并最终起决定作用的还是内容本身的说服力。

关于信息内容、说服策略与受众属性，霍夫兰也进行了大量的实验研究，他发现"一面提示"（即仅呈现正或反一方面的信息）与"两面提示"（即同时呈现正与反两方面的信息）的说服效果因人而异：无论"一面提示"还是

① 霍斯顿．动机心理学．孟继群，侯继良，等译．沈阳：辽宁人民出版社，1990.
② 刘海龙．大众传播理论：范式与流派．北京：中国人民大学出版社，2008：126.
③ 郭庆光．传播学教程．北京：中国人民大学出版社，1999：203.

"两面提示"，通常都能取得良好的说服效果，在总体上并无明显差异；对原本就持赞成态度的人来说，"一面提示"的说服效果明显大于"两面提示"，而对于原本持反对态度的人来说，"两面提示"的效果则明显大于"一面提示"；"一面提示"对文化水平较低者的说服效果较好，而"两面提示"对文化水平较高者的说服效果更佳；同时，"两面提示"由于已经包含对相反观点的"说明"，因此能够使人在日后遇到对立观点时具有较强的抵抗力，即产生"免疫效果"或"接种效果"（inoculation effect）。[1] 霍夫兰的研究还发现，明示结论能使观点更鲜明，受众易于理解，但容易引起反感；反之，寓观点于材料之中，可以给受众一种"自己得到结论"的感觉，但容易使观点隐晦、理解困难；在说服性传播活动中，既可以诉诸理性，即摆事实、讲道理，也可以诉诸感情，即使用感情色彩强烈的言辞来感染对方，还可以诉诸恐惧以产生警示效果，进而改变受众的态度。

作为传播学四大奠基人之一，霍夫兰基于实验法的里程碑式研究及成果直接促发了后续一系列的说服研究，并产生了各种新的说服模式。以"恐惧诉求"（fear appeals）为例，中国学者郭庆光认为恐惧诉求通常是运用"敲警钟"的方法唤起人们的危机意识和紧张心理，促成他们的态度和行为向一定方向发生变化。罗纳德·罗杰斯（Ronald Rogers）则将恐惧诉求定义为一种试图引起受众恐惧以促发预防动机或自我保护行为的说服性传播行为，并创立保护动机理论（protection motivation theory）[2]。欧文·詹尼斯（Irving Janis）、霍华德·莱文索尔（Howard Leventhal）、吉姆·维特（Kim Witte）等学者亦分别发展或创立了解释恐惧诉求的驱力模式（fear-as-acquired drive model）[3]、平行过程模式（the parallel process model）[4] 和新平行过程模式（the extended parallel process model）[5] 等。

说服理论的应用范围非常广泛，它的理论框架和研究方法对健康传播的影响也是直接而深刻的。同样以诉诸恐惧为例，许多健康传播实践项目运用这一说服策略来提示健康风险，促进控烟、限酒、癌症预防、安全驾驶、安全性行为等相关信息的传播，而相应的研究则致力于测量恐惧诉求的效果，

① 郭庆光. 传播学教程. 北京：中国人民大学出版社，1999：204.

② ROGERS R W. A protection motivation theory of fear appeals and attitude change. Journal of psychology interdisciplinary & applied，1975，91（1）：93.

③ JANIS I L，FESHBACH S. Effect of fear-arousing communications. Journal of abnormal & social psychology，1953，48（1）：78 - 92.

④ LEVENTHAL H. Findings and theory in the study of fear communications. Advances in experimental social psychology，1970，5（5）：119 - 186.

⑤ WITTE K. Putting the fear back into fear appeals：the extended parallel process model. Communication monographs，1992（59）：329 - 349.

并分析其发生影响的机制。

（三）创新扩散（diffusion of innovations）

创新扩散（diffusion of innovations）是指创新经过一段时间、经由特定的渠道，在一个社会系统的成员间传播的过程。[①] 20 世纪 40 年代，艾奥瓦州立大学的两位乡村社会学家布莱斯·瑞恩（Bryce Ryan）和诺尔·葛罗斯（Neal Gross）开展了早期的创新扩散研究。[②] 他们发现，农业良种的开发收效不大，是因为农民不愿采用新品种，而要使杂交品种得到推广使用，还必须经历一个创新信息的扩散与说服过程，以降低新技术带来的不确定性。[③] 1962 年，美国传播学家埃弗雷特·罗杰斯在发展语境中将创新扩散引入传播学视野，其著作《创新的扩散》也成为这一领域的经典之作。该理论可视为对保罗·拉扎斯菲尔德的"两级传播"（two-step flow of communication）观点的延拓。[④]

埃弗雷特·罗杰斯认为，创新（innovation）是被个人或团体所采用并认为全新的方法、实践或客体，与时间、渠道、社会系统并列为创新扩散的四大要素。衡量创新的标准并非绝对，对于某些群体来说司空见惯的事物对另一个群体来说很可能就是新鲜事物。一种创新能在多大程度上被大众所接受，主要取决于以下几个因素：相对优越性（relative advantage）、兼容性（compatibility）、复杂性（complexity）、可试验性（trialability）和可观察性（observability）。[⑤] 换句话说，对于潜在采用者（adopter）而言，如果一种创新和它所取代的事物相比优势大，与潜在采用者的价值观、以往经验和当下需求的冲突很小，且复杂性不高、可以通过试验进行考察，并能直接观察到结果，那么这种创新就越容易被他们所接受。

为了衡量创新扩散中不同人群的创新性（innovativeness），即哪些人相对更早或更晚采纳创新事物，埃弗雷特·罗杰斯基于实证研究划分出五类采用者的理想类型（ideal types）：（1）创新者（innovators）——具有冒险精神，他们从社会系统之外引入创新事物，并作为"把关人"启动本系统内的创新扩散，但他们可能并不受本系统内的人尊敬；（2）早期采用者（early adopters）——受到其他成员的尊敬，在系统内扮演意见领袖的角色，他们是既成功又谨慎的创

① ROGERS E M. Diffusion of innovations. 5th ed. New York：The Free Press，1995.

② BRYCE R，GROSS N C. The diffusion of hybrid seed corn in two Iowa communities. Rural sociology，1943（8）：15 - 24.

③ 洛厄里，德弗勒．大众传播效果研究的里程碑．北京：中国人民大学出版社，2004：110 - 111.

④ 巴兰，戴维斯．大众传播理论：基础、争鸣与未来．曹书乐，译．北京：清华大学出版社，2014：291.

⑤ 同①.

新采纳者，能够减少创新扩散过程中的不确定性；（3）早期大多数（early majority）——他们深思熟虑，既不是敢为天下先的人，也不是陈腐守旧之辈，这群人在创新扩散中起到承上启下的作用；（4）晚期大多数（late majority）——他们对创新持怀疑态度，在大多数系统成员采用创新后才会跟随，而动机可能是经济利益，也可能是同伴压力（peer pressure）；（5）滞后者（laggards）——系统内最后采纳创新的群体，他们坚持传统、思想狭隘，对创新抱有抵制态度，只有确信不会失败后才会采纳。在不同的社会系统中，这五类采用者所占的具体比例也不尽相同，但总体而言，早期大多数和晚期大多数分别约占全体人数的三分之一，而其他三类人群共同组成了剩下的三分之一。[1]

  在《创新的扩散》一书中，埃弗雷特·罗杰斯将接受创新的决策过程（the innovation-decision process）划分为认识、说服、决定、实施和确认五个阶段，用以描述个体或其他决策单位从初次知晓创新事物，到形成关于创新的态度、决定采纳或拒绝、实施创新想法，再到确认该决定合理与否这一完整过程。罗杰斯还指出，大多数创新扩散的过程随着采用者人数的增加而呈现为"S形曲线"（s-shaped curve，见图1-3）：起初，只有很少的人（即创新者）在一个时段内采用了创新事物；然后，创新扩散的曲线开始爬坡，有越来越多的人在接下来的时段采用创新事物；终于，象征着采用率（rate of adoption）的曲线开始趋于平稳，还未采用创新事物的人越来越少；最后，S形曲线趋近它的渐变线，创新扩散过程结束。同样地，图1-3所示的S形曲线也是创新扩散过程的理想型，现实中该曲线不同阶段的弧度因情境而异。[2]

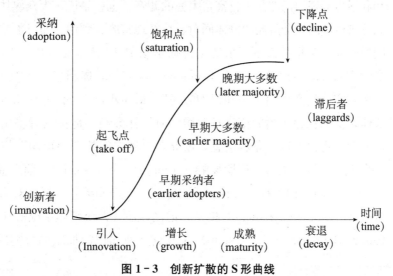

图1-3 创新扩散的S形曲线

① ROGERS E M. Diffusion of innovations. 5th ed. New York：The Free Press，1995.
② 同①.

现代社会高度依赖于创新，无论是新的观念、技术、产品，还是制度、政策，都需要经历创新扩散的过程。因此，创新扩散理论适用于农业、工业、商业、医疗卫生、政治、文化和教育等多个领域，并在多年发展中针对其精英视角、自上而下、缺乏互动等问题[①]进行了一定程度的修正。对健康传播来说，创新扩散是应用最多的理论模型之一，无论在研究、评估还是策划方面它都扮演了关键角色[②]，所涉及的主题包括但不限于药物推广、慢性病防治、互联网医疗和健康政策推广等，与临床的联系颇为紧密。该理论对健康传播的启示主要体现在：健康传播者需要在掌握创新扩散各阶段特点的基础上，针对不同创新采用者的特质、地位和需求选择适宜的传播手段，以实现扩散范围和创新采纳的最大化。

（四）知沟理论（knowledge gap）

尽管在知识沟（简称"知沟"）理论正式提出之前，就已出现许多关于知识差距与社会结构相关性的实证研究，但其直接起源是对儿童教育、学习能力与大众传播之间关系的探讨。需要注意的是，"知识"（knowledge）一词并非仅指专业性的学问、学识，也用于指代各类公共信息。

20世纪60年代，美国政府提出改变贫困儿童受教育条件的"补充教育计划"，旨在通过儿童电视教育片《芝麻街》来缩小家庭贫困的儿童与家庭富裕的儿童在学习能力和学习成绩方面的差距，然而结果非但没能缩小差距，反而进一步拉大了贫富儿童之间的差距，收看《芝麻街》更多、对该节目吸收和利用得最好的仍然是来自富裕家庭的儿童。也就是说，大众媒体所传递的信息并未被不同社会阶层的群体同时、均衡地接收、利用，而可能拉大了阶层之间的鸿沟。在此背景下，由美国传播学家 P. J. 蒂奇诺（P. J. Tichenor）、社会学家 G. A. 多诺休（G. A. Donohue）与 C. N. 奥利恩（C. N. Olien）基于一系列实证研究提出了"知识沟假说"（knowledge gap hypothesis）：当大众媒体系统向社会传播的信息日益增多时，社会经济地位高者将比社会经济地位低者以更快的速度获得信息，由此，二者之间的"知识沟"将呈扩大而非缩小之势。他们认为，传播技能（communication skills），信息储备（stored information），相关社交交往（relevant social contact），以及对信息的选择性接触（selective exposure）、接受、记忆，还有大众媒体系统的性质（the nature of the mass media system）这五点是使知识沟加剧的影响因素。[③] 与传

---

① 巴兰，戴维斯. 大众传播理论：基础、争鸣与未来. 曹书乐，译. 北京：清华大学出版社，2014：292.

② RENATA S. Health communication：from theory to practice. New York：John Wiley & Sons, 2013：37.

③ TICHENOR P J, DONOHUE G A, OLIEN C N. Mass media flow and differential growth in knowledge. Public opinion quarterly，1970：159-170.

播学中注重态度和行为的研究路径不同，知沟理论尝试从社会结构的角度来解释不同阶层的受众在信息资源方面的差异，由此体现出社会权力的差异。

随着大众传播媒介技术的更新，知沟理论也在与时俱进。1974 年，美国社会学家纳坦·卡茨曼（Natan Katzman）进一步提出"信息沟"（information gap）概念，他认为新传播技术的应用将增加所有人传播和接收的信息量，然而现有的信息富裕阶层能够从中获得更多资源。在机器的信息加工和储存能力高于人类的情况下，新传播技术将导致"老沟"未平而"新沟"又起。[1]

20 世纪 90 年代，数字与网络媒介的勃兴推动了知识沟理论在互联网时代的发展，"数字鸿沟"（digital divide，或译作 digital gap）理论应运而生。1995 年，美国国家电信和信息管理局（National Telecommunications and Information Administration，NTIA）发布《被互联网遗忘的角落：一项有关美国城乡信息穷人的调查报告》，揭示了当时美国社会不同阶层人群采纳和使用互联网的差别，"数字鸿沟"一词引发关注。然而，不同学者对"数字"及"鸿沟"的理解有所不同，也使得这一概念具有多种含义。[2] 唐纳·霍夫曼（Donna Hoffman）等认为数字鸿沟指群体间对某一种信息技术的采纳差异[3]，国家信息中心信息化研究部发布的《中国数字鸿沟报告》则将其定义为"不同社会群体之间在拥有和使用现代信息技术方面存在的差距"。2001 年，保罗·阿特维尔（Paul Attewell）将电脑和互联网接入方面的差距称为"第一道数字鸿沟"，而把电脑和互联网使用上的差距称为"第二道数字鸿沟"[4]，可操作化为媒介技术的自主使用、使用差异、使用动机和兴趣、使用技能和可获得的社会支持五个指标[5]。随后，中国学者韦路、张明新则提出"第三道数字鸿沟"即互联网上的知识沟[6]，由此形成数字鸿沟的三个层次——接入沟、使用沟和知识沟，可操作化为知识获取、学习表现和个人发展等指标[7]。

知沟理论在公共健康和传播学之间架起了一座桥梁，指出信息在社会系统中分布不均匀的状况，而社会经济地位影响了人们对信息资源的近用性和对知识的处理方式，因此在研究中纳入对结构性要素的分析，能够深化对健

---

[1]　KATZMAN N. The impact of communication technology: promises and prospects. Journal of communication, 1974, 24 (4): 47-58.

[2]　金兼斌. 数字鸿沟的概念辨析. 新闻与传播研究, 2003 (1): 75-79.

[3]　HOFFMAN D L, NOVAK T P, SCHLOSSER A E. The evolution of the digital divide: how gaps in internet access may impact electronic commerce. Journal of computer-mediated communication, 2000.

[4]　ATTEWELL P. The first and second digital divides. Sociology of education, 2001, 74 (3): 252-259.

[5]　李晓静. 数字鸿沟的新变：多元使用、内在动机与数字技能：基于豫沪学龄儿童的田野调查. 现代传播, 2019 (8): 12-19.

[6]　韦路, 张明新. 第三道数字鸿沟：互联网上的知识沟. 新闻与传播研究, 2006 (4): 43-53.

[7]　同[5].

康传播效果研究的理解。① 由此可见，如果想要从根本上缩小健康领域的知识沟，除了制定并实施特殊的扶持政策、推进传播硬件设施在全社会（尤其是信息贫困地区）的接入与普及、提高全体公民（尤其是信息贫穷者）的媒介素养之外，还应致力于推动信息传播秩序与社会环境更趋于公平，以防各种维度的知识沟进一步加剧健康不平等。

在上文中，我们从健康行为主体、健康信息、人与信息的互动三个维度梳理了健康传播的常用理论，目的是从更为实用的视角清晰地呈现该领域的理论图景。需要说明的是，划分这三个维度只是为了叙述与理解之便，实际上它们绝非孤立、静止的存在，而是有着极为密切的关联：健康主体被健康信息的内容与表达方式所形塑，健康信息也在与健康主体的互动中实现意义的生产与传播，深受社会结构影响的三者共同建构了健康传播的媒介环境和生态格局。事实上，这些关联也体现在不同维度的理论之间存在对象、框架和观点方面的交叉与呼应。例如，议程设置融合了社会认知理论的观点，编码与解码同样重视受众维度，框架理论也关注信息的文本层面及其意义的建构，说服理论可追溯至古希腊的修辞学，卡特赖特对说服的看法映射着知信行模式，等等。它们因侧重点有异而处于不同维度，但共同服务于对健康传播的全方位、多层次理解。另外，受核心关切对象的影响，健康主体维度的理论主要来自心理学、社会学，健康信息维度的理论主要来自语言学，人与信息的互动维度的理论主要来自传播学，说明该分类方法与以学科为依据的分类方法存在共通之处。然而，分布于每个维度的理论并未完全局限于特定学科，它们共同为健康传播的跨学科交流和多学科互动提供了更为广阔的天空。

在理论选取方面，我们主要参考了近 10 年来国内健康传播研究主要使用的理论②，也考虑到国外研究所常用的理论，并兼顾了后实证主义取向与诠释、批判与文化研究取向。不过，健康传播是一个极为开放包容的研究与实践领域，我们的选择挂一漏万，仅社会学领域就还有大量理论可用于健康传播，而随着新媒介技术的发展，大数据、人工智能领域将会发展出更多可供借鉴、采纳的成熟理论。总而言之，希望读者从对健康传播理论的概述中既能形成一个宏观图景，又能找到自己的兴趣点并深入挖掘，让理论在应用和实践中延续生命、焕发光彩。

---

① FINNEGAN J R, VISWANATH K. Communication theory and health behavior change: the media studies framework//GLANZ K, LEWIS F M, RIMER B K. Health behavior and health education: theory, research and practice. San Francisco: Jossey-Bass, 1997: 313 - 341.

② 王秀丽，罗龙翔，赵雯雯. 中国健康传播的研究对象、学科建设与方法：基于范式建构理论的内容分析（2009—2018）. 全球传媒学刊，2019，6（3）：34 - 52.

本章小结 Summary

本章的主要内容是健康传播理论。首先，我们简述了学习理论的重要性，说明实践是理论的基石，理论是实践的灯塔；其次，我们介绍了健康传播研究的两大取向——后实证主义视角与诠释、文化与批判视角；最后，我们从健康行为主体、健康信息、人与信息的互动这三个维度梳理了健康传播的常用理论，并选取健康信念模型、计划行为理论、社会认知理论、赋权理论、符号学理论、话语理论、议程设置、说服理论、创新扩散、知沟理论等 10 个理论进行简述，以帮助读者从更为实用的角度全面、系统且有重点地了解健康传播的理论概貌。

反思与讨论 Reflection & Discussion

1. 请分别选取一个实证主义取向和建构主义取向的健康传播研究案例，并分析二者的异同。

2. 请结合你所关注的一个健康传播现象，从本章介绍的健康传播常用理论中选择两个你认为最适用的理论对该现象进行简单分析，并比较两个理论在适用对象、分析框架等方面的异同。

3. 请根据你的兴趣找到一个本章未涉及的健康传播理论，并予以简述。

延伸阅读 Further reading

1. RENATA S. Health communication：from theory to practice. New York：John Wiley & Sons，2013.

2. ZOLLER H M，DUTTA M J. Emerging perspectives in health communication：meaning，culture，and power. New York：Routledge，2008.

3. RUTH C，DAVIS S，O'NEIL I. Health communication：theoretical and critical perspectives. New York：John Wiley & Sons，2017.

4. 郭庆光．传播学教程．北京：中国人民大学出版社，1999.

5. 刘海龙．大众传播理论：范式与流派．北京：中国人民大学出版社，2008.

6. 赛佛林，坦卡德．传播理论：起源、方法与应用．郭镇之，等译．北京：华夏出版社，2000.

第二部分

核 心 议 题

　　核心议题展示了健康传播领域的研究热点和重要关切。通过对媒介环境、医患沟通、健康报道、健康素养、健康政策倡导、突发公共卫生事件中的公共沟通、健康传播策划这七个议题的介绍，读者能够对健康传播研究与实践的目标、对象、原则、意义等形成认知，并初步掌握开展健康传播活动的策略和方法。

第二章　媒介环境与健康传播

章节目标 Key aims

- 整体把握媒介环境中的健康传播概况
- 知晓媒介技术与健康观念的演变脉络
- 理解媒介技术对健康传播的影响

章节导论 Introduction

按照埃弗雷特·M. 罗杰斯的定义，任何与健康相关的传播行为都属于健康传播。[①] 健康是人类安身立命之本。良好的健康传播是正本清源的有力工具，而不良的健康传播则极有可能危害身心健康甚至危及生命。运用健康传播趋利避害的前提是充分了解各种媒介，从而认识并改造由它们参与建构的拟态环境。

费斯克认为，媒介是能够将信息（message）转化成信号（signal）并进行传输的渠道[②]，依据媒介的技术和物理特性可将其划分为三种主要类型，它们分别是表演性媒介（presentational media）、再现性媒介（representational media）和机械性媒介（mechanical media），各类媒介的特性决定着可传输的符码（code）范围和受众的接收情况。[③] 我们在谈论媒介时往往将注意力聚焦于机械性媒介，尤其是大众媒介，多将前二者划归于艺术领域，实则忽略了它们作为媒介的历史及影响力，而上述分类的意义即在于"关照了日常生活中的各种媒介"[④]。20 世纪末以来，以数字技术为基础的新媒介成为重构媒介环境的强势力量，理应得到重点关注。因此，本章将在费斯克分类

---

① ROGERS E M. Up-to-date report. Journal of health communication，1996，1（1）：15 - 23.
② FISKE J. Introduction to communication studies. 3rd ed. New York：Routledge，2011.
③ 从严格意义上说，绝大多数媒介都或多或少地承载着表演或再现的功能，但"表演性媒介"和"再现性媒介"能够分别概括以人身和自然事物为主要载体的媒介的核心特征，故本章继续沿用费斯克的命名。
④ 卜卫. 超越"妇女与媒介"：《北京行动纲领》回顾、中国经验与"北京＋20"评估. 妇女研究论丛，2015（5）：38 - 48.

的基础上，按照媒介的技术特性进行微调①，然后加入数字性媒介（digital media）这一类别，并以此为框架对媒介环境中的健康传播现象展开整体描画，同时就媒介技术与健康传播的关系进行简要分析。考虑到每个类型都包含数种乃至数十种具体的媒介形态，本章将选择若干富有代表性的媒介形态进行具体阐述，举例说明其技术特性与健康传播概况，尤其侧重于中国本土的史料、事实和经验。

从一己之身到自然风物、到精密机械再到快速发展的赛博时空，在表演性媒介向数字性媒介及其未来形态演变的历程中，健康传播从未缺席，并一直保持着与时俱进。同时，人们日益增长的对健康传播的巨大需求亦反过来推动了媒介技术的发展，从而使更科学的医疗知识、更人本的健康理念通过更易触及和使用的传播媒介到达更为细分的受众并为之理解和运用，以满足人们多元化的健康需求。然而，我们在对新技术保持希冀与乐观的同时，也需看到它们的局限和随之而来的威胁与伤害，理智地构建洁净而有序的健康传播媒介生态。

第一节　表演性媒介

表演性媒介以人的身体为基础，包括声音、表情和体态等"自然的"（natural）语言，拥有一对一、一对多、多对多等传播形式。此类媒介赋予个体极大的表现空间，其传播效果多取决于传播者对身体语言的开发和运用。整体而言，其优势在于传播者对身外资源的依赖程度低，而劣势在于传播范围小，多局限在自然时空中视线、声音的可及范围之内。

一、面对面交流

健康传播的起源已无从考证，我们可以大胆地想象，在茹毛饮血、刀耕火种的原始社会，第一次健康传播可能发生在捕猎受伤时，同伴间关于伤口处理经验的分享，也可能发生在采集野果前，针对如何识别有毒蔬果的一次简单讨论。面对面交流被誉为"最美的"传播方式，因为在此过程中，传受双方的物理距离很近，彼此能够充分而细致地接收到对方的声音、表情、体态等身体语言综合表达之意，有利于即时传递信息、深度交流感情，但其内

---

① 费斯克将"照片"（photographs）划入再现性媒介，考虑到摄影技术对光学器械——照相机的依赖，本章将其归于机械性媒介。

容难以复制，传播效果多受制于一时一地。

在人们的日常交流中，健康信息多通过谚语和故事等形式进行传播，通俗易懂，影响力亦不容小觑。国外有"An apple a day keeps the doctor away（一天一苹果，医生远离我）"，国内关于健康的谚语更是五花八门，如"宁吃仙桃一口，不吃烂梨半篓""天怕乌云地怕荒，人怕疾病草怕霜""不染烟和酒，活到九十九"等等。在孔子及其弟子的语录集《论语》中亦可窥见这位思想家对于饮食的高标准和严要求："食不厌精，脍不厌细。"[①] 古代文人、士大夫中亦有不少爱与医家交游酬答之人，朱熹即曾与名医夏德、郭雍交往，并大力推崇二人的高超医术。人们在讨论健康问题时，往往会辅以亲身经历或道听途说的故事，以加强其观点的可信度。在某些健康问题上，甚至产生了像"坐月子"这样一整套传统仪式和行为宜忌，通过代际或同辈交流进行传播。这些健康信息多为缺乏科学依据的经验，其中不乏选择性观察、刻板印象乃至谬误。例如，"以形补形""酸儿辣女"，以及"月子"期间不宜洗头洗澡、不宜食用盐分、一定要静卧等虽早已证明是伪科学，但仍通过亲人朋友之间的交流得以传播，在日常生活中大行其道。

在就医过程中，健康传播集中体现为医患沟通时医生的诊断和嘱咐，多使用大众化的医学话语，以便患者理解并执行。《韩非子·喻老》讲述了扁鹊面见蔡桓公不久，即谏言"君有疾在腠理，不治将恐深"的故事。在鲁迅的《明天》中，鲁镇中医师何小仙将主角单四嫂子之子的病情描述为"中焦塞着""火克金"，建议"先去吃两帖"。相比于民间谚语，医患沟通更富针对性，也具有更强的专业背景，第三章"医患沟通"将予以详解。

以面谈进行健康传播还包括两种重要形式，即演讲和授课。演讲主要面向现场观众，以科普为目的，仍需注重医学话语的大众化，例如，马西尔斯·贝斯纳（Mathias Basner）在 TED[②] 的演讲"Why noise is bad for your health and what you can do about it（为什么噪音有害健康以及你该如何应对它）"和罗宾·斯泰因·德卢卡（Robyn Stein DeLuca）在 TED 的演讲"The good news about PMS（经前症候群的好消息）"用语准确生动，穿插各种笑话，与观众的互动轻松愉悦。而授课多由医学专家主导，面对未来的职业医生，以知识传递、临床实践和科学研究为导向，通常直接使用较为抽象的医学话语。

---

① 原文出自《论语·乡党》："食不厌精，脍不厌细。食饐而餲，鱼馁而肉败不食。色恶不食。臭恶不食。失饪不食，不时不食。割不正不食，不得其酱不食。肉虽多，不使胜食气。唯酒无量，不及乱。沽酒、市脯，不食。不撤姜食，不多食。祭于公，不宿肉。祭肉，不出三日；出三日，不食之矣。食不语，寝不言。虽疏食，菜羹，瓜祭，必齐如也。"

② TED（Technology，Entertainment，Design）是美国的一家非营利机构，宗旨为"传播一切值得传播的创意"，以在世界各地举办会议和演讲而著称。2006 年起，其演讲视频被上传至网络。

二、诗词与歌曲

"诗者，志之所之也。在心为志，发言为诗。情动于中而形于言，言之不足，故嗟叹之，嗟叹之不足，故咏歌之。"如《毛诗序》所言，若想要将浓重表达的思想感情凝练成固定的语句，饰以节奏、韵律，再配上悦耳动听的旋律，形成朗朗上口的诗歌或歌曲，便有可能加深听者的记忆，扩大传诵或传唱的范围。

在中国传统文化中，健康传播多体现为对养生之道的推崇。养生乃爱惜、养护、保养生命之意。由我国最早的诗歌总集《诗经》可见，至迟在周代，人们已领会到"死丧之威"（《小雅·常棣》），知晓人的寿命至多百岁左右，故感叹人生如蜉蝣，"心之忧矣，于我归处"（《曹风·蜉蝣》），而"如南山之寿，不骞不崩"（《小雅·天保》）等祝福长生高寿之语则频频出现于《雅》和《颂》中，可见上古时代的长生意识仍是此时重要的人生追求，而养生即是延续生命的策略。此时的医药学尚处于萌芽状态，《诗经》中也无直接用药养生或疗疾的记载，但有多处涉及药物的生长、科属、采集和服用等情景。《陈风·株林》和《魏风·伐檀》里出现了当时普遍遵行的一日两餐制，而"亦有和羹，既戒既平"（《商颂·烈祖》）则体现出当时的饮食理念：五味调和。"七月在野，八月在宇，九月在户，十月蟋蟀入我床下"，《豳风·七月》描绘了古代百姓依时令而居，与自然风物为伴的生活画卷，其中"穹窒熏鼠，塞向墐户"讲述的是人们去除鼠患、御寒保暖的场景。当遭遇忧愁烦闷时，《诗经》提供的办法包括歌啸咏唱、听琴品瑟、舟车出游等，如《魏风·园有桃》的"心之忧矣，我歌且谣""心之忧矣，聊以行国"。除《诗经》之外，各地民歌和各家诗歌中也不乏谈论健康者。湖北民歌"山歌不唱忘记多，大路不走草成窝；快刀不磨黄锈起，胸膛不挺背要驼"即讲述了良好的生活习惯与健康体型的关系。白居易、陆游、朱熹等根据自身经验，写下了多首关于疾病与养生的诗作。例如，白居易的"畏老老转迫，忧病病弥缚；不畏复不忧，是除老病药"阐发了心理状态与身体状态的密切关联，陆游的"世人个个学长年，不悟长年在目前；我得宛丘平易法，只将食粥致神仙"则体现了他的食疗思想。此外，清代王锡鑫的《药性弹词》、蔡恭的《药性歌》和陈明曦的《本草韵语》等则是以医药知识为主要传播内容的诗词歌曲。

1998 年，歌手范晓萱红极一时的《健康歌》登上中央电视台春节联欢晚会的舞台。"左三圈，右三圈，脖子扭扭，屁股扭扭，早睡早起，咱们来做运动"的旋律颇具"洗脑"功效，成为当时全民健身的背景音乐和一代人的共同记忆。除了出没于流行文化，关于健康的歌曲也被用于一些健康议题的倡导工作。2019 年 5 月 4 日，女性民谣乐队"九野"发布与联合国教科文组织（United Nations Educational, Scientific and Cultural Organization, UNESCO）合作产出的全面性教育歌曲《心生》①，该曲源于 10 余位音乐工作坊参与者的青春经历和集体创作，说唱部分的"如果勇敢说出口，生理差异生长发育存在即是合理；我会悦纳自己的特点变化，重新定义强大和美丽；如果勇敢说出口，避孕的科学知识和方法；不会那么多意外怀孕，那么多人感染 HIV"将"人体与发育""性与生殖健康"等全面性教育的核心概念具体化并口语化，获得听众的共鸣与好评。

由此可见，在医学专业尚不发达的古时，诗歌中健康信息多蕴于生活记叙之中，或来自作者的个人见解，强调天人相谐、尊重自然、修身养性、有机生活，即程颐所谓："君子观其象以养其身，慎言语以养其德，节饮食以养其体。"② 相比之下，现代所涌现出的健康主题歌曲拥有科学背景，亦更具针对性。但总体而言，诗歌与歌曲因容量所限，适用于直接传播健康理念与生活方式，在深度解析方面力有不逮。

三、舞蹈与体操

《毛诗序》认为："咏歌之不足，不知手之舞之，足之蹈之也。"与歌唱相比，舞蹈与体操调动了四肢百骸，虽在情绪表现方面有一定优势，但并不擅长高效、准确地传递知识，其健康传播的意义在于用肢体语言演绎出健康观念，使观众能够在欣赏或修习的过程中加以领会。

疾病在原始社会被视作神灵的惩罚或恶鬼的作祟，故产生了以祈神安鬼、逐祟除疫、祛病禳灾为宗旨的巫舞，如傩舞、萨满舞等。巫师通过手诀、步法等饱含寓意的身体语言与鬼神沟通，以求取五谷丰登、人畜平安。再后来，太极拳、八段锦等武术或体操被创制出来，它们不仅本身即可强身健体，其一招一式更体现出阴阳调和、守中致和等中国传统养生理念。例如，在以"熊经鸟伸"（《庄子·刻意》）为主要内容的"二禽戏"基础上，东汉医学家华佗编创了五禽戏（见图 2-1），通过模仿五种动物特征以舒筋活络、益寿延年。五禽戏主张天人合一，需打开身心、解放想象，向大自然中的野生动物学习，以人之体魄模仿猿攀之灵敏、熊行之浑厚、鹿奔之迅疾、虎扑之勇猛及鸟翔之飘逸，逐渐达到刚柔相济、动静得宜的状态。人们在练习或表演

① 九野皮皮．青年五四献礼｜全面性教育歌曲《心生》首发！．(2019-05-04) [2020-01-13]．https：//mp. weixin. qq. com/s/EdAydxTZD4PhJ8aC6Gr-pQ．
② 谢绣治．《诗经》养生思想述论．诗经研究丛刊，2007 (1)：155-181．

五禽戏体势的同时，也潜移默化地体验并传播阴阳互根、物我一体的运动美学和养生思想。[①]

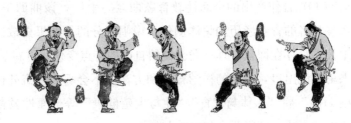

图 2-1　五禽戏

资料来源：三体会 | 省三体会健身气功比赛即将开赛喽！http://www.sohu.com/a/149348431_505423.

四、戏剧与戏曲

戏剧是以对话和动作为主要表现手段、由演员在舞台上为观众现场表演的一门综合艺术。戏曲是中国传统戏剧形式的总称，比起一般的话剧，其歌、舞、剧的综合程度更高。[②] 戏剧以冲突为特征，健康问题鲜少成为戏剧的主题，但屡屡作为制造冲突的背景和塑造人物的工具，随着情节的张弛和角色的进退呈现在观众面前。

罗伯逊（Robertson）[③] 与福甘（Fogan）[④] 等医学学者发现，莎士比亚戏剧中的鼠疫、梅毒、维生素 C 缺乏病、痛风、癫痫、风湿、精神病、脊椎伤残等病理现象具有临床医学上的客观真实性。徐群晖[⑤]、陈雨[⑥]等认为疾病是社会文化心理的隐喻，以医学现象为载体的莎剧符号体系表达了作者对现实社会的反思与反抗。以《罗密欧与朱丽叶》为例，该剧以 16 至 17 世纪伦敦暴发的四次大规模黑死病（black death）为背景，当时瘟疫被各派宗教视为"上帝之怒"（The wrath of God），是对个体和某个群体的惩罚，唯一的应对方式就是接受和忏悔。为此，救赎灵魂的牧师和疗愈躯体的医生相互竞争，当局则采取颇受争议的隔离策略，集中体现为一个人人都被"瘟疫"感染、充满混乱与灾难的维罗纳城（Verona），以及发生于此的家族恩怨和爱情悲剧。[⑦] 无独有偶，英国剧作家哈罗德·品特（Harold Pinter）也以通过疾病

---

① 赵指南，张挺，李其忠. 阴阳学说视域下的五禽戏养生原理探析. 中医药文化，2018（4）：87-91.
② 彭吉象. 艺术学概论. 北京：北京大学出版社，2006.
③ ROBERTSON R P. Shakespeare and medicine. The lancet，1959，4：12-10.
④ FOGAN L. The neurology in Shakespeare. Archives of neurology，1989，46（8）：922-924.
⑤ 徐群晖. 莎士比亚戏剧医学现象的符号美学研究. 社会科学战线，2016（8）：169-174.
⑥ 陈雨. 莎士比亚戏剧中疾病现象的文化隐喻. 杭州：浙江大学，2018.
⑦ 胡鹏. 医学、政治与清教主义：《罗密欧与朱丽叶》的瘟疫话语. 外国文学评论，2012（3）：19-31.

表达对社会的伤痛体验而著称。在品特的戏剧中，疾病作为一种人生处境与它存在的社会环境相互映衬，隐喻着少数族裔的苦难、扭曲的道德观念和一个极端异化的世界。[①] 同样地，在曹禺的剧作《雷雨》中，周朴园以精神疾病为名通过医生、药物等对妻子繁漪实施控制、规训和惩罚，周萍、鲁四凤因知晓近亲关系而崩溃，周冲、四凤相继触电身亡等关乎疾病、伦理与生命的重要情节共同揭露出阶级社会的冷漠与残酷。

在上述戏剧中，健康信息隐没在它们所探讨的社会议题之后，健康传播并非其主要目的，而创始于清代嘉庆年间的药性剧则旨在宣传、普及中医药知识，把古代中医药科普推向了新高峰。药性剧又名"药书梆子腔"或"药性梆子腔"，流传于中国北方地区，绵延一百余年。目前已知的剧目包括《群英会》《草木传》《药会图》《本草记》《药性赋》《说唱药性巧合记》等数种，这些版本的主要内容大致相同而方言有异，或因长期在不同地域、剧种内演绎而改动。[②]

> 丑白：你是个甚么人？养胃进食有砂仁，通经破瘀有桃仁，风肿烂眼有蕤仁，壮筋强力有麻仁，安神定志有枣仁。你是甚么人？我看你倒像那善治喘嗽，却是和尚一个杏仁。（《群英会·家人误犯蜜陀僧》）

以《群英会》为例，该剧收录了460余种中药，出场人名即是中药术语，其性味功能乃至用药知识均融于"山栀投热遇妖精""路旁幸遇马齿苋"等剧情发展和人物对话之中，便于演唱，易于记诵，还从民间汲取了许多歌诀、谚语，在诗词道白、说唱逗打中寓教于乐。[③] 可谓"看的是世俗戏剧情节，听的却是医药常识，古代民众借助这样的传授，将许多中医药的知识代代相传"[④]。

20世纪90年代，教育戏剧（drama in education，DIE）被引进国内，作为一种学习模式，引导学生通过戏剧中的角色与情节来进行判断和自我认知，拓展出许多议题、状况、事件及各种关系[⑤]，并发展出了讲故事（story-telling）、角色扮演（role-play）、坐针毡（hot-seating）和论坛剧场（forum theatre）等策略，用以关注各年级学生的心理健康。[⑥] 互动体验心理剧《小艺的故事》即采用上述方法表现了留守儿童及其家人的心理困境，探讨了相应的解决策略，并通过多地巡演等形式进行广泛传播。

① 刘明录. 品特戏剧中的疾病叙述研究. 重庆：西南大学，2013.
② 贾治中，杨燕飞. 略论清代的药性剧：兼谈《草木传》的作者问题. 中华戏曲，1996（1）：249-256.
③ 杨燕飞，贾治中. 古典科普文学创作的巅峰：清代药性剧三论. 中华戏曲，1998（21）：299-307.
④ 郑金生. 看的是戏剧，听的是医药. 中国中医药报，2018-07-19（8）.
⑤ O'NEILL C，LAMBERT A. Drama structures：a practical handbook for teachers. London：Hutchinson，1982.
⑥ 丁巧. 教育戏剧在高一学生心理健康课堂中的应用探索. 兰州：西北师范大学，2014.

第二节　再现性媒介

再现性媒介包括书籍、绘画、书法、建筑、室内装潢、园艺等，它们需要借助植物、石块、木头、金属、墨水、纸张等自然存在或工艺合成材料，经由人的创造力编织成各式各样的文本（text），再现表演性媒介及其传播内容。相对于前者的转瞬即逝，再现性媒介能够脱离传播者的身体而存在，从而获得更为持久的生命力和更宽广的传播范围。

一、书籍

基于纸张、笔、墨等物质条件与文字符号，书籍能够承载篇幅较长的系统性健康信息，使之得以保存并代代相传。[①] 中华民族关于健康的记载最早出现在甲骨文中，即"浴""沫"等字样及关于特定日期的清扫活动的描写，体现出先民对个人卫生和环境清洁的重视，其中还包括防治疾病的内容，说明当时已经有预防保健的观念和行动出现。[②]《山海经》《楚辞》等非医学专业书籍中均含有中医药名词、病名治法等内容。在《尚书·洪范》提出的人之"五福"中有三种"福"都和健康有关，即"一曰寿，年得长也""三曰康宁，无疾病也""五曰考终命，成终长短之命，不横夭也"，而短寿、病弱、忧愁则属于"六极"，指人生中的六种不幸之事。沈括的《梦溪笔谈》、苏轼的《东坡志林》等皆载有医事，可谓发生在无意之中的健康传播活动。[③]

随着中医药理论与实践的发展，以"中国传统医学四大名著"——《黄帝内经》《伤寒杂病论》《难经》《神农本草经》为代表的中医学专著不断涌现，成为集中开展健康传播的权威著作。在雕版印刷发明和盛行之后，医书较易获得、便于携带，成为促进师徒授受、家学传承、医校教育、自学摸索以及推动医学知识传播的重要工具。[④] 汉晋时期，《伤寒论》等一批医学典籍的出现更是拉开了古代中医药文献对外传播的序幕。宋代之前，盛行"医乃小道"之说，医家被归于"方技"，社会地位低下。[⑤] 宋代以来，医学受到重视，并开办了官方医学教育。自北宋神宗年始，国子监负责编纂刻印医书，

① 姚伟钧. 中华养生术. 北京：文津出版社，1995.
② 叶巧藜.《诗经》中养生意识探析. 诗经研究丛刊，2011（3）：316 - 328.
③ 杨燕飞，贾治中. 古典科普文学创作的巅峰：清代药性剧三论. 中华戏曲，1998（21）：299 - 307.
④ 傅建忠. 书坊刻书与中医药文化传播. 湖北中医药大学学报，2015（6）：127 - 129.
⑤ 陶御风，朱邦贤，洪丕谟. 历代笔记医事别录. 天津：天津科学技术出版社，1988.

以文人、士大夫为主要读者群体，对传承医学史料、革除"信巫不信医"的陋习及提高医家地位有重要作用。① 后来，私抄药方及私刻医书的现象日益增多，尤以实用性强的"随症附方"为甚，足可见民间对医书需求之旺盛。除了官刻、坊刻和私刻三方推进，医书还通过个人抄写、个人或团体施送、流动人员随身携带、亲友之间馈赠或邮寄等方式广为流传。② 以《类证普济本事方》为例，该书初刻后，80 年间至少六度镂板，传播于江、浙、淮地区。③

得益于我国丰富的中医药学著作、先进的造纸术与印刷术、发达的海陆交通与开放的对外政策，以外国使节、留学人员为主的官派人员和以商人、僧侣为主的民间人士将《素问》《灵枢》《千金方》《小儿药证方论》《洗冤录》等医学书籍远播东亚、南亚、西亚、欧洲等地，尤以传统儒家文化圈中的朝鲜、日本诸国为甚。④ 据朝鲜《考事撮要》记载，仅 1430—1585 年间就有 70 余种中医药书籍被当地翻刻刊行，时人以知中医为荣。对输入国而言，借助这些书籍，中医理论和临床技能被逐渐消化吸收，并通过中医本土化过程内化为自己的传统医学，如朝鲜的"宝鉴派""回春派"和日本汉方医学的"古方派""后世方派"等。⑤

对于多数读者来说，专业书籍大都枯燥、晦涩难懂，不利于健康知识的普及，因此一些医家采用文学形式来编写医书，例如，宋人崔嘉彦的《医方药性赋》、元人胡仕可《图经节要补增本草歌括》、明人刘全备的《注解药性赋》，以及《珍珠囊药性赋》《医学实在易》《医方不求人》等中医科普书籍。明清时期，医家与文人通过书籍开展健康传播的意识不断增强，其科普作品的数量、质量，所涉门类之广与体裁之多均远超前代。时人还擅长以药名写尺牍甚至创作传奇，作品多富于趣味。章回小说《草木春秋演义》即号称清代医药科普文学规模之最，虽涉及药性功用无多，却成了清代药性剧的先驱。⑥ 除了中医药知识，传统养生文化及其传播活动也在明清之际进一步繁荣。明代文学家高濂编撰的《遵生八笺》倡导身心合一，"行气调息以妙合形神，闲赏逸游而怡养心神，养形防疾之生活经营"。⑦ 清代文学家李渔在其《闲情偶寄》中专设《颐养部》，从"行乐""止忧""调饮啜""节色欲""却病""疗病"六个方面介绍养生之法，对于指导现代人预防亚健康仍有参考意

① 罗军. 南宋社会科考及医书出版的知识传播. 出版发行研究，2017（9）：106-108.
② 汪纯. 论北宋中央政府面向大众的健康传播. 合肥：安徽师范大学，2016.
③ 刘希洋. 清代医书的非商业性出版和传播探赜. 中国出版史研究，2017（2）：98-113.
④ 孔卓瑶，张宗明. 中国古代医药文献对外传播及其影响. 医学与哲学，2015（1）：86-89.
⑤ 傅建忠. 宋代士大夫传播医药文化的方式与效应. 医学与哲学，2019（12）：78-80.
⑥ 杨燕飞，贾治中. 古典科普文学创作的巅峰：清代药性剧三论. 中华戏曲，1998（21）：299-307.
⑦ 朱璟. 身心之间：《遵生八笺》的休闲审美研究. 杭州：浙江大学，2017.

义。① 相对而言，医家的科普作品多长于知识性而文艺性稍显不足；反之，部分文人之作受到文学体裁和写作手法的束缚，专业程度虽不如前者，但播扬知识的广度却远超一般医学著作。

二、书法与绘画

汉字应物象形，图画随类赋彩，中国文艺学理论早有"书画同源"之说。书法与绘画皆用宣纸、毛笔等工具，都讲究气韵生动、骨法用笔，二者同为传统文化所重，亦为普罗大众所喜，中式装潢偏爱饰以中国书画，更添古朴典雅的气息。

与强调信息量的书籍不同，书法讲究字体、布局、留白等方面的艺术表现力与个人风格、性情志趣，若为装饰之用，所选文字篇幅不宜过长，且内容多为书写者所认可推重，祝祷健康、劝导养生是其中的常见题材。杨树达指出："殷周鼎彝殆无一器不言万寿、眉寿者。人类重视久寿，古今固无异致矣。"② 针对"信巫不信医"的陋习旧俗，周湛、刘彝等宋代地方官员还通过刻石传方以移风易俗。蔡襄在福州选取《太平圣惠方》中的一些药方镂刻于石碑，立于衙门两旁，鼓励百姓传抄应用，"晓人以依巫之谬，使之归经常之道"③。图 2-2 为北宋黄庭坚的行书作品《懒残和尚歌》，该歌乃唐朝僧人明瓒所作，主人公从表面上懒惰任性，"饥来一钵饭，困来展脚眠"，但通篇表现出疏朗旷达的处世之态，与书法家苍劲奇崛的走笔之势相映成趣，共同传达出大道至简、一任天然的养生理念。除了名家名作，在有些民宅墙面、屏风之上，以及人们手中的扇面等处可见《莫生气》等以养生为主题的打油诗，在日常生活中时时提醒着人们"别人生气我不气，气出病来无人替；我若生气谁如意，况且伤神又费力"。

与书法相较，绘画的特点在于具象，虽不适于承载复杂的观点和说理过程，但极擅长表现景观、场景和人物风貌。一幅画作往往由一位或多位画家耗费数日乃至数月之功精心绘就，他们最终选择的画面内容即其心目中的高潮或典型瞬间，它们或高度接近生活原貌，或来自画家的观察与想象。通过充分再现或呈现这一瞬间，画家得以将其所思所想表现并传达给观者。北京大学医学部、上海交通大学医学院等都曾推出医学与绘画相关的课程或讲座，"一组民俗画，可以看出疾病的流行病学发展过程、新的病症如何诞生、发病

---

① 陈礼贤. 论李渔的养生思想. 杭州：浙江师范大学，2013.
② 杨树达. 积微居小学金石论丛. 北京：中华书局，1983.
③ 傅建忠. 宋代士大夫传播医药文化的方式与效应. 医学与哲学，2019（12）：78-80.

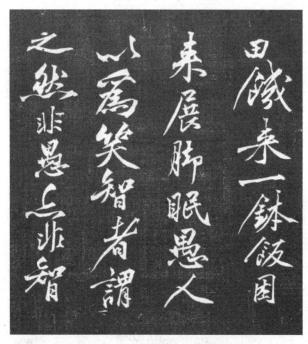

图 2 - 2　《懒残和尚歌》节选（明瓒/文，黄庭坚/书）

资料来源：https：//www.sohu.com/a/295607633＿99934319.

机理、保健防病知识、食品储存方式、新药发明历程等等"①，也能传播医患
沟通理念与医疗职业精神。

　　以范曾的两幅画作为例，画家分别选择了中医师职业生涯中的两类基本
对象——中药和患者来表现华佗的医家形象。《华佗寻药图》（见图 2 - 3）为
水墨画，清新淡然，三分之二左右的画面皆是留白。图中华佗以一位朴素老
者的形象出现，他宽袍缓带、席地而坐，正与一只蟾蜍对话，许是问讯，许
是谈心，聊到兴味处笑眯眯地抬起右手，小动物也听得起劲，眼神柔和专注，
双方交流毫无障碍，足可见中医师对自然物事的通晓与热爱。

　　《华佗望断图》（见图 2 - 4）中同样出现了大片留白以凸显人物及其关
系，同样是宽衣博带的华佗侧身坐地入画，但面对患儿，他的脊背弧度更弯，
眼角慈爱的笑纹更深，双方面部和眼神的距离更近，并发生了直接的身体接
触，顽皮的垂髫小儿一手捏住老人的一绺胡子，另一只手则搭在华佗膝上任
其诊脉，若非画名提示，恍若一对正安享天伦之乐的祖孙。除了浓淡不一的
墨色，该图又敷以肤色及群青、翡翠绿、朱砂等色，使之更为活泼灵动，更
贴近日常生活，不仅塑造出中医师在望、闻、问、切时的职业形象，也传达
出充满人情味甚至亲如一家的医患沟通理念。

---

① 唐闻佳. 掩藏在世界名画中的医学真相. 文汇报，2012-02-23.

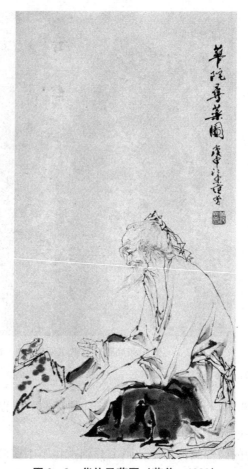

图 2-3　华佗寻药图（范曾，1980）

资料来源：http://www.360doc.com/content/16/0806/12/15883912_581206673.shtml.

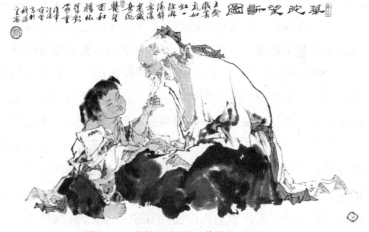

图 2-4　华佗望断图（范曾，1980）

资料来源：https://www.artfoxlive.com/product/1644085.html#prettyPhoto.

画家的人生根植于其所在的社会、文化背景，故绘画也深深嵌入时代更迭之中，成为向人们传播健康信息的载体。与偏好抒情、写意的中国画相比，西方画作的题材更丰富，与现实的关联也更为紧密。从下一组绘画中，我们可以窥见不同历史时期的医疗状况，以及人们对于疾病与健康的态度。

16 世纪的"西医"还是体液学说和炼金术士的天下，除了解剖学开始走向科学之外，其医学理论、临床效果并不如中国与日本等国的传统医学。[①]尼德兰画家彼得·勃鲁盖尔（Pieter Bruegel the Elder）的油画《死神的胜利》（*The Triumph of Death*，见图 2-5）创作于 16 世纪中后期。当时，中世纪的欧洲仍然笼罩在黑死病的阴霾之中，数以千万计的生命被带走，而人们除了隔离之外几无招架之力，引发该病的鼠疫杆菌（Yersinia pestis）直到 19 世纪末才被发现。该画以红褐色为主体，渲染出人间炼狱的恐怖气氛。在"死"与"生"的较量之中，骷髅大军攻城略地，所到之处生灵涂炭、寸草不生；人类虽在抵死反抗，但显然力不从心，节节败退，无论男女老少、高低贵贱，在象征着死神的瘟疫面前都只能瑟瑟发抖，连平日里高高在上的王权与宗教系统也无力救赎，自身难保。

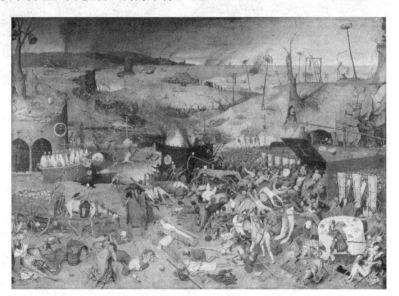

图 2-5　死神的胜利（Pieter Bruegel the Elder，约 1563）

资料来源：https://www.wikiart.org/en/pieter-bruegel-the-elder/the-triumph-of-death-1562-1.

在意大利画家乔阿基诺·阿塞雷托（Gioacchino Assereto）的作品《基督治愈盲者之时》（*Christ Healing the Blind Man*，见图 2-6）中，作为施力方的基督身体前倾，将手指伸入盲者眼中为其治疗，神情专注而从容，作为受力方的盲者则向后仰去，同时抬起左手保持平衡。周围四名男性长者和

① 徐子铭.日本是怎样废止中医的.（2019-07-23）［2020-01-13］.https://mp.weixin.qq.com/s/4ZdXuG02MIjUz6Hz5DOz1w.

一名儿童的视线都聚焦在手指与盲眼交接之处，对这一过程表现出期待、震惊、欣慰之情，可见疗效喜人。该画面虽来自神话与想象，但画家对构图、色彩、光影的运用和对细节的刻画都使得这一场景分外"真实"，似乎就发生在观者面前。

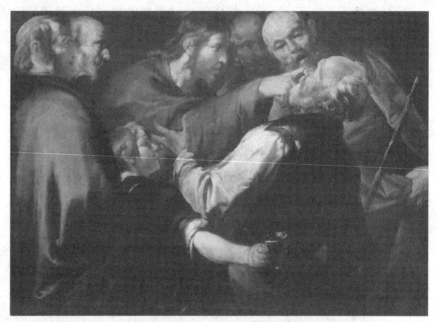

图 2-6　基督治愈盲者之时（Gioacchino Assereto，约 1640）

资料来源：https：//commons. wikimedia. org/wiki/File：Gioacchino _ Assereto _ — _ Christ _ healing _ the _ blind _ man. jpg.

图 2-5、图 2-6 两幅画作诞生于文艺复兴后期，表现出当时的欧洲社会对烈性传染病的恐惧，以及对宗教神力疗疾的想象与期望。在接踵而至的 17 至 18 世纪，欧洲掀起批判愚昧、崇尚理性的启蒙运动，"西医"与现代科学合流，成为科学医学（scientific medicine），中世纪对解剖学的禁忌被打破，细菌学说、消毒术、疫苗、化学方法提取药物等新科技纷至沓来。[1] 新的诊疗理念与方法出现在画家的笔下，并通过画展、评论等形式进一步播散开来。

尼德兰画家加布里埃尔·梅特苏（Gabriël Metsu）的画作《患者与医生》（*The Patient and the Doctor*，见图 2-7）展现出一派更贴近于现代医疗工作的情景：在 17 世纪，医生只有遇到特殊的紧急事件才会出诊，他姿态高傲冷峻，通过观察眼前的尿液样本，对患者的病因似已了然于胸。仰躺在椅中的女性患者衣着华丽，有爱宠和女仆在侧，可见当时能请到医生上门者非富即贵。

① 徐子铭. 日本是怎样废止中医的.（2019-07-23）　［2020-01-13］. https：//mp. weixin. qq. com/s/4ZdXuG02MIjUz6Hz5DOz1w.

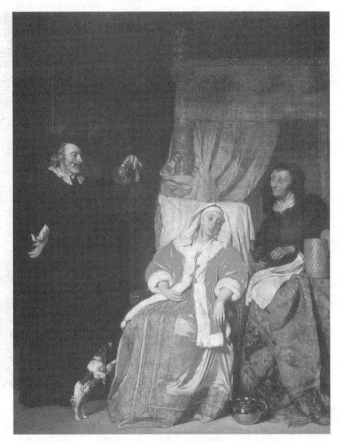

图 2-7 患者与医生（Gabriël Metsu，约 1667）

资料来源：https：//www.wikiart.org/en/gabriel-metsu/the-patient-and-the-doctor.

美国画家汤姆·艾金斯（Thomas Eakins）的《格罗斯诊所》（*The Gross Clinic*，见图 2-8）表现了著名外科医生塞缪尔·格罗斯（Samuel Gross）开展临床课程的情景。年届七十的主刀医生严肃、镇定，其动作和视线连接着手术台与课堂。在他的参与和指导下，年轻医生们通力配合，或消毒，或麻醉，为一位男青年进行腿部手术，身后姿态各异的医学生们则在认真观察，他们无一例外是身穿黑大衣的男性，而患者家属作为现场唯一的女性，正在角落里啜泣。该画具有浓重的科学现实主义（scientific realism）风格，它并未避忌血腥的手术细节，深度还原了 19 世纪的外科手术与临床教学场景，说明与过去动辄截肢的处理方式相比，此时的医疗水平已更为精进，团队合作也日臻成熟。

就在 14 年后，艾金斯创作出《格罗斯诊所》的姊妹之作《阿格纽诊所》（*The Agnew Clinic*，见图 2-9），它延续了前者的科学现实主义风格，描绘了著名外科医生大卫·海耶斯·阿格纽（David Hayes Agnew）为一位患者实施乳腺切除手术的画面。虽然同样由德高望重的医生主刀，同样是众人观

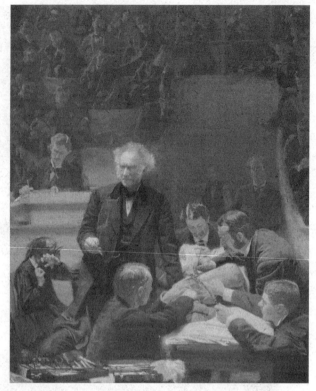

图 2-8　格罗斯诊所（Thomas Eakins，1875）

资料来源：https://www.wikiart.org/en/thomas-eakins/the-gross-clinic-1875.

摩的现场教学，同样是男性占绝对多数，但从中可见外科领域在短短数十年间的重大进步：医生们的消毒无菌意识更强，白大褂成为标准着装，更令人惊喜的是，手术台旁出现了女性护士的身影，她气质干练，身着职业装束，在提供协助的同时密切观察着手术的进展，与侃侃而谈的主刀医生阿格纽相对而立、相映生辉。

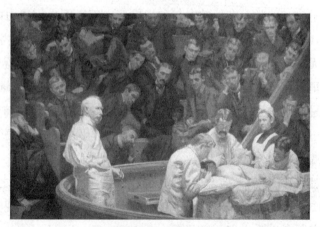

图 2-9　阿格纽诊所（Thomas Eakins，1889）

资料来源：https://www.wikiart.org/en/thomas.eakins/the-agnew-clinic-1889.

艾金斯的这两幅名画分别在"细菌致病"理论和"消毒隔菌"新技术广泛扩散的首尾时分问世，从黑大衣到白大褂，从男性一统手术台到女性出现，绘画记录了现代医疗事业的发展，传达出医疗理念的变迁，也指引着观者去探询技术背后的社会文化背景，还体现了医学专家们不断挑战与变革、治愈与关怀的人文精神。

三、平面广告

不是所有人都具备识读医学专业书籍的能力，也只有少数人才有机会在中外名画前驻足一观，并充分领会其中的意涵，因此它们都无法满足大规模受众对健康信息的需求。随着健康事业的发展，平面广告应运而生。与前二者相比，它灵活多样，围绕核心信息，可单独或组合使用文字、图片和各种形状；它无所不包，无论是商业性还是公益性的健康主题都能涵盖；它无处不在，大街小巷、墙面车体，只要有空间就可以挥洒；它准入门槛低，可复制性强。

古时候，除了口口相传，官方告示和民间告示等早期平面广告也是传播健康信息的重要形式。官府通过在闹市颁布告示、广为张贴，传递灾害疫情及其防治措施等健康信息，提醒民众注意；民间亦用告示传播疾病防治信息与健康观念。清道光八年（1828）的《力劝普种痘花法》，即劝诫人们打消疑虑，接纳由国外传入的"牛痘免疫法"。[①] 1971 年，国务院批转《关于做好计划生育工作的报告》，强调"认真贯彻落实毛主席有关计划生育工作的指示，通过各种宣传方式，宣传晚婚、计划生育的重要意义，做到家喻户晓"[②]。为此，广大城乡普遍采用宣传标语、宣传画等平面广告传播计划生育政策和避孕知识。图 2 - 10 即为该时期的典型宣传画之一，它由图像和文案两部分组成。画中的主人公是一名负责推广计划生育政策的女性工作人员，她推着自行车行走在山野田间，看上去健美而有活力，正微笑着向人们大方地展示所携带的计生用品，体现出把计划生育贯彻到最后一公里的决心。文字主要分为两个部分：其一关于"为什么"——"为革命实行计划生育"，即通过表明这一举措的政治意涵凸显其合法性与重要性，督促人们积极践行；其二关于"怎么办"——"免费供应避孕药具"，包括口服避孕片、避孕套、避孕针等等，并交代了发放这些药具的三类单位，以打消人们的后顾之忧。画面整体可谓图文并茂、表意明确、通俗易懂。

① 张自力. 论我国古代的健康传播. 新闻与传播研究，2011（2）：70 - 75.
② 关于做好计划生育工作的报告.（2015-11-19）［2020-01-13］. http：//www.gov.cn/zhengce/content/2015 - 11/19/content _ 10304. htm.

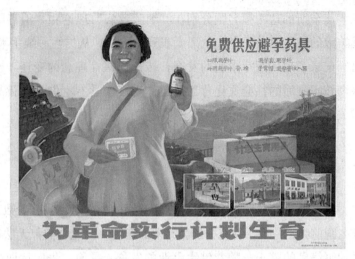

图 2 - 10 为革命实行计划生育（张宝贵等，约 1975）

资料来源：https：//chineseposters.net/posters/pc-197b-003.php.

　　成功的健康类平面广告擅长将复杂的医学知识简单化、把抽象的健康信息形象化，往往能让读者印象深刻，但每一张宣传画、海报或招贴都只能影响到那些有机会看到的人，影响范围相对有限。

第三节　机械性媒介

　　18 世纪 60 年代的工业革命开启了机器大生产时代，媒介技术在这一浪潮中开始迈进机械化和电气化时代，为健康传播提供了更快、更广、更强的载体。机械性媒介包括电报、电话、广播、电视、电影等，是表演性媒介与再现性媒介的载体。

一、近现代报刊

　　报刊虽与书籍等都依赖于文字和图片，在手写和雕版、活字印刷时代也已出现萌芽，但直至 19 世纪机械化印刷技术诞生之后，才迅速成为近现代史上具有强大时效性、广泛流传度和重要影响力的媒介之一。

　　19 世纪 20 年代，米怜（William Milne）、郭士立（Karl Gutzlaff）等外国传教士陆续创办《察世俗每月统记传》《东西洋考每月统记传》等首批中文近代报刊，其中已出现关于健康的文章与医学专版。1886 年至 1911 年，我国有《西医新报》《医学报》等 11 种西医报刊问世，大大促进了现代防疫事业的发展。[①] 1912 年至 1949 年，我国医学报刊达到 501 种，《申报》《越华报》等著名报纸皆辟有医学副刊[②]，其中尤以丙寅医学社主办的《大公报·医学周刊》影响最大，对医学知识的普及发挥了重要作用，青年医生们利用它传播健康观念，实现"卫生救国"的理想。[③] 1931 年，中国无产阶级新闻事业的第一份行业报刊——《卫生报》在江西瑞金创刊，后更名为《健康报》，由国家卫生健康委员会主管，以各级卫生行政管理人员、医药卫生工作者及广大公众为服务对象。《人民日报》《中国青年报》等综合类报纸也设有健康专版，为读者提供丰富而专业的健康资讯，更多相关内容可参见第四章"健康报道"。

报纸杂志的时效性虽稍弱于报纸，但能够承载更为详细的健康信息，也更重视受众细分。1948 年，国内早期健康科普杂志《大众医学》创刊。20 世纪 80 年代，健康类杂志快速发展，它们依托雄厚的专家资源，内容上突出中老年病症及养生保健，版面较为朴实，主要面向家庭发行，如《家庭医生》《健康指南》等。90 年代中期，在传媒市场化浪潮下，时尚类健康杂志兴起，瞄准中青年群体，版面设计上追求视觉冲击，旨在引领新型健康生活方式，如《健康之友》《时尚健康》等。[④] 进入 21 世纪之后，各大民营医院开始以杂志作为投放广告的主要方式，妇科与男科推广方面尤甚。[⑤] 总体而言，早期健康类刊物的主要内容是医学知识和医疗信息，后来者则更注重人文关怀和传递"大健康"和"全民健康"观念，焦点从疾病与医疗延伸至预防和保健，目标受众也从患者群体扩展至普通公众，《长江日报》的"健康百事"专版即善于吸引读者参与和互动。

二、广播

广播诉诸声音，具有强烈的伴随属性，受众既可全神贯注地侧耳聆听，又可将其作为处理其他事务时的"背景媒介"，也是私家车、公交车上一路随行的"常客"。随着汽车保有量的持续攀升，广播听众的规模不断壮大，城市

① 于瑞琪. 从 1910—1911 年黑龙江鼠疫看早期《大公报》的健康传播. 黑龙江史志，2015 (12)：39 - 40.

② 潘荣华，杨芳. 民国时期医学报刊的发展与多主体健康传播格局之肇基. 巢湖学院学报，2013 (2)：77 - 85.

③ 刘娟. 从《大公报·医学周刊》看民国时期现代卫生观念的传播. 新闻与传播研究，2014 (5)：98 - 117.

④ 任宝凤. 新世纪我国健康类杂志健康传播观念的异化与重构：以《大众医学》《健康之友》为例. 南京师范大学，2010.

⑤ 朱静. 民营医院医疗杂志广告营销传播研究：以重庆龙都医院医疗杂志为例. 昆明：云南大学，2017.

交通拥堵也延长了车载广播的收听时间。赛立信媒介研究 2018 年媒体用户基础调查数据显示，听众热衷于通过广播获取新闻资讯、健康知识，随着年龄的增长，人们对健康养生/医疗保健类节目的关注也不断提升。[①]

1923 年，中国出现首家广播电台。1949 年，延安新华广播电台正式定名为中央人民广播电台。各地各级广播电台时常播报健康主题的新闻，或开设健康类栏目。例如，1993 年，北京经济广播在大板块节目中设置了《人人健康》《健康乐园》和《健康顾问》三个小栏目。而后，广播逐渐走上"窄播"道路，根据不同受众的需求分离出各类专业频道。1995 年，全国首家健康专业广播——山西人民广播电台"健康之声"（FM105.9）诞生。10 年之后，全国首家老年健康专业广播频率——江西人民广播电台"健康·老年"[②]（FM101.9）开播，健康专业广播进一步细分。2012 年的统计数据显示，全国共有 28 家省级广播电台设有医药健康类节目，包括健康知识传达型、医药产品推销型、听众答疑解惑型及其交叉、混合形态。例如，北京电台爱家广播于 2011 年开办双主持日播节目《健康喜来乐》，在向听众传播健康新知、养生建议的同时，还设置了由主持人回答听众前一日提问的互动环节。医药产品推销型的常见"套路"是，听众陈述现阶段病情＋专家提供用药建议，多有"广播医托"之嫌。[③] 类似地，还有大量健康广播节目采用"广告＋嘉宾访谈＋热线问答"的模式，内容围绕高血压、糖尿病、白内障等中老年人常见病症，由专家简单讲述相关注意事项后，便开始推介相关药品的功效，并有"热心听众"来电肯定药效的显著性。

同时，部分广播电台另辟蹊径，开辟了若干更具专业性和服务性的健康栏目。例如，乌鲁木齐人民广播电台综合广播的《健康加油站》节目，即邀请知名专家走进直播室传授健康、养生知识，随后把各位专家的讲解按不同病种进行二次剪辑加工，制成专题节目，旨在打破主持人与嘉宾一问一答或授课、讲座等单调形式，实现播出多元化。[④] 又如，天津农村广播 2008 年创办的栏目《健康快乐多》以农民为目标受众，依托一批医疗专家，设置了《吴大夫帮您忙》这一固定栏目和《健身总动员》《亲子康乐园》等每日专题栏目，被区县听众称为"老百姓身边的空中门诊"[⑤]。

[①] 黄学平．车载和智能端成为广播收听主流：2018 年中国广播收听市场分析．中国广播，2019（1）：17 -
22.

[②] 该频率已更名为"民生"，《健康直通车》等节目仍保留。

[③] 许秀玲，王伟，常昕．医药健康类广播节目现状及北京电台案例分析．中国广播，2012（9）：50 -
53.

[④] 马瑞玲．关于健康类广播节目的几点思考．中国广播，2012（11）：60 - 63.

[⑤] 徐晓飞，武亚文，吴胜群．服务农民健康担当社会责任：以天津农村广播《健康快乐多》为例．中国
广播电视学刊，2016（12）：97 - 98.

三、电视

电视与广播一般老少咸宜、识读门槛低，能够摄录并传送动态画面，上至星云浩瀚、下至深海幽微皆可尽收眼底，拥有强大的表现力、感染力，几乎是现代家庭的"标配"。其节目形态包括新闻、综艺、纪录片、艺术片、电视剧、动画、MV、广告等多种形态，每一种皆可运用自身所长开展健康传播。

1960 年，中央电视台创建固定专栏《医学顾问》，后又开设国内首个电视健康栏目《卫生与健康》。1996 年，中央电视台《健康之路》栏目开播。2004 年，中央电视台与上海电视台联合推出国内首个健康专业电视频道——"卫生健康"，涵盖多种栏目类型。2009 年，北京卫视《养生堂》栏目开播，以"传播养生之道，传授养生之术"为宗旨，依靠强大的医疗专家团队向公众普及健康知识，内容涵盖从预防三高、糖尿病等常见病到关注抑郁症、阿尔茨海默病等，从饮食、营养到运动保健等公众重点关注的各方面健康话题。《养生堂》栏目形式上强调寓教于乐、自然平实，以观众"看得懂、学得会、用得上"为节目可视化的指导理念，并通过热线电话、观众来信等方式与受众互动，同时倡导中国传统养生文化与人文情怀，引发收视热潮。[1] 央视索福瑞数据显示，《养生堂》节目已与全国大量中老年观众形成了紧密而牢固的连接。[2]

近年来，健康类电视栏目不断推陈出新，并尝试从演播厅走向日常生活。2014 年，东方卫视推出季播节目、观察式医疗纪实性真人秀《急诊室故事》，通过记录治疗与抢救时的日常画面，呈现医患故事中的人情冷暖。在第 6 期中，该节目对比了两个骨科真实案例，使受众了解急诊"绿色通道"和"分级分诊"的重要性。此外，每期节目都设置了"急诊医生说"环节，由专家针对特定的话题进行健康知识解读。[3]

健康类电视栏目的主要表现手法是讲述、解答，而医疗剧、涉医电视剧和普通电视剧则多通过故事来传递健康知识和理念，三者的区别在于内容中健康信息的密集程度。医疗剧（medical drama/medical show/doctor show）

---

① 肖俊. 健康传播视角下的中医养生电视节目研究：以北京卫视《养生堂》栏目为例. 成都：成都理工大学，2013.

② 田天. 新媒体环境下电视健康栏目传播的创新模式：以北京卫视《养生堂》栏目为例. 传媒，2017 (2)：9-12.

③ 王韬，曾荣，朱建辉，等. 《急诊室故事》医疗电视真人秀与传统方式在医学科普中的作用比较研究. 科普研究，2015 (6)：40-44.

源于美国，是以医疗工作和医务人员为题材的职业剧种，它以"P＋P"即
"professional（专业）＋personal（人性）"为核心特征，各国虽有其本土风
格，但大体相似。我国的医疗剧起步较晚，虽然1958年的《党救活了他》被
视为中国第一部医疗题材电视剧，但直到2010年的《医者仁心》和2012年
的《心术》等剧播出后才引发了公众对医疗剧较为广泛的关注和讨论，更多
相关内容可参考第三章"医患沟通"。①

值得一提的是，不少涉医电视剧和普通电视剧虽不以医疗健康为主题，
但仍能通过情节和台词给受众传达零散的健康信息。台湾地区连续剧《恶作
剧之吻》和韩国水木剧《太阳的后裔》虽然都是以浪漫爱情为主题的偶像剧，
但都有主角是医护人员，他们之间的故事也传扬了医生的职业精神和人的生
命意义。在美剧《老友记》（Friends）的第八季中，女主角瑞秋（Rachel）
和男主角罗斯（Ross）在使用安全套的情况下发生了性关系，但却意外怀
孕，男主角为此忐忑不安并与安全套厂商理论，由此"提醒"观众："安全套
有3％的概率不起作用。"② 另一部美剧《生活大爆炸》也在自然而幽默的情
节中科普了乳糖不耐受、花生过敏、经前综合征、妥瑞氏症（Tourette syn-
drome）等健康知识。③ 南加州大学（University of Southern California,
USC）的诺曼·李尔中心（The Norman Lear Center）以娱乐的社会、政治、
经济和文化影响为研究对象，其"好莱坞、健康与社会"（Hollywood,
Health & Society，HH&S）项目④即旨在为文娱产业提供专业指导，协助其
准确且适时地植入并传播健康与安全等方面的信息。

电视剧在绝大多数情况下由真人和实景构成，而动画则拥有更丰富的想
象力和更广阔的表现空间。日本动画《怪医黑杰克》（2004）改编自漫画大师
手冢治虫的作品，讲述了个性古怪的外科医生黑杰克（Black Jack）用高超的
手术技巧治病救人、坚定行医的故事，探讨了"生命的尊严"和"人类的幸
福"等哲学命题。2008年，为普及甲型H1N1流感知识，中国健康教育中心
制作了动画短片《防控流感，人人有责》，并于2009年7月起在中央电视台
少儿频道的《大风车》《动漫世界》《动画乐翻天》《动画之旅》等栏目中插
播，同时在"农村电影放映工程·卫生公益宣传项目"中使用，获得了观众

① 张陆园，张国涛.健康传播的电视剧实践：中国医疗题材电视剧的价值追求与发展路径.新闻界，2017（4）：69-74.
② 老友记：乔伊第一次知道套套的避孕概率是百分之97的反应.（2018-09-29）[2020-01-13]. ht-tps：//v.qq.com/x/page/h0723tc7sa0.html.
③ 丁香医生.生活大爆炸医学知识大盘点.（2019-03-15）[2020-01-13]. https：//www.bilibili.com/video/av46353783/.
④ The Norman Lear Center Projects. Hollywood，Health & Society. [2022-01-15]. https：//learcent-er.org/project/hollywood-health-society-2/.

的好评。[①]

若把想要传播的健康信息变成歌词，并配上音乐和相应的动态画面，便成了音乐视频（music video，MV）。《蠢蠢的死法》（*Dump Ways to Die*）[②]是澳大利亚墨尔本某铁路公司制作的一个公益广告性质的MV，虽然目的是宣传铁路安全，但也涉及了其他危害生命健康的做法，例如"Eat medicine that's out of date"（吃上一堆过期的药）、"Eat a two-week-old unrefrigerated pie"（吃上一块两星期都没放冰箱的派），曲风清新，画风可爱，大量听者在被朗朗上口的歌词、旋律和节奏"洗脑"并不自觉哼唱的同时，也加深了对其中健康信息的记忆。

第四节　数字性媒介

海量信息、多元形态、极速传输、实时互动……20世纪中后期兴起的数字技术和网络技术开启了全新的媒介纪元。数字性媒介包括门户网站、社会化媒体、移动媒体以及方兴未艾的大数据、虚拟现实和人工智能等，可将表演性媒介、再现性媒介与机械性媒介悉数网罗。它们不仅满足了庞大受众群体的个性需求，更使之跨越时空结成了新锐势力"网民"群体[③]，共同构建"互联网＋医疗健康"社会。

一、门户网站

门户网站的出现为健康传播提供了广阔天地和多种便利，它能容纳大量健康信息，并通过导航、分栏、排版、链接等技术指引网友获取所需信息。同样地，按照信息密度划分，健康类网站的相关信息最为集中，而非健康类网站也能开展专业而有效的健康传播。21世纪之初，即有网友上网搜索健康信息，而今"网络健康"（e-health）已经蔚然成风。

健康类网站专事健康资讯，可分为政府机构网站、医疗单位网站、医学教育及研究网站、专业健康信息服务网站、个人网站等子类别。例如，中华人民共和国国家卫生健康委员会（简称"卫健委"）官方网站、健康报网、万

---

① 《防控流感，人人有责》动画短片制作及协调播出情况总结. 中国健康教育网，（2009-09-08）［2020-01-13］. http://www.nihe.org.cn/news.php? id＝20564.

② 视频见 http://www.dumbwaystodie.com/。

③ 据第46次《中国互联网络发展状况统计报告》，截至2020年6月，我国网民规模达9.40亿，互联网普及率达67.0%。

方医学网、中国数字医疗网、39 健康网的传播主体分别为政府部门、官方媒体、医学学者、数字医疗推广者和互联网企业。它们所传播的内容既特征鲜明又有所交叉，分别为国家层面关于医疗健康的政务信息、医疗新闻与政策解读、医学研究成果、国内外数字医疗领域的进展、健康知识和就医指南。相应地，这些网站也服务于不同的目标受众，形成了较为显著的分众化态势。此外，我国还有数量可观的中医药网站，重点关注中医药资讯，包括中医理念、行业发展、保健知识、中医方剂、中医图谱等，如中华中医网、三九中医等。[①] 值得注意的是，当面临健康疑问或困境时，人们往往先求助于谷歌、百度等搜索引擎，再由此进入感兴趣的门户网站，而排名靠前的网站虽不一定最"靠谱"，却更易赢得网友的关注和信赖。另外，专业健康信息服务网站存在内容权威性不高、广告过多、用户隐私保护不力等问题。[②]

　　非健康类网站虽然不聚焦于健康主题，但其影响力也不容小觑，尤其是像果壳网、科学松鼠会、微科普、科学猫头鹰等科普类网站。由于网络信息具有发布易、流传快、监管难的特点，极易成为谣言滋生的温床，其中健康伪科学的危害不言而喻。2010 年，果壳网正式上线，其中"谣言粉碎机"是其最早开设也是最重要的栏目之一，它的证伪机制兼具专业性、可读性和时效性，迅速成为具有良好用户基础和较高可信度的网络科普平台。被其证伪的议题涉及民间长期流传的生活谣言、网络上曝出的所谓"真相"、"内幕"、各类商业新概念、科学研究和新闻报道，而医学健康、食品安全两个版块正是谣言密布的"重灾区"。

　　在医学健康类目中，疾病、药物、辐射、保健品、生活方式、减肥健身等相关谣言是被辟谣频率最高和用户搜索最频繁的议题；在食品安全类目中，农药、激素、转基因、食物相克、食品添加剂等证伪议题最多，它们都与公众的日常生活关系息息相关。2018 年 3 月，加利福尼亚州法院宣布判决：当地的咖啡销售者须在咖啡标签上贴出警告，让消费者知晓咖啡里含有一种"可能致癌的物质"——丙烯酰胺，引发咖啡销售者与爱好者的恐慌。对此，"谣言粉碎机"迅速发文澄清："动物大量食用丙烯酰胺确实会导致癌症风险增加，但是现实中没有人会拿一瓶丙烯酰胺咕咚咕咚灌肚子里，从食物里吃到的量实在太少太少了"，并笑称"别担心，你还可以喝杯咖啡压压惊"[③]。2019 年 6 月，加利福尼亚州环境健康危害评估办公室得出结论：咖啡没有严

① 吴蓉蓉. 中医药网站的健康信息传播研究：以中华中医网、三九中医和新浪中医为例. 南昌：南昌大学，2013.

② 朱歆悦. 基于用户体验的健康信息服务网站研究. 上海：上海师范大学，2015.

③ "咖啡致癌"刷屏了？别担心，你还可以喝杯咖啡压压惊.（2018-03-31）［2020-01-13］. https://www.guokr.com/science/channel/fact.

重的致癌风险，咖啡从业者们也不用"贴标签"①，可谓印证了"谣言粉碎机"的专业自信。该栏目的作者主要是相关领域的专家、科研人员以及编辑、记者等，均为力行辟谣的专业保障，他们多运用文献、实验和推理进行证伪，并运用口语化、网络化的语言，使科普文章生动易懂，受到大批青年受众的欢迎，并乐于参与讨论和二次传播。②

二、社会化媒体

如果说门户网站以单向传播和精英话语为主，那么以交互和共享为核心特质的社会化媒体则进一步激发了网民们积极主动的参与。社会化媒体大家族成员众多，包括博客、视频/图片分享网站、微博、微信、短视频社区、论坛、贴吧、维基百科等允许用户分享和参与的各类新型在线媒体。它们彼此勾连，能够形成一个全方位、多元互动的健康传播网络，各类移动终端则促使健康信息和健康传播行为本身更为深度地融入我们的日常生活和社会交往。③下面主要以微博、微信和短视频为例谈谈社会化媒体上的健康传播。

与门户网站相似，当前健康类微博账号的主体主要有以下几类：（1）政府卫生部门，如"首都健康""北京健康教育""甘肃省卫生计生委"；（2）医院、医学院与医疗协会，如"北大医院""中国医学科学院肿瘤医院"；（3）健康类媒体，如"春雨医生""新浪健康"；（4）健康领域名人，如"急诊科女超人于莺""协和章蓉娅"；（5）其他领域名人，如"崔永元""姚晨"等。以微博"生命时报"为例，其话题涵盖饮食方法、健康误区、就医指南、科学养生、减肥瘦身、疾病预防、两性知识、人身安全、健康趣图等。这些健康信息通过微博的@、转发、点赞、发起话题、超话、热搜榜等功能以"裂变"之势传播开来，把传播主体所设置的议程和线下关系网络在线上进一步放大，使之与其他主体的网络交叉互联，进而连接到整个微博，再接通整个互联网世界，同时反作用于线下网络。陈力丹指出，微博是个拥有"自净化"功能的多元舆论场，当一些不良现象出现时，通常会伴有各种批判性意见。④

微信作为国民级的互联网应用，截至 2018 年年初其月活跃用户数已达到10 亿，微信朋友圈使用率为 83.4%，超过 27% 的用户关注包括医疗健康在内的公共服务类公众号，微信已成为广泛连接人、服务、组织和设备的"数

①　BLOOMBERG. Coffee won't need cancer warning in California after all. Los Angeles times，2019-06-03.

②　张紫璇. 网络科普平台果壳网科学谣言的证伪研究. 北京：北京印刷学院，2015.

③　据第 46 次《中国互联网络发展状况统计报告》，我国手机网民规模达 9.32 亿，使用手机上网的比例达 99.2%。

④　陈力丹. 微博的自律与自净机制. 网络传播，2011（8）：26-28.

字生态共同体"①。微博和微信常被分别比作"广场"和"客厅"，后者的定位是熟人社交网络，虽有极强的用户黏性，但健康类谣言在熟人关系中传播速度更快、影响力更强，辟谣难度也更大，故专业而"接地气"的微信公众号显得尤为重要。② 微信公众号"丁香医生"于 2012 年上线，号称"有温度、有知识、有态度""新一代大众健康媒体"，并拥有"丁香园""丁香妈妈""丁香生活研究所"等数个同主体账号。该公众号推送的文章一半以上为原创内容，包含疾病预防、健康养生、生活辟谣等，贴近公众生活；注明已经领域内专家审核通过，以增添公信力；采用图片、音频、视频等多种形式；重视与粉丝的互动，反馈及时、话语亲民、善于制造悬念，迅速成为健康类微信公众号的翘楚。

2020 年，短视频应用在中国快速渗透，用户规模达 8.18 亿，网民使用比例达到 87%。③《知识的普惠：短视频与知识传播研究报告》认为，短视频有利于推动知识普惠，其特点包括知识传播的即时化、知识呈现的人格化、隐性知识的显性化、复杂知识的通俗化。在 6 种知识类视频中，科普类最受欢迎，视频播放量、点赞量和作者人均粉丝数均最高。④ 以"抖音"应用为例，"儿科医生雨滴""口腔小博士""薄荷健康""你好！健康！"等账号分别通过真人解说、动画、真人＋动画、图文等形式传播健康信息。⑤ 同年，"丁香医生"入驻抖音，大量视频由该团队医学总监田吉顺"田太医"和健身达人"叔贵"出镜讲述健康问题或演示健身动作，前者简单易懂、严肃活泼，后者把知识还原到真实场景中，颇受网民喜爱。⑥

三、大数据、虚拟现实与人工智能

近年来，5G、量子信息、人工智能、云计算、大数据、区块链、虚拟现实、物联网、超级计算等新技术蓬勃发展，展现出推动精准医疗、智慧医疗的实力与助力健康传播的潜能。

大数据（big data）的诞生进一步改变了传统健康报道的体裁、内容、生

① 中国信息通信研究院产业与规划研究所. 2017 年微信经济社会影响力研究.（2018 - 05 - 30）［2020-01-13］. http：//www.caict.ac.cn/sytj/201805/P020180530542164170839.pdf.

② 张紫璇. 网络科普平台果壳网科学谣言的证伪研究. 北京：北京印刷学院，2015.

③ 中国互联网络信息中心. 第 46 次中国互联网络发展状况统计报告.（2020 - 09 - 29）［2022 - 07 - 05］. http：//www.cac.gov.cn/2020 - 09/29/c_1602939918747816.htm.

④ 清华大学新闻与传播学院，中国科学报社，字节跳动平台责任研究中心. 知识的普惠：短视频与知识传播研究报告.（2019-01-18）［2020-01-13］. http：//www.199it.com/archives/819073.html.

⑤ 王雪倩. 健康传播在短视频平台中的现状及发展探析. 新闻采编，2019（1）：47 - 48.

⑥ 郝玉佩. 短视频中的健康传播探讨：以"丁香医生"抖音号为例. 新闻世界，2019（2）：75 - 77.

产模式和接收路径。通过对海量数据的挖掘及分析，数据新闻为健康传播提供了强大的内容支撑，静态图、动态图、时间轴、关系链、图表、数据地图、在线演示、H5 等数据可视化路径也更有利于读者对健康信息的理解和记忆。不过，我国目前的数据新闻普遍存在题材简单化、缺乏深度挖掘、静态图表为主、可视化呈现能力较弱等问题。[①] 喻国明等认为，大数据如能对受众的基本情况、需求偏好、信息使用行为与关系数据进行归类，或可提高健康传播的效率。[②] 李钊则通过对互联网上的健康信息进行实时爬取，并根据舆情能量对热点新闻进行热度追踪，在工程上实现了一款热点医疗新闻系统，有助于用户更及时、精准地获取健康新闻热点。[③]

随着新科技的发展，虚拟现实（virtual reality，VR）与增强现实（augmented reality，AR）技术逐渐进入医疗健康领域，混合现实（mixed reality，MR）研发已经开始医疗实践，应用成果显著。目前，虚拟现实在健康传播领域的应用紧密围绕临床治疗，集中于医患沟通领域，具体包括：（1）心理治疗、心理健康教育与心理咨询技能培训，创建特定的环境，让患者直观、形象地感受和响应，以治疗社交焦虑症、创伤后应激性障碍、自闭症等[④]；（2）远程医疗，主要用于远程手术和远程康复。未来，虚拟现实技术有望进一步发挥其高参与度、沉浸感和安全性等优势，在提高医护人员的服务水平、改善患者的就医体验等方面有更多助益。[⑤]

人工智能（artificial intelligence）被认为正在改变甚至颠覆人类现存的工作、生活与交往方式，目前在"人工智能＋医疗健康"领域已被应用于辅助诊疗、药物研发、医学影像等方面，为用户提供个性化、精准化、智能化的服务。该技术能够克服时空限制，通过生理参数识别设备和无线射频识别装置等智能采集健康数据，为老年人提供双向、互动的健康监测、健康咨询、健康评估、陪伴逗乐等服务，将健康管理贯穿于疾病预防、诊断、治疗与康复的整个过程。[⑥] 此外，人工智能还能应用于医院管理、医学教育培训，并与大数据合作筛选虚假信息。纽因豪斯（Neuhauser）等[⑦]研究发现，若将设计科学理论与其迭代法（iterative method）、参与式方法（participatory

---

① 黄蓓．健康领域数据新闻报道研究．南昌：南昌大学，2016.

② 喻国明，何睿．健康信息的大数据应用：内容、影响与挑战．编辑之友，2013（6）：20-22.

③ 李钊．基于大数据的热点医疗新闻系统的研究与实现．西安：西北大学，2018.

④ 程凯，陈敏．虚拟现实技术在健康医疗领域的应用．中国医院管理，2017（98）：45-47.

⑤ 赵海鹏．虚拟现实技术在高校心理健康工作中的应用路径．柳州职业技术学院学报，2018（1）：58-61.

⑥ 向运华，王晓慧．人工智能时代老年健康管理研究．新疆师范大学学报（哲学社会科学版），2019（4）：98-107.

⑦ NEUHAUSER L，KREPS G L，MORRISON K，et al. Using design science and artificial intelligence to improve health communication：chronology MD case example. Patient education and counseling，2013，92（2）：211-217.

method）以及传统健康传播理论与方法相连接，则能产生高效的人工智能健康传播（AI health communication）。

第五节　健康传播的媒介生态

我们生活在一个生机勃勃、多元共荣的媒介化世界，作为人的延伸，它们是传递健康信息、表达所感所思、互通有无长短的中介，是认识社会文化、改造医疗环境的工具，也是记录时代变迁、通往理想未来的桥梁。

施拉姆（Schramm）等指出，"在大众传播媒介出现之前就已经有了传播媒介"，我们须把鼓声、烽火、宣讲人和集市等归为媒介，因为它们都拓展了人类进行交流的能力。[①] 超越"传统媒介""大众媒介""新媒介"之名和媒介技术主义，我们会发现健康传播的媒介生态远比我们想象的丰富多彩。除却上文所述，表演性媒介还包括座谈会、研讨会、新闻发布会、手语和行为艺术（如"冰桶挑战"）等；再现性媒介还包括漫画、对联、谜语、雕塑与室内装潢等；机械性媒介还包括电影（如《我不是药神》）、摄影、磁带、唱片、CD及短信等；数字性媒介还包括电子邮件、新闻组、电子游戏等，难以尽述。

健康传播的媒介生态时刻处于变动之中，从表演性媒介到再现性媒介，再到机械性媒介、数字性媒介，它们"出道"有先后，术业有专攻，或强在传输速度，或长于信息富含性。在技术的"加持"下，后者不断将前者的一部分内容和形态吸收，置入一个相对更"先进"的平台进行传播，但前者并未因此消逝，而是基于其无可替代的技术特性找到新的位置，服务于特定群体或特定时期，彼此互补而共存于新的媒介生态。例如，《药会图》已被改编为电视片《药都传奇》，漫画《医龙》《神之病历》《X光室的奇迹》也推出了各自的影视版本。又如，果壳网已将"谣言粉碎机"中的一些经典案例结集成册并出版发行，还在豆瓣网、人人网、微博、微信上开设了自己的主题站和公共主页，除了个人计算机（personal computer，PC）端的网站，还在移动端设置了果壳App，彼此关注、相互转发评论，形成了证伪信息的传播矩阵，使受众从都市科技青年扩展到更多人群。2018年，大量广播内容通过传统广播电台＋音频客户端＋微信公众号＋小程序＋官网等平台同步发布，多

① SCHRAMM W, WILLIAM E. Porter, men, women, messages and media: understanding human communication. New York: Harper & Row, 1982.

元立体化的融媒体传播已成常态。[①]

　　媒介技术的进步赋予了健康传播更多选择与可能性，但只有以人为本——关注传播中的人，重视人的主体地位、个性和需求并赋权于人，才能从根本上促进人的身心健康和全面发展，创造"共建共享、全民健康"的健康中国。因此，在设计健康传播方案时，我们应充分考虑到以下两个原则：

　　第一，关注各类人群，选择最适宜的媒介。机械性媒介与数字性媒介固然有其传播力优势，但技术门槛过高，难为老少边穷之地和边缘群体所及。数据显示，2020年我国农村网民规模达到2.85亿，农村地区互联网普及率也提升至52.3%，但仍有两亿多农村居民为非网民[②]，农民是健康传播的重点目标人群，但深深嵌入政治经济结构的"数字鸿沟"制约了他们通过数字性媒介及时获取科学的健康信息，而充满城市中心主义和消费主义倾向的广播、电视也并非利大于弊。相对而言，根植于当地文化环境的地方戏曲、墙报以及面对面义诊可能才是其适宜的媒介，它们虽然科技含量低、受众面窄，但农村居民能够参与其中，成为传播的施动者，加之卫生机构的引导与本土意见领袖的介入，其传播效果未必不如更"高大上"的媒介。[③] 例如，《健康快乐多》栏目曾组建了"区县联盟广播医疗专家团队"下乡服务"送健康"，面对面服务民众超过一万人次。同样地，面对儿童、青少年、老年人、残障人、流动女性、准父母等人群，也应根据不同的健康主题采用相应的适宜媒介开展有针对性的健康传播，更多讨论可参考第五章"健康素养"和第八章"健康传播策划"。

　　第二，基于人的需要，妥善使用各类媒介。无论哪种媒介都面临着伦理问题，技术不应凌驾于人的基本权利与福祉之上，服务于广大公众的媒介更应具备浓厚的人文关怀。必须看到的是，健康传播的媒介生态中充斥着虚假信息和营销内容，对受众造成了信息筛选困难，而新技术在带来机遇的同时也迎来诸多质疑和挑战。例如，人工智能在为老人提供健康服务的同时，也带来了"物化"、隐私泄露与社会孤立等方面的问题。过多的智能服务既会减少老人外出交流的频率，也会降低子女和其他亲朋的责任感，使原本亲密的护理关系转变为远程的虚拟照料关系，加剧老年人的空虚感与孤独感，而违背促进老人健康之初衷。[④] 又如，如何根据不同障别的情况对现有媒介进行

---

① 黄学平. 车载和智能端成为广播收听主流：2018年中国广播收听市场分析. 中国广播, 2019 (1)：17-22.

② 中国互联网络信息中心. 第46次中国互联网络发展状况统计报告. (2020-09-29)[2022-07-05]. http://www.cac.gov.cn/2020-09/29/c_1602939918747816.htm.

③ 卜卫. 超越"妇女与媒介"：《北京行动纲领》回顾、中国经验与"北京+20"评估. 妇女研究论丛, 2015 (5)：38-48.

④ BOISSY P, CORRIVEAU H, MICHAUD F, et al. A qualitative study of in-home robotic telepresence for home care of community-living elderly subjects. Journal of telemedicine and telecare, 2007, 13 (2)：79-84；向运华, 王晓慧. 人工智能时代老年健康管理研究. 新疆师范大学学报（哲学社会科学版）, 2019 (4)：98-107.

改造，保障残障人士的媒介近用权，以推动健康信息无障碍，也值得学界和业界持续深入的探讨与实践。

本章小结 Summary

在媒介大家族中，有如日方升但尚未广泛应用的人工智能，有渗透日常生活的社会化媒体，有曾领一时风骚的大众媒介，也有诗歌、漫画等被主流传播学普遍忽视的"冷门"。几乎所有的媒介都可以承载健康信息，但不同的技术特性影响着健康传播的效果。因此，本章参考费斯克的分类标准，将媒介划分为表演性媒介、再现性媒介、机械性媒介与数字性媒介四大类，分析了每种类型及其若干具体形态的特点、适用范围和健康传播状况，并总结了这一媒介生态的概貌与"以人为本"的健康传播原则，为相关研究及实践提供参考。

反思与讨论 Reflection & Discussion

1. 请从手语、行为艺术、漫画、雕塑、电影、电子游戏、物联网等本章未详述的媒介中选取一个，分析它的技术特性，并通过1~3个案例说明运用这些媒介形态开展健康传播的优势与劣势。

2. 根据无障碍原则，你认为哪些媒介适用于向视障者传播健康知识？请说明理由。

延伸阅读 Further reading

1. 果壳 guokr. com. 谣言粉碎机：危言出没，身体请注意. 北京：中信出版社，2015.

2. 果壳 guokr. com. 谣言粉碎机：餐桌上的明白人. 北京：中信出版社，2015.

第三章 医患沟通

章节目标 **Key aims**

- 辨析狭义与广义的医患沟通概念
- 了解各类媒介环境中的医患沟通
- 认识"中国式"医患沟通的现状、成因与影响
- 掌握改进医患沟通的基本路径与策略

章节导论 **Introduction**

　　人在一生中都免不了与医院和医生产生交集，医患双方为了治愈或缓解健康问题而展开沟通，建立短暂的合作乃至长久的关系。研究显示，医患沟通的质量影响着医生的职业认同感，诊断的准确性，患者的安全感、依从性与满意度，以及医患关系的好坏；而医患关系牵动着国计民生，关乎整个医疗行业的发展，乃至国家与社会的文明程度。[1] 可以说，良好的医患关系是和谐社会的重要元素，积极有效的医患沟通则是医护人员与患者之间相知、互信、共进的桥梁。在展开具体论述前，我们需要首先厘清医患关系与医患沟通这两个核心概念。

　　医患关系立足于医生与患者之间的权力关系，双方一旦展开沟通，即形成实质性的医患关系，并反作用于医患沟通，沟通的效果亦进一步建构医患关系，如此互为因果，循环演进。因此，本章将医患关系作为考察医患沟通的出发点和落脚点：一方面，超越媒介中心主义，将医患沟通置入医患关系的动态博弈之中，使之与社会环境中的结构性因素发生勾连；另一方面，把医患沟通作为建构良好医患关系的重要策略之一，充分体现健康传播的实践性。

　　医患关系和医患沟通均有广义和狭义之分。如图 3-1 所示，狭义的医患关系（doctor/physician-patient relationship）特指医生与患者二人在医疗过程

---

① 田向阳. 健康传播理论与实用方法. 北京：人民卫生出版社，2017.

中产生的相互关系。同理，狭义的医患沟通（doctor/physician-patient communi-cation/interaction）也特指医生与患者二人围绕诊疗进行的人际传播活动。

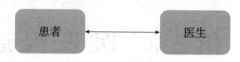

图 3-1　狭义的医患关系/沟通

随着医疗行业的发展和医学研究的深入，广义的医患关系早已超越一医一患，成为以医生为主的群体和以患者为主的群体在医疗过程中建立的更为错综复杂的社会关系。除医生之外，"医"还包括护理人员、技术人员、管理人员、后勤人员、医学教育者、医学研究者等群体及其所在的机构；"患"也不仅指患者本人，还涵盖其监护人、亲属、所在机构等。相应地，广义的医患沟通即指上述两个群体之间与诊疗相关的全方位互动，包括丰富多样的人际传播，以及组织传播、群体传播和大众传播等传播形态。

如图 3-2 所示，广义的医患关系置身于医疗体系和整个社会环境之中，将更多相互关联的社会主体及其交叉影响纳入考量，为理解并改善医患沟通、建构良好的医患关系提供了更宽广的视野和更多元的分析维度。因此，除特指之处，本章采用广义的医患沟通与医患关系概念。

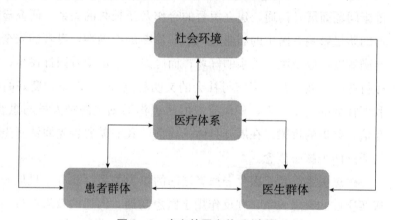

图 3-2　广义的医患关系/沟通

资料来源：张自力. 健康传播研究什么：论健康传播研究的 9 个方向. 新闻与传播研究，2005（3）：42-48.

第一节　医患关系概述

本节将简要梳理中国医患关系的发展脉络，并对国内外的医患关系和医患沟通相关研究进行介绍，以方便后续探讨医患沟通的现状、问题及策略。

一、中国医患关系发展脉络

受政治经济格局与发展水平、医疗文化、媒介技术等因素的影响，医患关系及其相应的沟通模式处于持续不断的演变之中。在人类文明早期，疾病被视为鬼神作祟。"所以先有巫之出现，而后巫医混合。巫医治病之法，即为祈祷驱魔。"[①] 在巫医的主导下，患者完全处于被动地位，甚至被视为"不洁之人"或"罪人"。随着人类文明的积累，巫医中剥离出医生，巫术中也逐渐进化出作为科学的医学，世界各地逐渐产生新的医患关系。

有学者认为，在中国封建时代，患者主导着医疗过程并担负最终责任。一方面，政府缺乏对行医资质的统一管理，中医师只能靠外貌、服饰等维持其仪式化的权威；另一方面，患者存在对医生既依赖又不信任的矛盾心理，既指望医生"医术高超，医德高尚"，又可任意将其解雇。因此，行医者倾向于以降低风险、维持名誉为目标的"防御性医疗"而回避"不合格"的病人，如扁鹊就曾提出"六不治"[②] 原则。

清末民初之际，医学传教士伯驾（Parker）、马根济（Mackenzie）、德贞（Dudgeon）等将西方医学引入中国社会，并通过医疗器械、人体解剖模型和近代医疗管理体制确立其专业地位。西方近代医疗模式打破了传统中医"登门问诊"时由患者主导的私密空间，使他们共处于一个大体平等的公共空间，由此建立了由医生主导的新型医患关系。值得一提的是，西医在跨文化传播的过程中遭遇了传统中医的阻力，后终因其总体良好的疗效而逐渐获得中国知识分子、官员和民众的接纳与推崇。故有学者认为，医生主导的新型医患关系是中国人在追求国家现代化的过程中实现的，其政治意义显然超越了医学技术范畴。[③] 不过，在西医大行其道的同时，其相对"霸道与冷漠"的行医风格也造成了部分患者的不适，而中医更具关切与温情的诊疗方式更易于获得好感。总而言之，患者们既不想成为"被魔鬼附身的躯体"，也不愿被视作"被病菌感染的器官"或"亟待修理的机器"，而是期待着在每一次医患沟通的过程中都能作为"完整的人"获得应有的正视与尊重。

---

① 李廷安．中外医学史概论．上海：商务印书馆，1947：29.
② "六不治"即"骄恣不论于理，一不治也；轻身重财，二不治也；衣食不能适，三不治也；阴阳并，藏气不定，四不治也；形羸不能服药，五不治也；信巫不信医，六不治也。有此一者，则重难治也。"见司马迁．史记．郑州：中州古籍出版社，1994：842.
③ 古津贤、李大钦．多学科视角下的医患关系研究．天津：天津人民出版社，2009.

二、医患关系与医患沟通研究

国外大规模医患关系研究始于 20 世纪 40 年代，国内则始于 20 世纪 80 年代，并逐渐成为一个跨学科、多学科的研究领域。[①] 除了临床医学、护理学、公共卫生、预防医学及其交叉学科，医患关系研究的心理学视角关注医患双方在沟通过程中的认知、态度与行为，社会学视角探讨医患关系中的各种角色，伦理学视角以医患关系中的知情同意等原则为研究对象，管理学视角着眼于医院管理制度对医患关系的影响，法学视角致力于解决医疗侵权问题，经济学视角研究市场经济中的医患关系，政治学视角旨在为医疗公共服务尤其是边缘群体的医疗保障提供政策建议，教育学视角主张提高公众的健康素养以改善医患关系，人类学、民族学的理论与方法也频频现身于该研究领域。

在古津贤、李大钦主编的《多学科视角下的医患关系研究》中[②]，虽未明确提出传播学视角，但列出了"医患沟通的主体是谁？""与一般的人际沟通有何区别？""其价值取向是什么？""存在哪些影响因素？"等一系列研究问题，并将医患沟通视为"一个亟待专业化的领域"。其实，医患沟通早已是健康传播的经典研究对象之一，具备健康传播研究领域的所有特征，包括：（1）旨在推动实践，为个体、组织和社区开发出人道的、高效的、负责任的实用性传播方案；（2）通常需要研究者投身田野，在医院、病房等自然情境中收集并分析研究资料；（3）时刻处于动态之中，要求理论与方法保持运转与更新。

1968 年，科尔施（Korsch）等在患者满意度方面的开创性研究为医患沟通与治疗结果之间的相关性研究提出了新议题[③]，此后涌现出大量为医患沟通提供经验性证据的研究。以美国"医学中的沟通"报告及"效果工程"[④]为例，可以发现，主流的医患沟通研究多聚焦于人际传播层面，采用后实证主义取向及量化方法，通过观察、调查、测量、分析各变量之间的关系，

---

① 李春英，张巍巍. 基于文献的医患关系研究综述//丛亚丽，张大庆. 2013—2014 中国医患关系蓝皮书. 北京：北京大学医学出版社，2015：1-24.

② 古津贤，李大钦. 多学科视角下的医患关系研究. 天津：天津人民出版社，2009.

③ KORCSH B M, GOZZI E K, FRANCIS V. Gaps in doctor-patient communication：doctor-patient interaction and patient satisfaction. Pediatrics，1968（42）：855-871.

④ 1999 年，美国医学院协会（AAMC）的"医学院目标工程"（Medical School Objectives Project）专门提出"医学中的沟通"报告，基于对北美大多数医学院开展的广泛调查，提出改革医患沟通教学的指导性意见。2001 年，美国住院医师教育评鉴委员会（ACGME）提出"效果工程"（Outcome Project），要求其所属会员医学院与教学医院对其住院医师的人际与沟通技能、病人关怀等 6 项核心能力进行系统教育和评估。见古津贤，李大钦. 多学科视角下的医患关系研究. 天津：天津人民出版社，2009：56-58.

制定医患沟通改进方案，提升工作人员的传播能力，评估沟通效果并预测其发展趋势。该范式鲜少论及医患沟通的结构性障碍，或批判生物医学模式本身。

20 世纪 80 年代末 90 年代初，后实证主义的"正统"地位受到质疑和冲击，在社会建构论的影响下，学者们将诠释、批判和文化研究等"另类"取向及质化方法引入医患沟通研究[1]，如沙夫（Sharf）即从修辞学视角来理解医患沟通[2]。此类研究更注重医生与患者的主体经验、双方的权利关系、意义生产的过程、本土文化情境，以及妇女、儿童、老年人、残障人、流动工人、少数族裔等边缘群体所面临的沟通困境和结构性障碍，并不断吸纳社会性别、残障权利、阶级分析、后殖民等研究领域的理论与方法。需要强调的是，医患沟通研究的"主流"取向与量化方法、"另类"取向与质化方法并非一一对应和截然两分的关系。面对具体的研究问题，研究者往往需要吸取不同学科、取向和范式的"营养"，灵活搭配与混合各种研究方法。

第二节　媒介环境中的医患沟通

医患沟通处于医患关系与健康传播的交叉地带，若将被中介的传播视为一个连续统（continuum），各种媒介在其中的位置取决于人们在传播过程中的参与和控制程度，则一端是人际传播，另一端是大众传播，而网络传播正在迅速填充这两端。[3] 下面将分别简述这三种传播形态中的医患沟通。

一、医患关系与医患沟通模式

1956 年，在帕森斯（Parsons）等学者的研究基础上，萨斯（Szasz）与荷伦德（Hollender）根据医患双方的权力地位、使用范围和类似关系将医患关系分为三种基本模式，即"萨斯-荷伦德"医患关系模式（Szasz-Hollender model，见表 3 - 1）。每一种医患关系模式都有相对应的医患沟通模式。[4]

---

① ZOLLER H M, DUTTA M J. Emerging perspectives in health communication: meaning, culture, and power. New York: Routledge, 2008.

② SHARF B F. Physician-patient communication as interpersonal rhetoric: a narrative approach. Health communication, 1990, 2 (4): 217 - 231.

③ 巴兰，戴维斯. 大众传播理论：基础、争鸣与未来. 曹书乐，译. 北京：清华大学出版社，2014.

④ 此处侧重于人际传播层面，即狭义的医患关系与医患沟通。

表 3 - 1　　　　　　　"萨斯-荷伦德"医患关系/沟通模式

类型	医生地位	患者地位	使用范围	类似关系
主动—被动	主导决策	被动接受	无意识的患者处于重急症中	父母与婴儿
指导—合作	指导引领	积极配合	有意识的患者处于急性病中	父母与青少年子女
参与—协商	提供帮助	主动参与	略懂医学的患者处于慢性病或心理治疗中	成人之间

　　如表 3 - 1 所示，"主动—被动"模式又被称为"家长式"模式，主要适用于危重昏迷病人、休克患者、婴幼儿等人群。在该模式中，医生拥有身为"专家"的绝对权威，他们掌握话语权和决策权，对患者单向传播信息，患者则对医生绝对信任甚至盲目服从。该模式的优点在于能高效地执行医生的专业治疗方案，缺点在于患者的经历和体验被忽视，主体性完全丧失。[①]

　　"指导—合作"模式的特点是医生占据主导地位，就患者的咨询和质疑给予相应解释，患者拥有一定的发言权和自主性，有条件地参与医疗过程，但仍主要遵循医生意见，主动配合医生指导。该模式常出现在急性病症中，患者虽意识清醒，但因病情较重，在绝大多数情况下须仰赖医生的指令。

　　在"参与—协商"模式中，医生与患者拥有大致相同的主体性，双方共同参与治疗方案的制定、决策与实施，保持积极的互动和沟通，多见于慢性疾病的治疗、心理治疗和疾病预防的过程中，如需要终身服药的糖尿病患者根据其病情发展与医生共同商定和修改新一轮的用药方案。罗伯特·维奇（Robert Veatch）的"契约模式"（the contractual model）[②]、尚俊芳等提出的"共享模式"[③]、王林等提出的"和谐医患关系模式"[④] 皆类似于此。"参与—协商"是一种较为理想的医患沟通模式，有助于消除医患隔阂，减少冲突，但需要以良好的医患关系为基础，对双方的沟通能力也有较高要求。此外，还有学者提出"解释式""审议式"和"患者指导型"等以患者为主、医生为辅的模式，而更新的模式也将不断涌现。

　　总体而言，在医患关系的连续统中，一端是医生绝对主导，另一端是患者绝对主导，各种模式坐落其间。在"生物医学模式"（biomedical model）中，医患关系经医疗设备中介后发生物化，因医疗系统的分科与分工进一步分解化和复杂化，分离了致病因素与患者整体，分隔了人的生物属性和社会属性，医患沟通多采用"主动—被动"模式，止步于病史询问、病况采集和

---

① 韩雪莹，张涵. 人际传播视野下的医患关系研究. 新闻世界，2015（7）：190-192.
② VEATCH R M. Models for ethical medicine in a revolutionary age. The hastings center report，1972，2 (3)：5-7.
③ 尚俊芳，杨慧，王洪奇. 医患沟通模式的比较研究. 医学与哲学（B），2012（9）：71-73.
④ 王林，沈坤荣，唐晓东. 医患关系内涵及模式：基于社会交换理论的研究. 医学与哲学，2014（3）：49-51.

医嘱传达，双方关系相对疏离、淡漠。而"生物—心理—社会医学模式"（bio-psycho-social medical model）下的医患沟通则更趋向于"参与—协商"模式，更注重医生与患者间的全面互动与合作，并扩展至两个群体之间的交流，使患者在就医过程中感到舒适而满意。

二、大众媒介中的医患沟通

我们浸润在报纸、广播、电视、电影等大众媒介所建构的"拟态环境"（pseudo-environment）中，由此形成关于医患关系和医患沟通的认知及行为。大众媒介是透视医患沟通的一扇窗，既反映了略显灰暗的"实然"，也折射出美好的"应然"。

（一）失败的医患沟通：新闻报道中的医患纠纷

古籍中有华佗为关羽"刮骨疗毒"的美谈，也有蔡桓公讳疾忌医、曹操杀医之说；今日虽不乏医患相谐的新闻，但"医疗纠纷""医闹"乃至"杀医"事件更频见报端①。姚泽麟等通过对"医闹"新闻的统计发现，在 2002 至 2014 年间，中国各类医疗暴力事件报道数量呈总体上升趋势，从 2012 年开始急速增加；报道的地区分布与三级甲等医院的地区分布大体吻合；九成实施者为本地居民；激情作案约占三分之二，预谋作案约占三分之一。其中，扰乱秩序型占 24.62%，伤害型占 69.60%，杀害型占 5.78%，第一种类型多经策划、筹备和动员，"职业医闹"介入较多（11.43%），后两种类型多因患者或家属一时冲动所致。②

同时，王宇等通过对有关"温岭杀医案"新闻报道的分析发现：媒体认可并诠释了医患关系的负面性，在一定程度上对医患冲突进行了放大性报道，塑造并强化了患者"不讲道理"的形象和医生的职业风险；报道关注了医患冲突现存问题及关系改善，但仅归因于信息不对称、信任和沟通不足等浅层因素，缺乏关于医患双方权益保障的具体讨论。③ 阳欣哲关于媒体传播对医患关系影响的研究指出：近半数的医患关系报道站在患者立场，中立者不到三分之一；超过半数的报道中没有医患双方出场，医务人员出场尤少；超过三分之二的报道缺少专业人士的意见；除了对少数"模范医生"的典型报道，

① 杨杜.医患关系新闻报道框架研究：以《南方都市报》为例.上海：上海外国语大学，2018.

② 姚泽麟，赵皓玥，卢思佳.医疗领域的暴力维权及其治理：基于 2002—2015 媒体报道的内容分析.社会建设，2017（1）：49-63.

③ 王宇，孙鹿童.责任与过失：医患关系中的媒体角色：以新浪、腾讯、凤凰三家网站的报道为例.现代传播，2017（2）：34-38.

较少呈现医患之间的良性沟通；虽然"医闹"尤其是恶性突发事件会成为被追逐一时的新闻热点，但媒体从整体上缺乏对医患问题及其背后制度的常态化关注。[①] 总体而言，医患报道存在的问题包括：（1）主题单调，报道不够丰富全面；（2）就事论事，未挖掘深层次原因；（3）有失平衡，报道滞后或失语；（4）采访不充分，专业性欠缺。

尽管受众对医患报道的信任度和满意度不高，但它仍是塑造人们关于医患问题的认知和态度的最重要因素，其影响力大于亲身经历和人际传播。有研究者认为，如果媒体长期呈现剧烈的医患矛盾，而不试图厘清相关利益群体的诉求与角力关系，将有可能强化医患对立的刻板印象，增加实现医患良性沟通的难度，给本已十分紧张的医患关系增添新的风险。[②]

（二）理想的医患沟通：影视剧中的医患互动

除了基于自然情境的新闻，医患沟通还常现身于糅合生活素材与主观想象的影视作品中。在《金枝欲孽》《甄嬛传》等热播剧中，"太医"们身为仆从，在巍巍皇权和后妃宫斗中唯唯诺诺，但还是动辄得咎；在《大长今》《太阳的后裔》等涉医题材电视剧中，医患互动只是励志戏与感情戏的模糊背景；而《急诊室的故事》《豪斯医生》《实习医生格蕾》等"医疗剧"则对医患沟通有相对集中而深刻的表现。

2005 年，号称"中国首部揭露医疗黑幕纪实"的《红十字背后》播出，剧情直击尖锐的医患矛盾和各种医疗黑幕，将医生与患者置于对立面。李茜的调查显示，76％的观众对医疗剧的观看需求是"想了解剧中对医患关系如何展现和解决"，而绝大多数中国医疗剧中的医患沟通都显得极为"有爱"。[③] 2012 年，号称"国内首部聚焦医患关系的医疗大剧"《心术》热播，从医生角度反映了"红包""回扣"和医疗纠纷、医闹等问题，展现了医患双方的心路历程，基调温暖、积极并充满希望，引发热议并被质疑"有隔靴搔痒之嫌"："既没有去触碰人性的丑恶面，也不去分析医疗体制的不合理。"[④]

《产科医生》《爱的妇产科》等医疗剧也多存在传递"正能量"的"默契"。有学者认为，医疗剧建构了一个可供探讨医患关系的公共话语空间，给医患双方增添了相互沟通与理解的可能，但部分医疗剧刻意且过分突出医生

① 阳欣哲.媒体传播对医患关系影响研究.上海：上海交通大学，2012.

② 王宇，孙鹿童.责任与过失：医患关系中的媒体角色：以新浪、腾讯、凤凰三家网站的报道为例.现代传播，2017（2）：34-38.

③ 李茜.健康传播视阈下我国医疗剧内容研究.北京：北京工商大学，2017.

④ 豆瓣网友"图风间"评论。见李茜.健康传播视阈下我国医疗剧内容研究.北京：北京工商大学，2017：41.

"高大全"的形象，有成为医院的"宣传片"之嫌，既无法有效地呈现国内的医疗环境，也难以引起共鸣，当然也就很难改变公众的负面印象。①

相较而言，从医生视角出发的主流医疗剧——电影《滚蛋吧，肿瘤君》兼顾了医患双方的视角，在初步诊断、知情同意、查房三个医患频繁互动的重要场景中分别展现了他们之间的三种状态——"移情和信任的游移""权威感和自主权的落差"以及"科学世界和生活世界的碰撞"，塑造了友好、理性的患者形象和医生时而无助的真实状态，虽表现出了"美化"后的"和谐"医患关系，但也强调医生要增进沟通技巧，留出与患者沟通的充足时间。②电影《天生一对》则突出了患者视角，通过曲折起伏的情节讲述了乳腺癌患者所经历的"哀伤五阶段"（five stages of grief）和亲朋好友提供的社会支持。③

三、网络环境下的医患沟通革命

以论坛、微博、微信等为代表的网络媒介具有即时性、海量性、便捷性和交互性等技术特性，已成为医患沟通革命的强大动力。原本互不相识的患者通过各种网络媒体，尤其是论坛、贴吧、QQ群、微信、微博等社会化媒体相互连接，并组成患者网络自组织：网络健康支持群体（electronic support groups，ESGs）。其中，有一类网络健康支持群体以主流医学话语为背景拓展其话语空间与行动空间，集体对抗社会污名与歧视，例如，乙肝病毒携带者的"肝胆相照"论坛、女性艾滋病感染者的"蒲公英"QQ群。④ 另一类网络健康支持群体则基于群体成员的主体经验、外行文化和"类医学"话语，对抗主流医学的诊断。以"阴性艾滋病"支持群体⑤为例，面对医生的忽视、质疑和否定，他们分享作为患者的病痛经验和治疗策略，相互同情、支持并结成"患者联盟"，自行建构并定义"阴性艾滋病"及相关疗法，同时

---

① 孟洁，谢霈．国产医疗剧的传播价值初探：从《心术》热播谈起．东南传播，2012（8）：115 - 117；李茜．健康传播视阈下我国医疗剧内容研究．北京：北京工商大学，2017.

② 王蔚．论华莱坞电影中医患关系的呈现与应对之策：以《滚蛋吧，肿瘤君》为例．东南传播，2018（3）：23 - 26.

③ 曹昂．乳腺癌议题的健康传播叙事结构分析：以电影《天生一对》为例．东南传播，2014（3）：9 - 12.

④ 陈红梅．网络传播与社会困难群体："肝胆相照"个案研究．新闻大学，2005（2）：61 - 65；刘媚琪．蒲公英之自媒体赋权：QQ群在女性感染者抗击艾滋病中的作用．北京：中国社会科学院研究生院，2011；丁未．新媒体赋权：理论建构与个案分析：以中国稀有血型群体网络自组织为例．开放时代，2011（1）：124 - 145.

⑤ "阴性艾滋病"简称"阴滋"，该群体自称为"阴性感染者"或"隐形感染者"，随着2011年超级病毒的舆论流行而自我命名为"未知病毒感染者"。医学专家与卫生部（今国家卫生健康委员会）经检查后认为其多属"恐艾"精神障碍和其他感染，然未获该群体普遍认可。

向中国疾病预防控制中心、媒体等机构求助，积极寻求医界和社会的承认，推动"阴滋"的"医疗化"（medicalization）。

部分研究者对此持肯定态度，认为网络健康支持群体借助网络媒介技术解构了传统的"主动—被动"型医患关系，患者由技术赋权成为"具有反身性的消费者"（reflexive consumers）、"公民科学家"（citizen scientists）或"患者专家"（patient experts），具备了与医生和主流医学话语进行博弈的一定能力，形成了病痛亚文化（illness subcultures）群体，推动了以病痛主体经验为基础的社会权益运动（见表 3-2）。① 在此过程中，病痛由私人化的经历转变为一种公共体验，对病痛的讨论从医患间的私事转变为患者们在网络空间的公共议题与健康素养。

表 3-2　　　　　　　　　　网络时代前后的医患沟通对比

区别	现代医学的医患沟通	网络环境下的医患沟通
文化背景	现代医学文化	各种病痛亚文化
对象	疾病（disease）	病痛（illness）
患病体验	私人化	公共性、共享性
主体	医生职业权威	外行尤其是患者成为专家
互动形态	病人接受治疗	医生对病人的观点妥协

资料来源：苏春艳. 当"患者"成为"行动者"：新媒体时代的医患互动研究. 国际新闻界，2015（11）：48-63.

巴克（Barker）指出，在 20 世纪，专业医生通过摧毁外行文化来推动医学管理；反之，在 21 世纪，外行文化以消费者需求为动力，正逐渐成为影响医学管理的重要力量，消费者将有可能跨越医生这一中介直接与医药公司进行合作。②

在"互联网＋医疗健康"时代，在患者积极使用网络媒介的同时，各级医院也正通过网站、博客、微博、微信、App 等塑造正面形象、提供医疗服务。同时，在"丁香医生""春雨医生""第十一诊室"等医疗自媒体上，医生们也主动发声、积极科普并与患者展开便捷、弹性和多样化的沟通。

然而，网络媒介在给医患关系转型和医患沟通变革带来机遇的同时，也带来了诸多挑战。研究者对上海、北京、合肥等地居民的调查显示，网络媒介并未显著提升网友对医患沟通质量的自我评价，甚至在一定程度上降低了

---

① 亚当，赫尔兹里奇. 疾病与医学社会学. 王吉会，译. 天津：天津人民出版社，2005；BARKER K K. Electronic support groups, patient-consumers, and medicalization：the case of contested illness. Journal of health & social behavior，2008，49（1）：20-36；苏春艳. 当"患者"成为"行动者"：新媒体时代的医患互动研究. 国际新闻界，2015（11）：48-63.

② BARKER K K. Electronic support groups, patient-consumers, and medicalization：the case of contested ilness. Journal of health & social behavior，2008，49（1）：20-36.

对医生的信任程度。① 网络媒介在为患者释放话语空间的同时，也给"伪名医""伪专家"的营销大开方便之门，严重影响了患者的就医体验。此外，在微博、微信等社会化媒体占主导的舆论环境中，医患沟通易引发更多公共讨论，但医患矛盾的沸点也更低，理性之声相对缺乏。例如，在2014年"手术室自拍"事件引爆网络时，网民的碎片化情绪占据绝对上风。② 因此，网络媒介技术并非绝对地促进或阻碍医患沟通，其具体效果受使用者、使用目的、使用情境等诸多因素的影响。如何进一步激发网络媒介助力医患沟通的潜能并趋利避害，值得学界和业界共同探索。

综上所述，在人际传播层面，医生与患者之间的权力博弈衍生出了多种医患关系及相应的医患沟通模式，它们既共存于世，又随社会发展而逐渐演变；在大众传播层面，媒介对医患议题的再现塑造了人们看待医患关系的"拟态环境"，新闻报道存在设置"医患纠纷"议程的倾向，而影视剧又洋溢着脉脉温情；在网络传播层面，网络媒介技术为患者赋权鸣锣开道，却也做了欺骗性营销的铺路石。医患沟通是一个复杂多变、充满活力的领域，能从不同维度挖掘出许多研究视角、主题和空间，例如，关于产妇分娩的知情同意、残障者复健过程中的共同决策、医疗类微信公众号中的医患沟通等，都值得深入探索。基于上述讨论，下一节将进一步聚焦当下中国本土情境中的医患关系与医患沟通。

第三节 "中国式"医患沟通的现状及改善策略

患者须仰赖医生治病，医生以救治患者为业，如中国科学院院士、前卫生部部长陈竺所言："医患关系的实质是利益共同体。"③ 而我国的医患关系不容乐观，医患沟通不畅是其中重要原因。

一、中国医患沟通现状

当前中国医患沟通仍存在一定问题，部分医生的沟通意识与能力较差，未能满足患者的较高期望，而边缘群体在此过程中尤为脆弱。

---

① 王学成，刘长喜. 互联网在健康传播，病患医疗决策中的作用与影响研究：基于对上海中心城区居民的调查分析. 新闻大学，2012（1）：109-115；郑满宁. 缺位与重构：新媒体在健康传播中的作用机制研究：以北京、合肥两地的居民健康素养调查为例. 新闻记者，2014（9）：78-84.

② 蒋玉蒲，庞晓华. 新媒体环境下医患关系报道中的媒体失范与校正：以"手术室自拍"事件报道为例. 中国记者，2015（2）：87-88.

③ 陈竺. 医患双方是利益共同体.（2009-12-10）［2022-01-16］. http://www.chinanews.com/gn/news/2009/12-10/2009647.shtml.

（一）医患沟通缺位或效果不良

大部分医生在诊疗过程中只有告知行为，不到一半的医生知晓在紧急情况下抢救病危患者的正确告知顺序，84％的医生表示曾与患者因沟通问题发生摩擦，超过一半的患者认为"医院和患者沟通不够"。可以说，医患沟通不畅是医疗过程中的常见问题，医患之间存在严重的信息不对称，为医患矛盾的爆发埋下了导火索。①

（二）边缘群体在医患沟通中的脆弱性尤甚

妇女、儿童、老年人、残障者、性少数者、流动工人等边缘群体在医患沟通过程中可能面临更多、更隐蔽、更复杂的困境。张灵敏发现，工伤、职业病患者时常遭遇"医疗过程中的零传播"，他们一旦进入医院，便不再是自己身体的主人，无法平等地从医生那里获得关于身体和医疗的信息，在医疗决策过程中被"隐形"，处于无止境的"无声"治疗中。② 曹昂也指出，医生对患者的忽视和冷漠强烈地表现在妇科医疗情境下，部分医生以刻板印象对待流动女工，甚至在医疗过程中对其进行道德指责。③

二、医患沟通问题成因

医学问题专业门槛高，医疗情形复杂多变，医患沟通本即难事，在不够成熟的医疗环境中更易衍生出问题。下文将分别从医疗体制、医院管理、医患行为，即宏观、中观、微观三个层面，辅以媒体这一外部因素探索中国医患沟通问题的成因。

（一）医疗体制不完善，就医环境较差

我国医疗卫生事业总体呈稳步发展的态势，医院数量逐年增多，医务人员数量在剧增后趋于稳定，诊疗人数和出院人数稳步增加，但医疗体制存在的问题尚未得到实质性改善。④ 阳欣哲的研究发现，近四成的调查对象认为

---

① 古津贤，李大钦.多学科视角下的医患关系研究.天津：天津人民出版社，2009；戴元光，韩瑞霞.我国当前医患关系的现状、问题及原因：基于健康传播视角的实证分析.新闻记者，2012（4）：15-20；李航，王毓倩.医患沟通现状调查与完善研究.医学与法学，2019（1）：34-38.

② 张灵敏.工伤疾痛经验的建构与传播：基于贵州、重庆两地返乡工伤者的田野调查.北京：中国社会科学院研究生院，2016.

③ 曹昂.流动女工健康话语的建构与传播研究.北京：中国社会科学院研究生院，2017.

④ 见国家统计局.中国统计年鉴（2018）"卫生和社会服务".（2018-09-22）[2020-01-10]. http://www.stats.gov.cn/tjsj/ndsj/2018/indexch.htm.

"医疗体制不完善"是造成我国当前医患问题的首要原因。[①] 这一方面表现为政府对卫生事业的投入过低，导致人均医疗费用过高，即"看病贵"；另一方面表现为医务人员数量在世界范围内仍处于较低水平，与医院和医疗机构数量的增长并不匹配，导致患者就医等待时间过长、医患交流不充分等问题，即"看病难"。二者均容易导致患者产生比较糟糕的就医体验，阻碍医患沟通，继而引发摩擦甚至剧烈冲突。

姚泽麟等发现，相当一部分医患纠纷中的施暴者曾求助于正式渠道，未果，方采取暴力手段作为"弱者的武器"[②]。换言之，应对及解决机制的缺位进一步导致了沟通不畅，加剧了医患矛盾，具体表现为医疗争议事实查明机制及责任认定机制欠科学，和解、行政调解、诉讼和以人民调解为主的第三方调处机制存在不足。[③]

（二）医院追逐利润，资源分配不均衡

罗涛等认为，"科室创收""二级核算"等公立医院绩效和财务管理制度使部分医务人员产生过度医疗倾向，大检查、大处方、无明显适应症的手术和治疗等现象多有发生，不仅不重视患者的就医体验，还加剧了其所面临的医疗风险。[④] 如图3-3所示，第十二届中国新闻奖获奖漫画《虽然是感冒，但他能报销》即对过度医疗进行了辛辣讽刺，在描绘患者因过度医疗遭受"折磨"并带来医疗资源浪费的同时，也暗示出一触即发的医患矛盾。值得注意的是，米兹拉希（Mizrahi）的研究发现，"患者利益至上"并非指导医生行为的普遍价值观，面对床位、人员短缺等困境，部分医生会进行"医患负面关系的一种预先社会化"[⑤]。他们将患者分成两类：一类是整洁、礼貌、配合的理想患者，通常来自社会中上阶层；另一类形貌、举止与第一类相反，是被鄙视的患者，通常来自社会底层或少数族裔。这些医生常常怀疑后者"滥用"医疗资源，易形成一种希望"摆脱病人"的歧视性态度，从而引发患者不满。

---

① 阳欣哲. 媒体传播对医患关系影响研究. 上海：上海交通大学，2012.

② 姚泽麟，赵皓玥，卢思佳. 医疗领域的暴力维权及其治理：基于2002-2015媒体报道的内容分析. 社会建设，2017（1）：49-63.

③ 戴元光，韩瑞霞. 我国当前医患关系的现状、问题及原因：基于健康传播视角的实证分析. 新闻记者，2012（4）：15-20；刘兰秋，陈特，赵然. 我国医疗纠纷的现状、成因及防控对策研究//文学国，房志武. 中国医药卫生体制改革报告（2014—2015）. 北京：社会科学文献出版社，2014：209-243.

④ 罗涛，刘兰秋. 医疗纠纷现状及发生原因分析. 中国医院，2018（12）：4-6.

⑤ MIZRAHI T. Getting rid of patients：contradictions in the socialization of physicians. New Brunswick, NJ：Rutgers University Press, 1986.

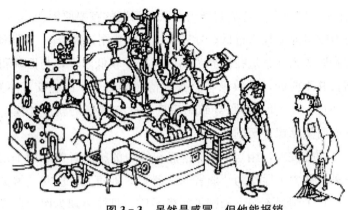

图 3 - 3　虽然是感冒，但他能报销

资料来源：210 件新闻作品获第 12 届中国新闻奖（附获奖篇目）. http://www. chinanews. com/2002-07-25/26/205663. html.

（三）沟通意识不足，权责认识不清

医患双方的角色、知识、处境与权力殊异，二者之间本就存在着不同程度的"鸿沟"，相比于欧美发达国家，我国医患之间的差别尤其大。调查显示，一方面，部分医生有"重技术""轻沟通"的倾向，认为只要医疗技术合规就不会承担责任，对"医患沟通"的概念模糊不清，也不注重其质量，对患者权利和《医疗纠纷预防与处理条例》等重要文件也不甚了解；另一方面，我国患者的健康素养普遍偏低，而对医生的期望较高，部分患者存在隐瞒病情的行为，易将医患沟通问题归咎于医生缺乏耐心等因素，认为医生应着手改进沟通质量。[①] 可见，我国部分医生与患者都缺乏沟通意识和能力，对双方的权责不甚明了，尤其忽视自身的责任与对方的权利。

（四）媒体报道不当，激化医患矛盾

如前所述，新闻媒体对医患冲突进行了放大性报道，并存在专业性不足等问题，而较为恶劣的医媒关系和舆论环境又进一步加深了医患之间的对立，增加了医患沟通的困难。[②] 阳欣哲的调查显示，媒体使用时间越长、对媒体信任度越高的受众，认为我国医患纠纷发生的频率越高。[③] 在发生医患纠纷时，许多患者的第一反应是与院方沟通，若陷入僵局即找媒体介入。此类纠

---

① 戴元光，韩瑞霞. 我国当前医患关系的现状、问题及原因：基于健康传播视角的实证分析. 新闻记者，2012（4）：15 - 20；李航，王毓情. 医患沟通现状调查与完善研究. 医学与法学，2019（1）：34 - 38；罗涛，刘兰秋. 医疗纠纷现状及发生原因分析. 中国医院，2018（12）：4 - 6；古津贤，李大钦. 多学科视角下的医患关系研究. 天津：天津人民出版社，2009.

② 王宇，孙鹿童. 责任与过失：医患关系中的媒体角色：以新浪、腾讯、凤凰三家网站的报道为例. 现代传播，2017（2）：34 - 38.

③ 阳欣哲. 媒体传播对医患关系影响研究. 上海：上海交通大学，2012.

纷往往涉及复杂的事件背景和医疗知识，需多方采访、小心求证，但在时效性、显著性、贴近性、趣味性等新闻价值的要求和抢占独家的压力下，记者常常需要尽快以简明扼要的方式完成报道，而草草出炉的新闻很可能偏离事实并激化各方情绪，缺乏"把关"和审查的自媒体尤其如此。

三、医患沟通问题的影响

医患矛盾并非"中国特色"，而是全世界共同面临的问题。医患沟通问题不仅会破坏医患关系与医疗秩序，还易使二者陷入信任感丧失的恶性循环。

（一）患者权利受损，就医体验较差

《中华人民共和国医务人员医德规范及实施办法》第三条规定："尊重病人的人格与权利，对待病人，不分民族、性别、职业、地位、财产状况，都应一视同仁。"[1] 在医疗过程中，只有患者的人格尊严和就诊意见得到充分尊重，才有可能建立良好的医患关系；反之，缺乏尊重的医患沟通容易使患者产生权利被剥夺感和糟糕的就医体验。例如，工伤与职业病患者、流动女工在面对医生的"零沟通"和歧视性话语时，会感到"健康尊严"被践踏，因痛苦而心生不满。[2] 戴元光等的调查显示，近一半的患者在遭遇沟通困难时会选择"自认倒霉"，而这种不断郁积的不良情绪将会酝酿或刺激新的医患矛盾，甚至影响到其他患者的就医权利。[3]

（二）医生职业荣誉感下降，加剧防御性医疗倾向

第五次国家卫生服务调查结果显示，在医患矛盾多发的情况下，医务人员自感越来越不被患者尊重，社会地位与职业荣誉感下降，医患关系更加疏远。[4] 这将导致并加剧医务人员的防御性医疗（defensive medicine）倾向，即医生为了自我保护，以保险系数而非患者利益为首要考量，对患者的治疗、检查不完全出于诊疗需要，具体表现为：回避高风险患者或手术，增加可有可无的检查，不愿引进新技术新项目等。防御性医疗违背了"有利无伤"原

---

[1] 中华人民共和国医务人员医德规范及实施办法．（2013-10-28）［2020-01-11］. http：//health. peo-ple. com. cn/n/2013/1028/c370599 - 23347582. html.

[2] 张灵敏．工伤疾痛经验的建构与传播：基于贵州、重庆两地返乡工伤者的田野调查．北京：中国社会科学院研究生院，2016；曹昂．流动女工健康话语的建构与传播研究．北京：中国社会科学院研究生院，2017.

[3] 戴元光，韩瑞霞．我国当前医患关系的现状、问题及原因：基于健康传播视角的实证分析．新闻记者，2012（4）：15 - 20.

[4] 王帅，张耀光，徐玲．第五次国家卫生服务调查结果之三：医务人员执业环境现状．中国卫生信息管理杂志，2014（4）：321 - 325.

则，侵犯了患者的自主权和知情同意权，严重损害其身心健康；造成医疗费用上涨，增加了患者的经济、心理负担和国家财政压力；将进一步增加患者对医生的不信任感，触发更多医疗纠纷。

（三）医患矛盾频发，医疗秩序受创

医疗纠纷、暴力伤医和医闹是医患沟通缺位或失效后的恶性结果。从2002 年到 2012 年，中国医疗纠纷案件在 10 年间增长了 10 倍[①]，医务人员遭受躯体攻击并造成明显损伤的医院比例从 2008 年的 47.7％上升至 2012 年的63.7％[②]。2018 年 9 月，国家卫生健康委员会称，2013 年以来，全国医疗纠纷总量累计下降 20.1％，涉医案件累计下降 41.1％，连续 5 年呈"双下降"之势。[③] 值得注意的是，尽管医疗暴力及侵权事件的统计数据已有所减少，但其背后是仍旧庞大的医患矛盾总量。近年来的调查显示，医患矛盾仍广泛存在，66％的医师经历过不同程度的医患冲突，其中 51％为语言暴力。医患矛盾的特点包括：医院级别越高，发生医患矛盾的数量越多；医患矛盾高发科室相对固定，妇产科最多，其后为骨科、普外科、急诊科和儿科；患方暴力索赔现象增多，群体性事件时有发生；医患矛盾解决不善所导致的暴力伤医事件偶有发生等，这种问题严重威胁到医生的人身安全，扰乱医院的诊疗秩序。[④]

四、医患沟通的改进策略

《国务院办公厅关于印发深化医药卫生体制改革 2014 年重点工作任务的通知》提出："努力构建平等、健康、和谐的医患关系。"[⑤] 大量研究显示，良好的医患沟通有利于改善患者的健康状态和治疗效果，还可以帮助医生排解疲劳、减少错误，降低投诉和诉讼，而医患双方的沟通能力皆可通过学习

① 范丽芳. 中国探索第三方调解医患纠纷效果显现. 中国新闻网. （2016-03-03）［2020-01-20］. http：//www. chinanews. com/sh/2016/03－03/7782846. shtml.

② 王玲玲，王晨，曹艳林，等. 医疗场所暴力伤医趋势、不良影响分析与思考. 中国医院，2014（3）：4－6.

③ 耿兴敏. 全国医疗纠纷总量五年累计下降 20.1%. 中国妇女报，2018-09-10（2）.

④ 中国医师协会. 中国医师执业状况白皮书（2017）. （2018－07－06）［2020-01-12］. http：//www. cmda. net/u/cms/www/201807/06181247ffex. pdf；刘兰秋，陈特，赵然. 我国医疗纠纷的现状、成因及防控对策研究//文学国，房志武. 中国医药卫生体制改革报告（2014—2015）. 北京：社会科学文献出版社，2014：209－243；姚泽麟，赵皓玥，卢思佳. 医疗领域的暴力维权及其治理：基于 2002—2015 媒体报道的内容分析. 社会建设，2017（1）：49－63.

⑤ 国务院办公厅关于印发深化医药卫生体制改革 2014 年重点工作任务的通知. （2014-05-28）［2020-01-12］. http：//www. gov. cn/zhengce/content/2014－05/28/content_8832. htm.

和训练而提高。[①] 可以说，医患矛盾并非均由医患沟通而起，但医患沟通却是解决问题的必要手段。下文将从健康传播的视角介绍改善医患沟通的若干策略。

(一) 推动"以患者为中心"的"共同决策"沟通模式

如前所述，医患之间悬殊的"知识—权力"地位差异是影响医患关系的根本性因素。因此，转变传统医疗观念，推动"以患者为中心"的"共同决策"沟通模式，是改进就医体验、改善医患关系的长远之计。[②]

1969 年，巴林特 (Balint) 提出"以患者为中心的医疗模式"(patient-centered medicine)，即患者"应该被视为独一无二的人"。2003 年，美国医学会 (American Medical Association，AMA) 的伦理促进项目 (ethical force program) 在此基础上研发出"以患者为中心的沟通模式"(patient-centered communication)，其内涵为：(1) 采用"生物—心理—社会医学模式"而非"生物医学模式"；(2) 将患者视为拥有权利的个体而非疾病的载体；(3) 将医生视为人而不仅是技术人员；(4) 医患之间分享权利，分担责任；(5) 建立兼具功能性与内在价值取向的医患关系。

"以患者为中心"的实施策略包括明晰义务、信息收集、团队协作、个人参与、社区介入、效果评估等，并在诊疗过程中实行"共同决策"，即医患双方主动、充分地分享信息，采取措施建立关于治疗方案的共识，达成协议并共同推动其执行，在此过程中强调用通俗易懂的语言进行沟通，在沟通中体现尊重与友好，保障患者的知情权与决策权，引导患者参与决策，重视患者的满意度，完善循证机制等。[③] "以患者为中心"的"共同决策"沟通模式体现了医患平等、以患为本的思想，合乎我国传统中医的"医患相得"理念。目前，已有大量证据表明该模式具有显著优势，但在国内尚未引起足够的关注与重视。需要强调的是，相关主体应综合考虑患者的病情、年龄、受教育程度、知识结构、性格以及本土文化、具体情境等因素，灵活而有序地践行或推广该模式。

此外，面对边缘群体，应从社会性别平等、儿童权利、残障平等等视角出发，注重医患沟通的技巧。例如，医生应意识到妇女的独特生理、心理特征及

---

① 沃舍．临床医患沟通艺术．王岳，等译．北京：北京大学医学出版社，2016．
② 阳欣哲 (2012) 的调查显示，就医体验越愉悦，在医患纠纷时患者认为医生应负的责任越小，越感觉医院对医患纠纷处理妥当。
③ 于磊，石俊婷．医患共同决策诊疗模式的现状分析．医学与哲学，2013 (1)：50-53．

医疗需求，为之提供适当的保健服务[①]；针对不同障别的患者采用适宜的沟通方式，如在与听力障碍者交流时"保持唇形清楚，但勿夸张或过分强调"，明确其具体需求后，为之提供或协助获取相应的合理便利[②]；根据儿童的认知特点，在沟通中采用比喻性语言，让患儿用绘画等方式描述其体验和感受[③]。

（二）提高新闻报道及影视剧创作的专业性

王学成等[④]和郑满宁[⑤]的调查显示，大众媒介仍有强大的受众基础和公信力优势，加强报道的专业性有助于提升医患沟通的质量。阳欣哲建议：全面报道医患纠纷的定论、解决途径、判断依据和后续发展等受众关心的信息；超越事件本身，加强深度报道；普及医学知识，填补医患之间的"知识沟"；立场客观，多方求证，注意细节真实。[⑥] 例如，针对"患者死亡"的情况，媒体应及时阐明医生的行为是否符合规范，为受众提供明确的判断依据。同时，医生也应重视主动与媒体沟通，改变其出场较少或失语的状况。

相比之下，影视剧中的医患关系虽充满"正能量"，但也存在娱乐性超越专业性的问题，在"科学"和"人性"两方面还有较大的提升空间。因此，学者们建议：（1）强化专业背景，加强影视剧在传递健康知识、诠释医疗理念和探讨医患沟通方面的功能；（2）创新呈现形式，改进编播策略，例如采用微电影和《急诊科医生》的"小剧场模式"；（3）借鉴医疗剧模式，发展本土风格。例如，韩国医疗剧《医道》并未盲目模仿情节紧凑、叙事开放的"美式"医疗剧特征，而是对其进行了本土化改造。该剧讲述了医师许浚济世行医的真实故事，刻画了一代名医的崇高医德与人格魅力，宣扬了医患双方同舟共济的"心医"观点，渗透着韩国传统文化的精神气韵，在叙事上也保持了韩剧细腻、悠缓的连续剧特点，是一部叫好又叫座的佳作。[⑦]

---

① NUSSBAUM J F, RAGAN S, WHALEY B. Children, older adults, and women: impact on provider-patient Interaction//THOMPSON T L, DORSEY A M, MILLER K I, et al. Handbook of health communication. Mahwah: Lawrence Erlbaum Associates, 2003, 183-204.

② 沃舍. 临床医患沟通艺术. 王岳，等译. 北京：北京大学医学出版社，2016.

③ 徐开彬，万萍. 西方健康传播研究的五个主要领域. 新闻与传播评论，2017（1）：254-274.

④ 王学成，刘长喜. 互联网在健康传播、病患医疗决策中的作用与影响研究：基于对上海中心城区居民的调查分析. 新闻大学，2012（1）：109-115.

⑤ 郑满宁. 缺位与重构：新媒体在健康传播中的作用机制研究：以北京、合肥两地的居民健康素养调查为例. 新闻记者，2014（9）：78-84.

⑥ 阳欣哲. 媒体传播对医患关系影响研究. 上海：上海交通大学，2012.

⑦ 罗弦. 西"风"东渐 各演千秋：评美国医疗剧在东方的本土化演绎. 电影评介，2011（19）：17-19；孟洁，谢需. 国产医疗剧的传播价值初探：从《心术》热播谈起. 东南传播，2012（8）：115-117；魏瑾，吉平. 从《急诊科医生》看国产医疗剧的新突破. 传播力研究，2018（17）：68；伍小琼，周瑾，冯竞. 微电影在健康传播中的探索与思考. 预防医学情报杂志，2018（10）：1341-1343.

医疗纪录片《人间世》的编导范士广在儿童 ICU 拍到一个动人的情节：一个小女孩看见隔壁床病情危重的孩子经过一晚上的抢救还是去世了，感到害怕极了，于是告诉妈妈说："宁愿疼死都不要再住在这里了。"医生朱月钮注意到这一情况，趴在她旁边轻声安慰道："人的生命就像树上的叶子，有的叶子会掉落，但你的病情不一样，会没事的。"只是，面对镜头，这位医生却忍不住哭了，她前一天晚上对家人说晚点回去，没想到又是一个通宵，她在医院拼命救治别人的孩子，却面临自己的孩子"小升初"无人看管的情况："我女儿也 10 岁了，她四年级，她也只有一次人生。"

（三）灵活使用网络媒介技术，提高公众的健康素养

《国务院办公厅关于印发深化医药卫生体制改革 2018 年下半年重点工作任务的通知》提出"促进'互联网＋医疗健康'发展。推进智慧医院和全民健康信息平台建设，加快推动医疗机构之间实现诊疗信息共享"[①]。一方面，医生可以借助微博、微信、App 等各种网络媒体改进院务管理、文化建设和形象传播，及时接收反馈，掌握舆论动态，采用大众化语态和患者喜闻乐见的多媒介形式开展积极高效的医患沟通。另一方面，患者可利用网络媒介提升自身的健康素养，从而获取科学的健康信息，充分了解自身状况，理性地认识医疗过程的复杂性和不确定性，适当调整对医疗效果的期望，并提升和医生"打交道"且"共同决策"的能力，以及与其他患者结成互助组织和支持网络。

2019 年国际护士节期间，深圳市龙岗区妇幼保健院（微信公众号："龙岗妇幼"）转发了公众号"少女兔"的一组漫画《总有人想知道当护士怎么样，现在我统一回复》（见图 3-4），该长图以护士的视角生动地介绍了他们忙碌的日常工作、棘手的医患问题、鲜为人知的职业病痛和社交困境等，不仅"吐槽"了医疗偶像剧中不科学的场景，还不忘"自黑"，塑造出一位辛勤、可爱、真性情且爱岗敬业的"护士小姐姐"形象，既鲜活灵动又充满"正能量"。此外，该长图还不忘呈现"护士小哥哥"这一群体的存在，有助于打破该职业的性别刻板印象。该文的阅读量达到"10 万＋"，文末评论或深表同感，或亲切致谢，同时加深了网络世界的医患双方对这一职业的正向认同，为现实中的医患沟通营造出温馨的氛围。

---

① 国务院办公厅关于印发深化医药卫生体制改革 2018 年下半年重点工作任务的通知．（2018-08-20）[2020-01-11]．http：//www.gov.cn/zhengce/content/2018-08/28/content_5317165.htm.

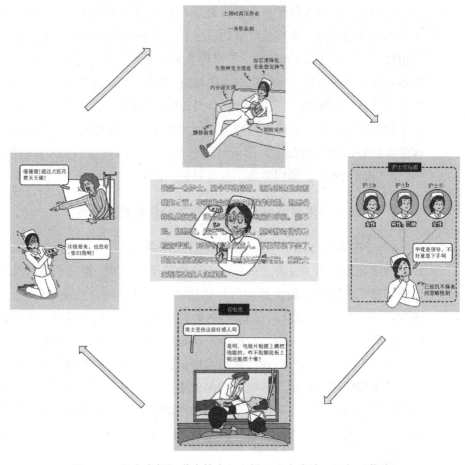

图 3 - 4　总有人想知道当护士怎么样，现在我统一回复（节选）

资料来源：总有人想知道当护士怎么样，现在我统一回复. https://mp. weixin. qq. com/s/ t7zRtrmy6Fp - 9mSvOLefyA.

（四）支持跨界合作，开展政策倡导

王宇等认为，单独探讨媒体的责任和过失，很难在实际操作中改善已然"千疮百孔"的医患关系，而探索出各利益群体合作沟通的可能性，才是降低医患沟通风险的有效路径。[①] 同理，孤立地讨论人际沟通技巧与传播技术也难以为医患沟通创造出合宜的整体环境。因此，应充分调动医生、患者、媒体和其他社会主体的深度参与，形成稳定而持续的政策支持与倡导力量，为促进医患沟通提供强有力的制度保障。一方面，我国已针对医疗纠纷问题出台了《关于依法惩处涉医违法犯罪维护正常医疗秩序的意见》（2014）、《医疗纠纷预防与处理条例》（2018）等政策、法律，卫健委等机构协同执行"三调

---

① 王宇，孙鹿童. 责任与过失：医患关系中的媒体角色：以新浪、腾讯、凤凰三家网站的报道为例. 现代传播，2017（2）：34 - 38.

解—保险"① 机制，各地亦发展出"江西模式""福建解法"等正面典型，有待在各级各类媒体上推广、讨论②；另一方面，国外的先进经验也值得借鉴、传播，例如来自美国的医疗机构评审联合委员会（The Joint Commission on Accreditation of Healthcare Organization，JCAHO）、替代性纠纷处理方式（alternative dispute resolution）、医疗责任保险制度以及《医疗和社会服务工作者防止工作场所暴力指南》③，日本的医疗事故数据库，以及覆盖英国、爱尔兰等国的医师保护协会（The Medical Protection Society，MPS）等的经验。④ 应促使相关条款和域外经验逐渐转化为各地医患沟通的日常实践。

本章小结 Summary

2009 年 4 月，中共中央、国务院出台《关于深化医药卫生体制改革的意见》，正式拉开新医改的帷幕，而今已历十余年。这场改革旨在有效减轻居民就医负担，切实缓解"看病难"和"看病贵"问题并"建立健全覆盖城乡居民的基本医疗卫生制度"，为缓解医患矛盾提供根本性的制度保障。在改善医患关系的过程中，每一个人都身在局内，都是参与并推进医患沟通的重要角色。本章从健康传播的视角简要梳理了医患沟通"是什么""研究什么""现状如何""为什么"以及"怎么办"等基本问题，以协助读者形成对医患沟通的整体认知，并从自身的主体经验和本地情境出发，将学习和研究所得投入实践，使之成为下一步反思和知识生产的起点。值得强调的是，无论身处哪种传播形态、采用何种媒介，对"人"和"生命"的理解和尊重都是改进医患沟通、建构良好医患关系的前提与归宿。

反思与讨论 Reflection & Discussion

1. 请选择某次亲身或陪同就医的体验，画一个包含广义的"医生"与"患者"等诸多角色在内的图示，标出主要的医患关系，并指出它们属于哪种沟通模式。

---

① 即"一手抓严厉打击涉医违法犯罪活动，一手抓医疗纠纷预防与处理长效机制建设，健全完善院内调解、人民调解、司法调解制度和医疗风险分担机制"，简称"三调解—保险"。

② 医政医管局. 关于维护医疗秩序构建和谐医患关系工作情况的通报：最高人民法院、国家卫生计生委新闻通气会材料.（2017-02-23）［2020-01-20］. http：//www.nhc.gov.cn/yzygj/s3590/201702/7396aea595874 e-488ac2cb310ebc5bf2.shtml.

③ 2004 年，美国职业安全与健康管理局（Occupational Safety and Health Administration，OSHA）颁布该指南，就如何建立安全的医疗环境、避免和防范暴力侵入，如何应对医闹事件及安抚患者情绪等提出了专业建议。

④ 尹军祥. 美国构建和谐医患关系经验浅析. 全球科技经济瞭望，2015（2）：56-62；张寒. 借鉴国外先进管理经验 构建我国和谐医患关系. 中国行政管理，2017（2）：155-156.

2. 请选择近年来发生的一起医患纠纷，搜集 3～5 篇不同来源的相关新闻，说明其报道策略的异同，并加以评述。

3. 请提出 1～2 个关于医患沟通的研究问题，并说明选题理由。

4. 如果某家三级甲等医院的妇产科聘你为传播顾问，请简述：你将从哪些角度评估其医患沟通现状？初步计划从哪些方面展开培训？

延伸阅读 Further reading

1. 古津贤，李大钦 . 多学科视角下的医患关系研究 . 天津：天津人民出版社，2009.

2. 沃舍 . 临床医患沟通艺术 . 王岳，等译 . 北京：北京大学医学出版社，2016.

3. ZOLLER H M，DUTTA M J. Emerging perspectives in health communication：meaning，culture，and power. New York：Routledge，2008.

4. MIZRAHI T. Getting rid of patients：contradictions in the socialization of physicians. New Brunswick，NJ：Rutgers University Press，1986.

第四章　健康报道

章节目标 **Key aims**

- 了解健康报道的概念、作用与基本类型
- 知晓健康报道生产和传播的流程及策略
- 明晰健康报道的社会责任与伦理规范
- 认识不同主题健康报道的特点、现状与问题

章节导论 **Introduction**

根据世界卫生组织（World Health Organization，WHO）的定义，健康不仅是没有疾病或不虚弱，还是身体与自然环境和社会环境的动态平衡，是一种身体上、精神上和社会上的完满状态。健康报道（health reports/news）即对"健康"主题新闻的报道，"医药报道""卫生报道""医疗报道""医卫报道""医院报道"等均在此类。

健康报道是健康传播极为重要的形式之一，它所建构的拟态环境形塑着我们对健康的认知、态度和行为。首先，作为公众获取健康信息的主要渠道，健康报道在传播健康知识、改变健康观念方面具有不可替代的作用。[①] 多项研究证实，利用媒体进行健康教育能促使受众改变健康行为，进而降低患病率与死亡率。[②] 其次，作为社会的守望者和沟通的纽带，健康报道是应对公共卫生危机的关键角色。以 1910 至 1911 年间黑龙江省发生的特大鼠疫为例，其时灾情迅速延及东三省乃至全国，《大公报》及时跟进，充分报道灾区消息、防疫行动、他国疫情、疫病知识及新型卫生观念，记载和谴责践踏生命的暴行，通过较为全面的议程设置在一定程度上消减了公众对鼠疫的恐慌，

---

① MAIBACH E，FLORA J A. Symbolic modeling and cognitive rehearsal：using video to promote AIDS prevention self-efficacy. Communication research，1993，20（4）：517-545.

② 任杰. 健康传播在疫病防治中的重要性研究：以麻疹疫病防治为实例的探析. 合肥：中国科学技术大学，2012.

促进了人们对现代卫生观念的接纳。① 再次，作为信息与意见的交换空间，健康报道为健康议题的讨论提供了公共领域。例如，《越华报》即通过刊登医学界的各项规定、会议记录及中西医各方态度，积极营造论争的语境，并借由社会新闻或来函问诊中的事例，为读者、编辑、专家等构筑多方探讨的平台。② 最后，作为健康教育的生动素材，高质量的健康报道有助于提升从医者的职业素养和公众的健康素养，尤其是"输错液致死案""温岭杀医案""变味的'第一口奶'"等负面医疗事件新闻，可成为医学生、执业医师乃至整个医疗行业的镜鉴。③

据不完全统计，截至 2003 年，全国有近千份日报至少每周都有一个健康版，地市级以上的广播电台均开辟有健康频率，地级以上电视台开播的健康栏目超过 1 500 个，从事健康报道的记者、编辑达两万余人。④ 2014 年，进入全国邮发目录的健康类报刊已达 1 129 份，全国绝大多数的报纸、杂志、广播、电视等大众媒体都开办有健康相关的网站专版、专区、新媒体公共账号、移动客户端等，成为健康报道的新载体。⑤

第一节 健康报道的类型

与其他新闻相比，健康报道最本质的特征即"事关健康"，它与多种报道类型都存在交叉，凭知识与科技含量的"高大上"可划入科技新闻，论和日常生活的"接地气"而多见于民生新闻，如果某明星身患重症则可能出现在娱乐版，若遇传染性疾病大规模暴发可就"上头条"了，而大多数时候它都有自己的一片天地：健康专栏、专版、专刊、专业频率或频道。因此，这一部分将对健康报道进行系统分类，以建立对其内容与形态的全面认知。

一、按健康主题划分

参考中国疾病预防控制中心的"健康主题"类目，健康报道的主题可划分为以下 13 类。⑥

---

① 于瑞琪. 从 1910—1911 年黑龙江鼠疫看早期《大公报》的健康传播. 黑龙江史志，2015（12）：39-40.
② 卢佳雯. 民国报纸健康传播研究（1927—1949）：以广州《越华报》为例. 广州：华南理工大学，2017.
③ 王军. 论医疗事件新闻在医学教育中的合理应用. 延安大学学报（医学科学版），2014（4）：79-80.
④ 张自力. 健康传播学：身与心的交融. 北京：北京大学出版社，2009.
⑤ 孟宪励. 健康类报纸的当下与未来. 中国记者，2014（1）：33-35.
⑥ 中国疾病预防控制中心. 健康主题.（2020-01-05）[2020-01-17]. http：//www.chinacdc.cn/jkzt/.

（1）突发公共卫生事件。突发公共卫生事件指突然发生，造成或者可能造成社会公众健康严重损害的重大传染病疫情、群体性不明原因疾病、重大食物和职业中毒以及其他严重影响公众健康的事件，如生物病原体所致的疾病以及地震、台风、洪涝等自然灾害引起的群体发病或死亡。

（2）传染病。传染病指由各种病原体引起的能在人与人、动物与动物或人与动物之间相互传播的一类疾病，如艾滋病、结核病、狂犬病。

（3）慢性非传染性疾病。慢性非传染性疾病指病情持续时间长、发展缓慢的疾病，包括心血管疾病、癌症、慢性呼吸道疾病、糖尿病四个主要类型。

（4）精神与心理疾病。精神与心理疾病指在各种生物学、心理学以及社会环境因素影响下大脑功能失调，导致认知、情感、意志和行为等精神活动出现不同程度障碍为临床表现的疾病，如抑郁症、自闭症、多动症、恐惧症、癔症。

（5）营养与食品卫生。人体需要从外界吸取营养物质来维持生长发育等生命活动，而卫生、安全的食品是营养的重要来源。2008 年的三聚氰胺奶粉事件、2018 年的劣质外卖餐盒、2019 年的"毒辣条"……层出不穷的食品安全丑闻牵动着公众的敏感神经。

（6）疫苗与接种。接种疫苗是预防控制传染病最有效的手段，各国政府均将其列为最优先的公共预防服务项目。2010 年的"山西疫苗事件"、2016 年的"山东非法经营疫苗案"以及 2019 年的"海南假九价 HPV 疫苗事件"等疫苗丑闻均成为媒体的报道热点。

（7）妇幼保健。妇女儿童是国家卫生保健的重点之一，其健康水平代表着人口的总体健康状况。妇女保健包括婚检、产检、生殖健康的宣传等，儿童保健包括产后访视、新生儿筛查、体弱儿的监控等。

（8）职业卫生与中毒控制。职业卫生与中毒控制指对各种工作中的职业病危害因素所致损害或疾病的预防，如职业性尘肺病、血液病、噪声防治。

（9）环境卫生。环境卫生包括评估和控制可能影响健康的环境因素，并以预防疾病和创造有益健康的环境为目标，如污水处理、雾霾治理。

（10）边缘群体。如关于残障伙伴的康复措施、罕见病患者的药物需求及同性恋人群"非病理化"的报道。

（11）健康教育与健康促进。健康教育与健康促进指个人及其家庭、社区和国家等主体采取措施，鼓励健康的行为，增强人们改进和处理自身健康问题的能力之过程。[1] 小到"饭前便后要洗手"，大到烟草控制、禁毒运动。

（12）医疗行业与制度。医疗行业与制度包括职业医疗机构开展的相关活

---

[1] ERBEN R. New horizons in health. World health, 1996, 49（4）: 10.

动及其行业发展、制度沿革。例如，医患关系、医疗纠纷、医院建设，以及医药卫生政策的制定、发布与执行。

（13）其他。其他包括儿童与学校卫生、性教育、辐射防护、生物安全等其他涉及健康的主题。

需要说明的是，以上"健康主题"仅是相对划分，同一篇健康报道可能包含两个或多个主题，例如《国务院关于修改〈疫苗流通和预防接种管理条例〉》即同时包含"疫苗与接种""妇幼保健"和"医疗行业与制度"三个主题。[①]随着健康传播工作的推进，"其他"类别中也将不断衍生出新的报道主题。

二、按发布媒体划分

无论在大众媒体还是新媒体平台上都有健康报道的身影。按媒体类型，可将其划分为行业媒体与非行业媒体两大类。具体而言，一部分健康报道来源于健康行业媒体，包括《健康报》《健康时报》《生命时报》《中国医药报》《国际医药卫生导报》等专门刊载健康信息的报纸，江苏健康广播（AM846/FM100.5）等广播频率，CCTV卫生健康、央广健康、百姓健康、如皋电视台长寿健康频道等电视频道，健康网、健康报网、39健康网、丁香园等网站，以及健康专题杂志、App、微博、微信公众号等其他行业媒体。此外，卫生部门、医疗机构内部也可能设置附属宣传部门，围绕自身发展进行原创报道或转载。相对而言，行业媒体的健康报道集中且专业性较强，然总量偏低，受众面较窄。

另一部分健康报道则来源于非行业媒体。它们或集中出现在报纸、广播、电视、网站、杂志与各类社会化媒体的健康专版或专栏，如人民网·健康、新浪·医药新闻、搜狐·健康、凤凰·健康；或散见于社会、科教、要闻等其他版面或区域。在非行业媒体的诸多报道中，健康报道整体处于相对边缘的位置，报道的专业性稍弱，但可能接触到更多受众。

三、按新闻体裁划分

参考李良荣《新闻学概论》的划分，健康报道涵盖以下两种主要体裁和四个"杂交品种"。[②]

---

① 李克强签署国务院令 公布《国务院关于修改〈疫苗流通和预防接种管理条例〉的决定》．（2016-04-25）[2020-01-16]．http://www.xinhuanet.com//politics/2016 - 04/25/c _ 1118730528.htm.

② 李良荣．新闻学概论．上海：复旦大学出版社，2009.

1. 两种主要体裁

（1）消息：迅速、简要地报道某一健康主题事件。

（2）通讯：详细地报道某一健康主题事件的来龙去脉，或某一健康主题人物的所作所为。原《东方早报》记者简光洲轰动一时的报道《甘肃14婴儿同患肾病，疑因喝"三鹿"奶粉所致》[①] 即属通讯，全篇两千余字，无渲染，少铺陈。通讯写作允许适当表达作者的情感，可以适当使用形容词和副词，以及某些不确定的量词，也可以适当发表评价性意见，但仍以客观事实为主要内容。[②]

2. 四个"杂交品种"

（1）新闻特写：新闻和文学的杂交，即抓住健康主题新闻事件或人物的某个富有特征的片段，采用文学笔法加以细致描绘，使受众获得具体的印象，其特点是亲切、形象。例如，《健康时报》的特写《爸爸给了我三次生命》[③] 讲述了一位父亲为白血病患儿进行骨髓移植和肝移植的故事，文章仍以事实为主体，但文风更为生动、柔软。

（2）新闻述评：新闻和评论的杂交。评论指个人或机构针对新闻事件发表的观点，是表明立场的重要渠道。新闻述评即把某一健康主题新闻事件的起因、某时段内的发展情况加以综述、分析、评论，论述其发展趋势及对社会产生的影响和后果。例如，《健康时报》的述评《骂人也算暴力！》[④] 首先报道了陕西省司法厅公布的《陕西省实施〈中华人民共和国反家庭暴力法〉办法（草案征求意见稿）》，并列举了当时发生的一系列语言或精神暴力事件，而后对其性质、原因和影响展开剖析，据此提出了减少暴力的建议。

（3）深度报道：亦属新闻和评论的杂交，但其报道对象是某一健康主题的重大新闻事件或社会现象，须以大量背景材料揭示其原因，分析其利弊得失。

（4）调查报告：新闻和历史、评论的杂交，即围绕某一新近发生的健康主题事件或公众所关心的某个健康问题，全面、系统地报告其发展历史与现状，并力图揭示事件本质或问题症结。

此外，从形式上来看，以下两种特殊的新闻体裁也常见于健康报道。

（1）人物访谈：即针对健康主题的事件或人物，对一名或多名权威人士或重要相关者进行的访谈，整篇报道基本采用问答记录的形式。

（2）图片新闻：许多报道会搭配若干新闻摄影或漫画，以起到"图文并茂"的效果，但"图片新闻"特指以健康主题的图片为叙事和表意主体、以

---

① 简光洲. 甘肃14名婴儿同患肾病 疑因喝"三鹿"奶粉所致. 东方早报，2008-09-11（A20）.

② 陈力丹，赵卓伦. 大胆履行职责 谨慎点名揭露：评通讯《甘肃14名婴儿同患肾病 疑因喝"三鹿"奶粉所致》. 新闻实践，2010（1）：38-39.

③ 张赫. 爸爸给了我三次生命. 健康时报，2019-04-16（24）.

④ 郑帆影. 骂人也算暴力！. 健康时报，2019-03-29（2）.

文字为辅助说明的新闻。

上述分类以纸媒为参照，广播、电视、网络等其他大众媒体随着媒介技术的更新换代，新的健康报道形态将不断涌现。而无论来自行业内还是行业外，属于哪种主题或体裁，新闻价值都是首要考量。如何完成并做好一篇健康报道，答案蕴含在每一个新闻生产与传播的环节之中。

第二节　健康报道的基本原则与伦理规范

健康报道关乎人的生命与福祉，在遵循所有新闻都应恪守的真实、客观等准则的基础上，还应突出强调健康报道的社会责任与伦理规范。

一、确保报道的科学性

科学、公正的健康报道有助于推进全民健康教育、维护社会公序良俗；而失实、偏颇的报道则可能导致或加深公众对疾病和公共卫生事件的疑虑和误解，使医患关系更为紧张，甚至引发谣言、恐慌乃至社会动荡。科学性是健康报道的原则和底线，这一点值得反复强调。

（一）真实

一些记者根据自己的主观意图炮制的假新闻，严重违背了真实性原则。这些假新闻有的轰动一时，使医生深陷舆论漩涡，但后来被证实为患者对医生产生"习惯性质疑"后，记者未经充分核实就报道的假新闻。对于健康报道而言，"快"和"新"固然重要，但"真"更不容忽视，当二者发生冲突时，应以公共利益最大化为衡量标准。公众所接受的健康信息必须真实可信，建立在科学论证的基础上，才能据此做出理性的分析和决定。[1]

（二）理性

当科学遇上新闻，必然遭到新闻生产规律和大众文化的剧烈冲击。[2] 新闻报道迎合大众无可厚非，但若沉溺于对 ATM［audience（观众）—time（时间）—money（金钱）］的追求，通过煽情、夸张等手法制造媒介奇观，

① 张自力. 健康传播学：身与心的交融. 北京：北京大学出版社，2009；任杰. 健康传播在疫病防治中的重要性研究：以麻疹疫病防治为实例的探析. 合肥：中国科学技术大学，2012.
② 黄彪文，董晨宇. 媒体对新发突发传染病的报道图景：以甲型 H1N1 流感为例. 新闻大学，2010（4）：19-32.

歪曲科学事实，甚至进行"媒体断案"，将造成不良后果。不少健康专家将部分媒体批评为不负责任、缺乏理性的"感觉论者"，并提出"我们的作用既不是削弱新闻的重要性，也不是通过夸大、散布惶恐言论，扰乱社会民心。我们要准确地描写究竟发生了什么，其意义和背景是什么"①。以《长江日报》的新闻《5 岁小丫号啕大哭拒抽血，90 后护士抽自己的血示范》②为例，该报道采取故事化叙事，用流畅生动的语言褒扬了年轻护士的机智与敬业，人民网、光明网等予以转载。然而，尽管故事动人、行为可嘉，但其经验并不值得推广，该报道在运用感性的表达树立医护人员美好形象的同时，也应理性地补充儿童视角的医患沟通技巧等实用信息，以免产生误导。

对一些看似"人间真情"、实有侵权之嫌的故事，报道不应过分情绪化渲染，而当克制表达、理性分析。例如，无论失独、高龄或危重病女性怀孕生子的结果如何，媒体都不宜煽动"母爱泛滥"而罔顾女性本人的生命健康和儿童的权益，为吸引眼球而传递错误的信息。值得一提的是，《大公报·医学周刊》在报道梅毒相关文章时，特别指出性滥交固然有其坏处，但道德标准不应成为治病的障碍，在封建思想仍大行其道的旧中国，这种理性报道、尊重科学的态度尤为可贵。③

（三）严谨

激烈的市场竞争对健康报道的时效性、可读性提出了更高要求，采编人员往往需要在短时间内完成大量的筛选、提炼、补充、润色等工作，因此，复杂烦冗的科学成果及其论证过程往往被简化为"好"与"坏"两个对立"阵营"。④ 稍有不慎，就有可能出现谬误之语或偏颇之见。例如，2005 年，原卫生部出台"四降一升"⑤ 政策，部分媒体过于乐观，认为"看病贵"问题将得到彻底解决。传播不准确的健康信息不仅会对受众产生严重误导，也将啃噬媒体的公信力。因此，健康报道采编人员须严谨以待，仔细甄别事实、验证并平衡多方观点，尽可能采用最精准的表述。

① WRIGHT D. Flu outbreak：walking the line between hyping and helping. （2009-04-27）［2020-01-17］. http：//bolgs. reuters. com/fulldisclosure/2009/04/27/swine-flu-walking-the-line-between-hyping-and-helping；MEDIA A S. Risk and science. Berkshire：Open University Press，2002；SEALE C. Media and health. Thousand Oaks：Sage，2002.

② 刘睿彻. 5 岁小丫号啕大哭拒抽血，90 后护士抽自己的血示范. （2015-12-31）［2020-01-16］. http：//health. cnhubei. com/yyxw/201512/t20151231＿91576. html.

③ 刘娟. 从《大公报·医学周刊》看民国时期现代卫生观念的传播. 新闻与传播研究，2014（5）：98 - 117.

④ ELFRIEDE F，LESTER E P. Science journalism under scrutiny：a textual analysis of science times. Critical studies in media communication，1996，13（1）：24 - 43.

⑤ "四降一升"即降低药价、降低大型检查价格、降低检验价格、降低患者的治疗费用，同时适当提高医生的诊疗费.

批评性调查报道则应更强调缜密的逻辑和扎实的证据链。获得第十九届"中国新闻奖"一等奖的报道《甘肃 14 婴儿同患肾病，疑因喝"三鹿"奶粉所致》即非常注重观点的平衡，既包括患儿家长、医院、三鹿集团三方的平衡，也兼顾了受害者对"三鹿"不同说法的平衡，使整篇报道经得住推敲，为揭露真相打下坚实的基础。反观 2017 年"陕西榆林产妇坠楼事件"期间的部分报道，采编人员未经充分查访即从预设立场妄下结论，造成漏洞百出的"反转新闻"，不仅消耗了媒体资源，还煽动了医患对立情绪。在细节方面，健康报道采编人员还应注意核实或避免采用非正规行业协会发布的新闻；除了疾病的通俗名称，报道还应标明其法定名称等。美国健康风险传播办公室（CHPPM）建议媒体公布医学研究的进展和已有结论，并告知和说明不确定因素及其科学依据，以减轻人们因信息不对称而产生的焦虑和恐惧。然而，尚处于试验阶段的药品、医疗技术等不宜作为已有成果进行传播，应明晰进展（progress）与重大突破（major breakthrough）的差异，以免带来医疗误判或经济震荡。[①]

充分了解健康领域的国际公约、国家政策和法律法规，咨询专家或邀请其参与撰写、严加审核，以及提高采编人员的科学素养等措施均能加强报道的科学性。《纽约时报》《华盛顿邮报》等美国主流媒体的健康报道记者大都拥有医学博士学位，我国政府及健康传播机构也曾通过"健康知识传播激励计划""媒体医学知识培训班"以及输送记者参与乔治全球健康研究院（The George Institute for Global Health）短期培训等形式提高采编人员的专业素养。[②]

二、从人本视角进行报道

健康报道的对象——医生、患者、研究者、健康志愿者等，都是享有各项基本权利、具有主观能动性和独立人格的个体，权利视角理应融会其中。人的一切权利以生命权为前提，生存权是最低限度的人权。在抗击"非典"的报道中，陈力丹批评有些媒体一味使用"英雄赞歌"框架和战争话语报道医务人员的伤亡，不仅疏于问责和追责，还忽视了科学知识、法律法规等重要信息，建议"自我检查一下我们的报道，有没有对生命的轻视倾向，有没有对死亡的麻木？不论使用多么革命的语言、多么富于情感的语言来描写死

---

① 王洪钧. 新闻采访学. 台北：正中书局，1997；全权. 探中国媒体健康风险传播的两个原则：以奶粉事件的一个报道"盲点"为例. 东南传播，2008（12）：49－50；朱彤. 党报如何更好报道医疗卫生新闻. 新闻传播，2012（4）：173.
② 刘晓军. 论电视媒体在医疗卫生报道中的重要作用. 中国健康教育，2007（6）：472－474.

亡，在和平时期，任何东西都没有任何理由凌驾于人的生命之上"①。

对更具脆弱性的患者而言，媒体应时刻注意保障其知情权、隐私权、肖像权等权利，避免二次伤害。以健康主题新闻摄影为例，拍摄前，记者应准备相关协议，征得拍摄对象或其监护人、法定代理人的书面同意或授权，详尽告知并与之商讨照片的版权、用途、利害关系及各类情况的处理措施；拍摄时，应严格遵守"医疗服务优先，摄影延后"原则，不得延误施诊和抢救，不得违背其意志进行摆拍，对方有权随时单方面、无条件撤销协议、终止合作，记者应立即予以配合；拍摄后，应根据对方要求进行隐私处理，除特殊情况外，严格隐藏儿童的身份及肖像；照片发布前，应再度与对方确认相关信息，谨慎保存源文件，非对方同意不得泄露。② 总之，整个拍摄过程均应采取平等协商、拍摄对象优先的原则。

除了尊重报道对象的各项权利，健康报道还应积极保障并促进女性、儿童、残障人等相对边缘群体的权利。作为《消除对妇女一切形式歧视公约》《儿童权利公约》《残疾人权利公约》等国际人权公约的签署国，媒体应兼顾人权的普遍性与特殊性原则，基于发展中国家国情，从社会性别、儿童权利、残障权利等视角进行健康报道，调整和完善媒体规制，维护社会公共利益，包括在报道中倾听边缘群体的声音，重视其意见；出版、复制、进口有益于青少年健康成长的音像制品③；为残障人获取公共健康信息提供便利④；等等。

国内部分乳腺癌报道将腺体切除后的乳房形容为"就好像去了瓤的瓜、挖了大坑的地基，离饱满性感相去甚远"，并表示"没有女人能包容这样的身心空洞"⑤，易使患者感到被轻视甚至歧视，产生伤痛或自卑心理⑥。相反，《健康时报》的报道《美国女人：乳房没了也要活得漂亮》⑦ 则为乳腺癌患者提供了心理干预的积极力量。该文章指出不少美国女性在切除乳房后依然活得潇洒快乐，并重点介绍医院、保险公司、义工、防癌协会等支持女性的社会系统，有助于引导女性走出阴霾、加速康复并重建自信，打破带有性别歧

---

① 陈力丹．"非典"报道与生命权意识．新闻记者，2003（6）：12-13.

② 张轶凡，杨桂元．医学摄影实践中的伦理问题．中国医学伦理学，2013（1）：56-58.

③ 音像制品内容审查办法．（1996-02-01）［2020-01-16］．https：//www.chinacourt.org/law/detail/1996/02/id/24567.shtml.

④ 中华人民共和国残疾人保障法．（2018-10-26）［2020-01-16］．http：//www.gov.cn/guoqing/2021-10/29/content_5647618.htm；王小梅．我国广播影视规制对人权的保障及其完善．比较法研究，2018（6）：89-100.

⑤ 余易安．追问朱莉的乳房．（2013-05-20）［2020-01-16］．http：//www.jksb.com.cn/index.php? m=content&c=index&a=show&catid=265&id=43370.

⑥ 王一戎．乳腺癌报道的人文关怀研究：以《健康报》与《健康时报》的报道为例．长春：吉林大学，2015.

⑦ 冰清．美国女人：乳房没了也要活得漂亮．健康时报，2010-06-24（13）.

视色彩的"标准化"女性身体刻板印象。

三、杜绝语言暴力

健康报道是语言暴力密集发生的领域，记者与编辑应予以重点关注。"瞎子""聋子"等都属于歧视性用语，应分别改为视障者、听障者等；而称呼精神障碍、心智障碍者为"呆子""傻子"等更具侮辱性，应予以严禁。健康报道中的语言暴力还包括为取得更为惊悚、轰动的效果，滥用、任用、错用医学术语。例如，将风湿性关节炎称为"骨科的癌症"，把颈椎病叫作"死不了的癌症"等，易加深公众对癌症的误解，加重社会恐癌心理。将肺结核、霍乱、梅毒、麻风病等称为"羞耻之症""不治之症""世纪顽疾""绝症"或应被"抗击"并"战胜"的"病魔"，也是误导公众、加重患者心理负担的不当行为。

健康报道语言暴力及其危害已引起了有关部门的高度重视，例如，原卫生部要求将"爱滋病"改为"艾滋病"，乃因 AIDS 一词刚传入我国时，媒体都称其为"爱滋病"，使人们以为此病均因性爱而生，且主要与男同性恋者有关，于是充满暧昧地指向了性病，却忽视了血液、母婴等重要的传播途径。[①]

四、严禁"医疗广告新闻化"

新闻指向客观、公正与公共利益，而广告则以广告主的利益为中心，可采用更多艺术化表达。新闻生产在现阶段需一定程度上依靠广告带来的资源，但严格区分二者是媒体的基本职业道德。有研究者发现，在一些地方性媒体的健康专刊、专版中存在"报刊医疗广告新闻化"的现象。[②] 它们"形为新闻，质为广告"，利用隐蔽的写作手法及颇具欺骗性的宣传技巧对读者和患者进行误导和敲诈。其手段包括使用"本报讯""记者××"等字样，采用科普或活动新闻、公益新闻等报道模式，内容基本具备"5W1H"等新闻要素。这些"新闻化广告"用"摆事实、讲道理"的姿态行推销之实，以便获取读者信任，超出一般广告的传播效果，达到预期的经济目的。

"医疗广告新闻化"属于"新闻寻租"行为，将导致患者蒙受健康、精力和经济等多方面损失，使读者对健康报道的关注度下降，让媒体陷入舆论监

① 顾德宁．坚持以人为本 搞好医疗报道．新闻战线，2006（3）：63-54.
② 付春晖．报刊医疗广告新闻化透视：基于《平顶山日报·健康周刊》的分析．西安：陕西师范大学，2015.

督职能和公信力双重丧失的恶性循环，阻碍医疗行业、新闻行业与广告行业的良性发展。对此，媒体及有关部门应明确界定医疗广告，完善相关法律规范，加强各级监督，提升媒体、广告主自律，提高读者的媒介素养与健康素养。

第三节　健康报道的生产

和其他报道一样，健康报道的生产也要经历采、写、编、播等一整套流程，但格外强调专业、权威、可读、实用。然而，相对于重要或"吸睛"的时政、经济、社会甚至娱乐新闻，健康报道在数量和质量上均偏于弱势，呈现出同质化、鸡肋化、"僵尸"化等问题。[①] 下文将根据健康报道的特点与发展瓶颈，概述其生产与传播策略、热点主题和新媒体时代的健康报道的基本状况。

一、健康报道的生产和传播策略

好的健康报道首先需要有好的选题，同时在采访、写作、配图和传播上也要狠下工夫。

（一）选题：多管齐下

找到合适的选题是做好健康报道的第一步，除了单位派发的任务，记者通常需要身体力行去寻觅。若想发掘出更多新闻线索，应多去医院、政府卫生部门等医疗系统及环保、司法、气象、体育、企业等医疗相关场所走动，多与广义上的患者、医生、行业专家交流并保持长期联系，多捕捉医护人员日常工作中的点点滴滴。此外，熟悉医疗领域政策规章、积累医学专业知识、密切追踪医学前沿资讯有助于提高新闻敏感性。下列策略可提供更多选题的思路和角度。

1. 旧中取新

研究发现，年年固定的节日新闻几乎占据了健康报道的"半壁江山"，且长期遵循一定的报道"套路"：针对庆祝活动组织宣传，针对相关疾病开展科普，针对目标人物进行专访，内容趋于同质化。[②] 若能从"老话题"中找到

---

① 范力. 报纸健康新闻如何去同质化. 记者摇篮，2012（6）：44-45.
② 王平. 从枯燥的话题中找到"热新闻"：以《河南日报》医疗卫生新闻报道为例. 新闻爱好者，2018（8）：41-43.

"新题眼"，打破固定程式，可有效提高新闻价值。例如，《河南日报》记者王平在报道"5·12"国际护士节时，结合护理工作在医改背景下的转变，通过倾听患者的就医感受，发现在"大健康""大卫生"等理念的影响下，护理工作已由传统临床服务扩展至疾病预防、临终关怀、居家养老等全方位、全周期健康服务，由此完成《白衣天使的"新角色"》系列报道[①]，较为全面充分地呈现了护理工作具有划时代意义的转向。该记者的另一篇报道《我省角膜捐献供少需多，"重见光明"之路还有多长？》[②] 也通过反思和追问突破了"感人事迹"的报道模式，揭示了故事背后的现实问题，引发圈内关注与讨论，直接推动了角膜捐献工作的进展。其经验可总结为结合宏观背景找变化、透过同类事件找共性、在热闹活动中找"冷门"等。

2. 发掘"冰点"

健康报道选题存在"冷热不均"的情况，相对于传染病、健康促进、营养与食品安全等媒体热切关注的主题，慢性非传染性疾病、职业卫生与中毒控制等主题更少进入记者的视野，未能充分满足公众尤其是相对边缘群体的多样化健康信息需求。健康报道应加大主动设置议程的力度，更多报道"冰点"主题及群体，包括医患关系中的正面案例，麻醉师、护工、助产士、医疗行政人员等群体，农村留守儿童及老人的营养与保健，处于生理发育拐点的儿童、青少年及其家长的"性教育"困惑，叛逆期或考期前后学生的心理状态，上班族的工作压力，孕产期女性的抑郁风险，职业病患者尤其是流动工人的医疗诉求，残障人对"健康"的另类看法，以及罕见病患者的生活情况及药物需求等。

3. 主动策划

被动观察能捕捉选题，主动策划则能创造选题。策划指媒体围绕某个具有较大社会意义的选题实施大范围、深层次的信息收集、组织筹划，并有计划地集中进行专题布局和报道的行为。[③] 无论是卫生部门、医院、医疗行业协会等机构或组织还是媒体自身，都可以通过深度思考和原创设计，主动策划健康选题，或把握近期焦点，或捕捉重要变局，或倡导先进理念。此外，媒体亦可策划线下或线上活动，通过合理制造事件形成选题，并和公众建立友好、密切的关系。例如，《越华报》历史上曾举办过两次老人长寿比赛，广泛征集长寿老人的生活习惯和长寿秘诀，并对获奖者进行公示，颁发手杖、

① 王平. 白衣天使的"新角色". (2017-05-10) [2020-01-16]. https：//www. henandaily. cn/content/fzhan/sxzchuang/2017/0510/45403. html.

② 王平. 我省角膜捐献供少需多，"重见光明"之路还有多长？. (2016-10-14) [2020-01-16]. https：//www. henandaily. cn/content/qgong/jzgcha/2016/1014/19202. html.

③ 卢佳雯. 民国报纸健康传播研究（1927—1949）：以广州《越华报》为例. 广州：华南理工大学，2017.

月份牌、日历等奖品，在传播健康观念的同时吸引人气。关于健康传播策划在第八章有更为详细的介绍。

4. 激活受众

健康报道的受众包括医学专业人士、患者与普通公众，媒体从业者除了自己寻找和策划选题，也能从与相关受众的积极互动中获得新闻线索。通过畅通来函问诊、征文、投稿、评论等渠道，媒体可以收集目标受众所关切的问题，在此基础上丰富、扩展、深化为成熟的选题，以提升报道独家性，维持报道内容及机构品牌在受众群中的热度。

（二）采访：尊重为先

除了科学问题采访权威信源，争议话题采访多方信源等常规技巧外，健康报道记者对采访对象的充分尊重往往是打开局面的"钥匙"。患者是健康报道的常规采访对象，他们处于疾痛之中，通常身心都较为脆弱，因此对记者的耐心和技巧都有更高要求。除了做足文献采集与整理等访前准备，对患者充分的理解和尊重是获取其信任的基本前提。2014 年始，《江南日报》记者何玉洁接到任务，采访"印度抗癌药代购案"当事人、电影《我不是药神》主角原型、慢粒白血病患者无锡人陆勇。起初，受访者出于隐私考虑，并不想接受家乡媒体的采访，但记者并未放弃，而是采取了令受访者舒适的沟通方式，并承诺匿名以打消其顾虑。在刊发之前，何玉洁主动让陆勇审稿并按照其要求删改，由此建立长期联系，为后续报道打下基础。

值得注意的是，对受访患者或其他人的理解和尊重并不仅仅是主观上的礼貌，更非高人一等的关爱，而是充分的了解及在此基础上的接纳。例如，在采访残障人时，应避免从刻板印象出发，流露出想当然的"怜悯"或"钦佩"之态，而应用平等的心态进行对话，同时考虑到沟通过程中可能存在的各种障碍，在征求对方意见后提供适当的合理便利，使采访顺利进行。

（三）写作与编辑："翻译"的艺术

健康报道因为专业门槛较高，所以其写作常被称为"翻译的艺术"，即将深奥的科学原理、生涩的专业术语"翻译"成形象化的语言，进而转化为大众健康知识，也即《大公报·医学周刊》所推崇的"高深医学知识"加"优越文学手腕"[①]，达到兼具严谨性与可读性的效果。编辑在组稿、审稿、编排、润色的过程中同样应遵循此道。严谨性有赖于采编人员的科学与职业素

---

① 暗然. 医学杂志之合理化. 大公报，1933-10-24（11）.

养，下列几点建议或有助于提升报道的可读性，以及把握二者的尺度。

1. 日常生活语言

不少健康报道因"不好看"而遭到冷遇，更别说传播知识、移风易俗了。"翻译"不是一件易事，"专门家最不善于写普通文字"，如何平衡严谨性与可读性"实在是极难的一点"。正因为如此，《大公报·医学周刊》在创刊伊始就为自己确定了"用最普通的言论来描写最正确的医学原理"[1] 的宗旨，并在不断摸索和实践中，逐渐形成了活泼有趣的构思和朴实生动的生活化语言，例如，"作怪""打倒枣核""食草类民众""不要吃屎"[2] 等用语，在令人莞尔或捧腹的同时拉近与读者的距离，并加深对健康信息的记忆。[3] 此外，制作精妙的标题和导语、批判性地引用谚语等方法也可以增添报道的人情味。

2. 故事化手法

将生硬的专业知识情境化、故事化是"软化"健康报道的常用手段。通俗来说，即采用对话、描写、场景设置等方法，完整、细致地展现故事情节与人物特点，突现戏剧性与趣味性，让受众在轻松活泼的故事氛围中了解事件、接收健康信息。

3. 适当"蹭热点"

此处的"蹭热点"指在不影响专业性表达的基础上，借助某个热点人物、事件或话题，挖掘与健康相关的报道内容，或使拟报道的内容与之建立巧妙的关联。其相关策略包括：第一，"借势而为"。2015年，电视剧《琅琊榜》热播，主角胡歌红极一时，即可挖掘他牙列不齐戴过牙套之事，开展关于口腔正畸的专题报道。第二，"顺势而动"。同样以牙科为例，某些不法商家热炒"种植牙"，通过投放大量广告营造"缺牙即可种牙"的错觉，媒体或医疗机构可顺势传播正确的健康信息。[4]

4. 找准定位，因地制宜

需要说明的是，严谨性与可读性同为健康报道写作的基本要求，但并无一定之规，二者可以平衡，也可有所侧重，取决于媒体的风格定位与目标受众的偏好。虽然科学背景记者与普通记者搜集材料的动机和方向基本一致，但完成的新闻内容却可能大相径庭。[5] 前者善于从卫生部门、科学家处取材，

---

① 暗然. 怎样办医学周刊. 大公报，1936-07-14（11）.
② 胡懋廉. 打倒枣核. 大公报，1929-08-14（13）.
③ 刘娟. 从《大公报·医学周刊》看民国时期现代卫生观念的传播. 新闻与传播研究，2014（5）：98 - 117.
④ 李雅伦，孙海涛，梁剑芳. 全媒体时代医院如何做好宣传工作. 现代医院，2016（2）：255 - 257.
⑤ 任杰. 健康传播在疫病防治中的重要性研究：以麻疹疫病防治为实例的探析. 合肥：中国科学技术大学，2012.

多使用科学调查、案例；而后者则擅长与普通民众打交道，利用富有政治性或人情味的通俗内容来吸引读者。

同样地，对于注重规范、相对严肃的机关报，或以中老年人为主要受众的媒体，其报道整体应通俗易懂，遣词造句要相对稳重；而网络媒体或自媒体上的报道，语言风格则不宜过于死板，可适度使用网络流行元素，增加内容的活泼性和对网民的吸引力。此外，在编译外国健康报道时，媒体人也应立足本土新闻价值、写作思维与受众期待等因素，在尽可能真实、客观的前提下，有策略地进行语言转换，促使健康信息在公平的语境下进行跨文化传播，而非盲从于强势话语。[①]

（四）摄影与配图：敏于捕捉

戈公振曾言："文义有深浅，而图画则尽人可阅。"[②] 在"读图时代"尤为如此。一张好的照片、一幅精巧的配图、一则形象的漫画不仅能烘托主题、补充信息，还往往是报道中的点睛之笔。图片或镶嵌于文字中，与正文内容相映成趣，或配以简要文字说明成为独立的图片新闻。在拍摄过程中，摄影记者应妥善利用"第三只眼"，基于对新闻事实的了解进行跟踪拍摄，敏锐、精准地捕捉真实而动人的画面，如走廊上护士们忙于抢救时的身影，或是病床旁医生与患者交谈时的笑靥[③]……总而言之，除了过硬的摄影技术，记者还需要长于观察、娴于策划、善于抓拍，方能采集到生动而独特的照片。[④]相对于摄影，图表、漫画等拥有更多灵活性和创作空间，但同样强调抓住事件或人物的精髓，并用视觉语言予以淋漓尽致的表现。

世界新闻摄影荷赛奖（World Press Photo）2002 年度照片（见图 4-1）取材于巴基斯坦扎洛佳（Jalozai）难民营，一名 1 岁的阿富汗难民儿童因脱水而死。在丹麦摄影师艾里克·雷夫纳（Erik Refner）自然而精巧的用光与构图中，天使般的可爱孩子永久睡去，枯槁的亲友们为其装殓，令人在肃穆、纯净的氛围中感到痛惜并深省：武装冲突加剧了儿童的脆弱性，人们何以保障其最基本的健康与生存权利。

图 4-2《面对生命》是第十四届中国新闻奖一等奖作品《SARS 病房》的组图之一，被称为 2003 年中国抗击"非典"的标志性画面。照片中一名重症病人因抢救无效而亡，一位医生久久地站在他的遗体前。摄影师贺延光深

① 程维. 跨文化传播视阈下的新闻编译：以《参考消息》防控甲流的几则新闻稿为例. 上海翻译，2010（3）：27-32.

② 戈公振. 中国报学史. 北京：中国新闻出版社，1985.

③ 刘吉庆. 癌症病人摄影报道的体会. 中国肿瘤，2001（9）：544-545.

④ 李蓓. 浅谈医疗新闻摄影报道的"三字经". 新闻研究导刊，2018（14）：167-168.

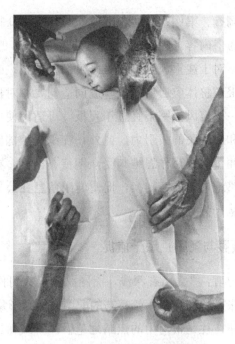

图 4 - 1 难民营中死于脱水的孩子

资料来源：1957—2020："荷赛"年度照片 . https：//www. sohu. com/a/445186871_670098.

入北京地坛医院 18 天，通过近距离接触与细致观察，捕捉到在严重疫情的笼罩下，医患双方身处生与死、希望与无奈边缘的真实状态。

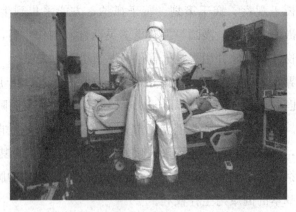

图 4 - 2 面对生命

资料来源：第 14 届中国新闻奖获奖摄影作品（一等奖）：SARS 病房（1）. http：//news. sina. com. cn/c/2004 - 09 - 29/18164459915. shtml.

第二十二届中国新闻奖二等奖作品《吴孟超的一天》（主创：乔天富）是对这位著名医者的日常工作记录。图 4 - 3 是组图之一，构图非常独特。照片虽是仰角拍摄，但并非一般用以展现模范人物的摆拍半身照或大头照，吴孟超自然而专注的面部表情只占画面下方的一小部分，前景是其苍老但有力的手，而画面大部分则是患者的检查资料，如此一来，这幅图几乎成为这位肝胆外科专家一生的精神写照。

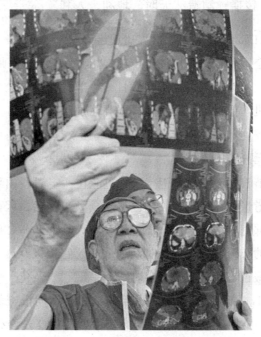

图 4-3 "11 时 22 分，吴孟超术后休息，肝外一科主任王义
拿着一肝癌患者的片子向他请教"

资料来源：吴孟超的一天（组图）. http：//news. sohu. com/20090728/n280411923. shtml.

图 4-4 来自业余摄影师张审军，自接触摄影后她便随身携带相机，见机
而录。2013 年，在一个偶然的情况下，她听说隔壁病房有个人的双亲同时生
病而心生感触，在征得对方同意后拍下这张照片。画面中的人不一定是独生
子，但却触发了广大公众的共情与转发，以及关于计划生育政策及家庭养老、
老年人重病保障等"社会痛点"的广泛讨论。

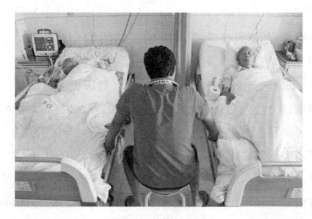

图 4-4 独生子

资料来源：第 26 届全国摄影艺术展览拟入选作品公示——纪录类（单幅）. https：//www.
sohu. com/a/201551637 _ 126820.

（五）传播：制造"天时、地利、人和"

"3·21"世界睡眠日/世界唐氏综合征日、"4·2"世界自闭症关注日、"4·25"全国儿童预防接种宣传日、"8·19"中国医师节、"10·10"世界精神卫生日、"12·1"世界艾滋病日……节日是提高公共意识、探讨健康议题的良好契机，但也容易流于形式。若健康报道能超越"应景"，积极利用并制造各种条件，可大大提升传播力。

1. 合理安排时间

除了节日，突发公共卫生事件也能在一定时段内形成注意力高峰，但热度一过报道量亦立减，该议题也被受众抛诸脑后。因此，有研究者建议，媒体与卫生部门应稳定合作，在全年度有计划地实施"链条式"传播，既妥善利用既定的宣传节点，也针对某些重要议题积极开展具有前瞻性、后续性和常规化的报道，使健康报道在时间上呈现"线条化"而非骤然升降或时现断点。① 例如，受节假日影响，每年的 2 月是新闻报道的淡季，相关媒体及卫生机构可在此时主动"喂新闻"，传播假期卫生防病或养生类专题新闻，或可提升曝光度和刊载率。

2. 促发公共讨论

健康问题关乎每位公民的切身利益，除了科学话语与官方话语自上而下的扩散，民间的声音也不可缺席。无论是疾痛的预防与控制、健康观念的批判或推崇，还是医疗政策的制定和实施，都离不开各方话语的表达与博弈。健康报道不应只是单向传递的过程，而应成为双向互动的载体。报道是促发公共事务讨论的契机，在观点碰撞、交锋与融合中，社会各主体尤其是普通民众的积极参与也将进一步推动报道的多次传播。

3. 培养意见领袖

若想将枯燥的科学道理转化成鲜活的生活常识，意见领袖（opinion leader）的作用不可小觑。他们可以是执业医生、医学生、科学传播行动主义者（science communication activist）、健康促进行动者、学者、相关领域社会活动家、公益人乃至"久病成医"的患者。以广州《越华报》为例，该报通过《医事卫生》专栏培养了一批具有较高美誉度的执业医生作为意见领袖，形成贯通上下的多级传播格局：一方面接收政府的卫生政策，学习先进的医疗成果，并根据本地情况选择合宜的信息传播给市民，引导健康观念与行为；另一方面基于和市民的密切往来，将他们反馈的信息加以收集，作为调整健

---

① 罗娟，白莹，田虹，等．浅析传统媒体在健康传播中的作用与发展：以云南报刊中的免疫规划宣传为例．传播与版权，2017（1）：16-18.

康报道即传播方案的依据。[①]

二、健康报道中的热点主题

上文所概述的健康报道准则和生产策略，旨在建立读者对健康报道的全面了解。然而，健康报道并非铁板一块，每一类健康主题都极具专业特性，分别关联着一个乃至多个学科，报道风格也各有特色，下文将选择其中六种分而述之。

（一）突发公共卫生事件报道：以甲型 H1N1 流感新闻为例

突发公共卫生事件具有反常性、负面性、显著性、接近性、不确定性等特征，不仅给生命健康带来巨大威胁，而且决策时间短、影响范围广，比一般健康信息更具新闻价值。[②] 对突发公共卫生事件报道而言，传播意味着生命，国务院《突发公共卫生事件应急条例》对信息发布的整体要求是"及时、准确、全面"，其中"及时"出现了 15 次。[③] 同时，突发公共卫生事件暴发期间，媒体还负有引导舆论、制造共识的责任，形成"以解决问题为导向的对话过程"[④]。

2009 年 4 月，甲型 H1N1 流感（简称"甲流"）开始在全球蔓延，构成"具有国际影响的公共卫生紧急事态"，并被评为"2009 年十大国际新闻"[⑤]。在不到一个月的时间内，中国媒体对甲流的报道总量超过了中华人民共和国成立 60 年来对肝病报道的总和，李希光称其为"媒体制造的一场媒介化流感"，并批评部分媒体的报道是"逃命新闻"[⑥]。这类新闻用"致命怪病""前所未有的危险""今夜无人入眠""阻击战""抱着'枪'睡大觉"等带有惊悚意味的隐喻和措辞来描述甲流，这些过度报道可能误导受众并引起恐慌，也大大

---

① 卢佳雯. 民国报纸健康传播研究（1927—1949）：以广州《越华报》为例. 广州：华南理工大学，2017.

② 李希光. 我们的社会需要"逃命新闻"吗：透视甲型 H1N1 流感. 探索与争鸣，2009（7）：40 - 42；黄彪文，董晨宇. 媒体对新发突发传染病的报道图景：以甲型 H1N1 流感为例. 新闻大学，2010（4）：19 - 32；徐淑贤. 健康报道研究：以近三年中国健康传播大会报道好作品为例. 锦州：渤海大学，2012.

③ 突发公共卫生事件应急条例.（2011-01-08）[2020-01-16]. http://www.gov.cn/gongbao/content/2011/content_1860801.htm.

④ 陈力丹，董晨宇. 甲型 H1N1 流感国内主流报纸新闻报道分析：以北京三家报纸为例. 新闻与写作，2009（7）：29 - 31.

⑤ 2009 十大国际新闻.（2009-12-28）[2020-01-16]. http://news.sina.com.cn/w/2009-12-28/080616843382s.shtml.

⑥ 李希光. 我们的社会需要"逃命新闻"吗：透视甲型 H1N1 流感. 探索与争鸣，2009（7）：40 - 42.

浪费了媒体资源。[①]

（二）传染病报道：以结核病新闻为例

结核病俗称"肺痨""白色瘟疫"，是由结核杆菌感染引起的慢性传染病，主要通过患者咳嗽、打喷嚏、大声说话等产生的飞沫传播。[②] 作为一种古老疾病，结核病曾频频现身于文艺作品当中，被称作"最浪漫的绝症"。如今结核病已可防可治，但仍是世界十大死因之一，却并未获得应有的关注，无论是新闻报道还是健康传播研究的热度都远不及艾滋病，尽管它正是艾滋病毒感染者的头号致死因素。2017 年，全球约有 1 000 万新发结核病患者，其中三分之二来自印度尼西亚、尼日利亚等 8 个国家，中国的新发病例数与耐药患病人数均居世界第二。[③] 可以说，结核病尤其是耐药性结核对人类健康的巨大威胁依然并将长期存在。

于兰等通过对全国 487 家报刊的分析发现，国内媒体对结核病报道较少，难以引发公众和政府决策者的关注，具体表现在：报道集中在地市级媒体，缺乏更高级别媒体的关注；内容以宣传"防治行动"的消息为主，缺乏深入采访与调查；每年 3 月 24 日"世界防治结核病日"前后出现宣传高潮，之后迅速回落；多数信源为政府官员、专家学者，甚少直接引用结核病患者的意见。[④] 媒体对结核病的报道框架以《人民日报》通过介绍治疗成果、表彰典型事迹建立的"共识框架"，《北京青年报》的"冲突框架"和《当代健康报》倾向于普及医学知识的"解释性框架"为主。[⑤]

需要强调的是，结核病防治与政府投入及经济状况密切相关，大多数高收入国家每 10 万人的新发病例数少于 10 例，而部分低收入国家则高于 500 例，约 80% 的中国患者居于农村，三分之一在西部地区，故被称为"贫困病"。[⑥] 因此，无论是从结核病的严重程度还是人本视角考虑，结核病都应得到更丰富、深度、持续且通俗的报道以及充分的讨论，包括疾病基本知识、

---

① 张晴. 警惕媒体对危机事件的过度报道：以甲型 H1N1 流感的报道为例. 新闻爱好者，2009（22）：37.

② 公共卫生科学数据中心. 肺结核数据库. ［2020-02-12］. http：//www.phsciencedata.cn/Share/index.jsp.

③ 世界卫生组织. 2018 年全球结核病报告. ［2022-02-12］. https：//www.who.int/tb/publications/global_report/en/.

④ 于兰，王秀丽，吕青，等. 2012 年我国主要报刊结核病舆情监测情况分析. 中国健康教育，2013（3）：232-234.

⑤ 陈敏. 不被关注的公共健康议题：中国媒体肺结核报道研究. 第一届中国健康传播大会，北京，2006.

⑥ 李颖. 公共健康报道中的隐喻：以肺结核报道为例. 中国科技新闻学会第八次学术年会，北京，2005.

防治状况与挑战、政策规章及解读、国内外良好实践以及结核病患者与一线医生的主体经验等。

（三）慢性疾病报道：以癌症新闻为例

癌症是以细胞异常增殖及转移为特点的一大类疾病，其发病与有害环境因素、不良生活方式及遗传易感性密切相关。癌症正在成为新世纪人类的"第一杀手"，人们对它的恐惧已经到了"谈癌色变"的程度，绝大多数人认为"你已被确诊为癌症"是从医生口中听到的最坏消息。[①] 总体而言，中国媒体对癌症的报道呈现应景式报道，数量较少且主要集中于癌症治疗，关于预防、筛查的效能信息偏少。报道中一大半是患者故事，其他为对癌症议题的宣传倡导、相关政策法规及研究报告等。报道多采用恐惧诉求，将癌症描述成一种不受意识控制、几乎无法避免的病症，治疗活动则被比喻为"战争"或"抗争"，具体内容却模糊不清，文章之间时常互相矛盾。超过半数报道的感情基调消极、悲观，癌症病人被塑造成痛苦、软弱、被动、可怜和急需援助的形象。如果能以故事化的手法，通过癌症患者的经历讲述或呈现故事，以积极的语态传播癌症知识，会使受众更愿意且更容易接受这些健康乃至生命攸关的重要信息。[②]

此外，癌症报道与现实中的癌谱分布有较大差异，可能会导致公众错估患癌风险。媒体对白血病和乳腺癌的重视超过了它们在现实中的流行状况，但对肝癌和胃癌却未给予相应的关注。当某位名人患癌后，这一类癌症会在新闻中密集出现，从而提高公众对该癌症的关注度。[③] 反之，其他癌症可能会因为不被注意而贻误诊疗，吞噬更多健康与生命。而媒体对某些癌症不够科学、全面的报道则可能会造成受众的认知偏差。例如，在部分宫颈癌报道中，含有可能给女性带来污名感的措辞，表明特定价值观试图通过建构"惩罚性的疾病"来规训女性的身体。而且，媒体倾向于将患癌归咎于患者的个

① CAREY M P，BURISH T G. Etiology and treatment of the psychological side effects associated with cancer chemotherapy：a critical review and discussion. Psychological bulletin，1988，104（3）：307-325.

② SEALE C. Cancer in the news：religious themes in news stories about people with cancer. Health，2001，5（4）：425-440；CLARKE J N，EVEREST M M. Cancer in the mass print media：fear，uncertainty and the medical model. Social science & medicine，2006，62（10）：2591-2600；陈静. 癌症的媒体呈现与受众认知：健康传播的视野. 新闻前哨，2007（12）：81-82；王洁. 中国媒体癌症新闻报道的内容分析：以《人民日报》《楚天都市报》和新浪新闻为例. 武汉：武汉大学，2013；刘丽. "十一五"以来我国报纸肺癌报道的内容评估：以"恐惧诉求"为指向. 长春：吉林大学，2013；张一弛. 报纸癌症报道新闻框架研究. 长沙：湖南大学，2014.

③ CHAPMAN S，MCLEOD K，WAKEFIELD M，et al. Impact of news of celebrity illness on breast cancer screening：Kylie Minogue's breast cancer diagnosis. The medical journal of Australia，2005，183（5）：247-250.

人生活习惯和经历，却忽视背后的政治、经济和社会因素。

研究发现，中国政府将财力、物力集中在对癌症的治疗上，而未给予预防和筛查足够的重视，因此效果并不理想，资源利用率极低。[①] 幸运的是，我国政府已开始转变政策，媒体也应相应地增加更多关于癌症预防和筛查的信息。在《人民日报》《楚天都市报》和新浪新闻三家媒体中，前五位最常被提到的癌症风险因素依次是：饮食、环境污染、某些特定元素物质、烟草和巨大压力，而意外事故、阳光、缺乏筛查、年龄增长、缺乏运动、饮酒及病毒等因素未得到相应重视。

（四）精神与心理疾病报道：以抑郁症新闻为例

WHO 的报告显示：2015 年全球超过 3 亿人受抑郁症困扰，在 10 年间增长了 18.4%，导致每年超过 1 万亿美元的经济损失，中国的抑郁症病例占全国人口的 4.2%。报告将青年人、育龄（尤其是产后）妇女、60 岁以上老人设定为三类重点目标人群，并强调"围绕抑郁症等精神疾病的污名是患者寻求帮助的障碍"[②]。精神与心理疾病患者在遭受疾痛的同时，还承受着来自各方的贬低、排斥和歧视；他们不仅在大众传播中失语，媒体还将其呈现为"不受欢迎、充满暴力、举止怪诞或失去控制的人"，这可能会导致治疗依从性降低、负面症状持续存在乃至病情加重，不断加深公众对抑郁症的误解。[③] 因此，无论是在私人还是公共领域，科学、公开地谈论抑郁症，都有助于消除其污名，使更多的人能够寻求并得到帮助。

我国媒体对抑郁症日益重视，但这一问题尚未普遍进入主流媒体和大众化的报道视野。抑郁症新闻多以轰动性事件为导向，缺乏常态化关注，媒体报道起到了信息告知的作用，但尚未形成对抑郁症科学、完整的认知，因果解释过于简单模糊，意义评估负面倾向显著，措施建议缺位且薄弱，作为专业的"健康传播者"仍处于起步阶段。[④]

---

① 王洁. 中国媒体癌症新闻报道的内容分析：以《人民日报》《楚天都市报》和新浪新闻为例. 武汉：武汉大学，2013.

② 张淼. 世卫组织：全球超 3 亿人受抑郁症困扰. (2017-02-23) [2020-01-16]. http：//www. xinhuanet. com/tech/2017 - 02/24/c_ 1120524485. htm.

③ RÜSCH N, ANGERMEYER M C, CORRIGAN P W. Mental illness stigma: concepts, consequences and initiatives to reduce stigma. European Psychiatry, 2005, 20 (8): 529 - 539; LINK B G, YANG L H, PHELAN J C, et al. Measuring mental illness stigma. Schizophrenia Bulletin, 2004, 30 (3): 511 - 541.

④ 董伟. 健康传播视角下抑郁症报道研究. 新闻世界，2010 (5)：91 - 93；庞旭. 健康传播视域下的抑郁症报道研究（2011—2015）. 上海：华东师范大学，2016；李翔. 都市类报纸抑郁症议题报道研究：以《南方都市报》为例. 武汉：武汉大学，2017.

（五）健康促进报道：以"控烟"新闻为例

烟草在文学作品、影视剧、广告等文本中被隐喻为"启迪思维的助燃剂""形影不离的精神伙伴""勇士的礼物和游戏"和"舒缓身心的愉悦消遣"，甚至是"财富与地位的象征"；烟草企业将吸烟者建构成充满魅力的人，并劝说人们忽视吸烟的危害。[①] 直到 20 世纪初，烟草带来的健康风险才逐渐为世人所关注并重视，但烟草在世界范围内仍广受追捧。

2003 年，中国签署《世界卫生组织烟草控制框架公约》（简称《公约》），承诺"使烟草使用和接触烟草烟雾持续大幅度下降"，以保护当代和后代免受烟草对健康、社会、环境和经济造成的破坏性影响。因此，政府有责任对媒体工作者进行烟草控制方面的培训，使之能够有效地开展公众意识倡导。[②] 然而，《公约》生效 5 年后，中国履约绩效得分甚低，可谓控烟成效不佳。[③] 2011 年，原卫生部修订的《公共场所卫生管理条例实施细则》正式施行，新增"室内公共场所禁止吸烟"等规定，再度吸引媒体对控烟议题的报道。关于如何剥离烟草原有的符号性隐喻，将其与健康危害密切关联，健康报道具有不可推卸的责任。

目前控烟问题已引起媒体关注，但仍具有较鲜明的"应景"特征，报道数量随一些重要事件或节庆的热度而变化，缺乏主动的持续性关注。此外，报道总量、力度与深度仍不足，重复报道较多；风格偏"硬"，多为即时消息，少有调查、专访、特写、图片等相对感性、偏重细节描述的"软"报道；报道主题集中在"烟害相关疾病介绍""控烟相关政策或法则"及"防治倡议与控烟活动"，信源局限以政府为主，忽视了个体与企业视角及其社会责任，对吸烟的危害及具体、有效的控烟措施等内容有所忽视，对女性、儿童及青少年等特殊吸烟人群关注不足，对如何转变受众态度缺乏考虑。

今后的控烟报道应根据目标受众特点进行信息定制，对核心信息与配套信息进行有机组合；促进控烟报道的多角度挖掘、信源和叙事方式的多样化，以及更为深入、全面、可持续的解读；妥善采用恐惧诉求（appeal to fear）、情感诉求（appeal to emotion）等策略唤起公众注意，促使其迅速

---

① 吴婷婷. 烟草的符号性隐喻及其在大众传播中的应用. 合肥：中国科学技术大学，2014；张自力. 健康传播资源与策略. 北京：中国协和医科大学出版社，2014.

② 世界卫生组织. 世界卫生组织烟草控制框架公约.（2021 - 11 - 05）[2022-01-13]. https://apps. who. int/iris/bitstream/handle/10665/42811/9789245591016 _ chi. pdf? sequence＝3.

③ 中国疾病预防控制中心.《控烟与中国未来：中外专家中国烟草使用与烟草控制联合评估报告》发布会在北京召开.（2011-01-11）[2020-01-16]. http://www.chinacdc.cn/zxdt/201101/t20110111 _ 30467. htm.

采取行动。①

（六）医疗行业报道：以"医改"新闻为例

陈欣钢认为，中国政府、医疗机构与民众业已认识到 1985—2005 年市场经济环境下医疗体制改革的"失败"与"错误"。② 其中的标志性事件是 2005 年《中国青年报》整版刊发的《国务院研究机构最新报告说："中国医改不成功"》《四个家庭的就医之痛》③ 等系列"特别报道"，引发了媒体与社会关于医改失败的广泛大讨论。2009 年至今的新一轮医疗改革（又称"新医改"）则是对错误方向的纠偏。

新医改前三年，相关媒体报道框架包括：宣传个人或集体先进个案的"典型框架"、调查并曝光就医难题与医疗乱象的"调查框架"，以及进行政策解读和成果总结的"专题框架"。新医改后，媒体报道持续记录着医疗行业及相关领域内发生的深刻变革，医患报道亦趋于冷静客观。总体来看，医改报道以消息、短通讯居多，文风偏"硬"，具有思考性、探索性的系列专题报道较少，多限于政策文件的发布和进展情况的通报，官方话语占据绝对主导地位，建构并巩固着"医改政策是解决医疗问题的重要手段"及"医疗改革卓有成效"的叙事框架。同时，随着博客、微博等新媒介技术的发展，民间精英话语成为呼吁改革公平、突破"敏感区域"的新兴力量。医改关乎国计民生，媒体人肩负着搭建公共讨论平台的责任，建议相关报道拓展信源，增加对执业医护人员及医疗机构后勤、管理人员的报道，促发各界人士尤其是患者和一线、基层医务工作者为医改积极建言。④

上述几个热点主题的健康报道虽特点不一、情况各异，但仍存在一定的共性，包括信源局限、体裁单一、主题单调、层次表浅等。这些问题固然可归咎于采编人员医学素养和专业能力不足，可从提升报道技巧等微观、实操层面给出建议，但若脱离媒介内容生产机制而言，则近似于空中楼阁。陈欣

① 袁军，杨乐.健康传播中的控烟议题研究：以《人民日报》控烟报道为例.当代传播，2010（2）：104-106；罗元.健康传播视角下的报纸烟害报道研究.长沙：湖南大学，2011；张靖.控烟报道研究：以 2000—2011《中国青年报》为例.西安：西北大学，2012；周莹，王林，李媛秋.中国控烟进程中媒体报道现状及健康传播对策.中国公共卫生管理，2012（6）：803-804；陈虹，郝希群.恐惧诉求视角下看媒体的控烟报道：以《人民日报》控烟报道为例.华东师范大学学报（哲学社会科学版），2013（1）：128-140；张自力.健康传播资源与策略.北京：中国协和医科大学出版社，2014.

② 陈欣钢.医疗改革报道的新闻采编框架：基于框架理论的研究.编辑学刊，2015（4）：89-94.

③ 王俊秀，蔡小玲.《国务院研究机构最新报告说："中国医改不成功"》等系列"特别报道".（2005-07-29）[2020-01-16]. http://zqb.cyol.com/node/2005-07/29/zgqnb.htm.

④ 罗颖凤.医疗体制改革报道的框架分析：以《中国青年报》为例.兰州：兰州大学，2007；陈欣钢.我国医疗改革的媒介话语生产：对中央电视台新医改报道的个案研究.上海：复旦大学，2012；庞慧敏，段羽佳.我国医疗改革的媒介呈现：以《人民日报》2009—2014 年医改报道为例.青年记者，2015（36）：58-59；张依帆.2015 年新医改后，医疗报道选题变迁研究.新闻研究导刊，2016（6）：191-192.

钢认为，媒体的流水线生产过程向来缺乏创造性，只是在强化既有经验和隐喻，幸而它们已不再是总体性社会下铁板一块的政治宣传机构，以医改报道为例，其能动性表现在社会改革议题话语空间及周边"敏感区域"的长期博弈。① 而政策的转向与支持、媒体自身的探索与实践及其与社会组织的合作将进一步撑开多元、深度、新型、冷门和另类健康报道的话语空间，这在健康报道追求公共利益的过程中至关重要。

三、新媒体时代的健康报道

在"互联网＋医疗健康"时代，健康报道已开始全新演进。通过新媒介技术，健康报道的信源及发布渠道不断拓展，与更多医疗服务相结合，和民间话语的关联也愈加紧密。

主流媒体记者常常从微博、微信等新媒体平台寻找报道线索，也会根据网络传播尤其是移动端传播的特点对报道进行梳理、整合及加工，例如将标题、内容修改得更"接地气"。将传统媒体上的新闻发布于"两微一端"（微博＋微信＋客户端），不仅提升了稿件的使用效率，更能通过社会化媒体良好的交互性实现并加深与受众的"亲密接触"。② 例如，《钱江晚报》通过报网互动，采用新的报道方式和多媒体传播手段，盘活版面资源，由封闭式办刊转为开放式办刊，吸引医生、医学专家和受众的参与，链接线下交流活动，促进媒体、医生、受众三方多维、立体的有效互动，继而转化为具有独家性和原创性的健康报道。

任杰通过对新浪网 2009—2010 年"麻疹疫苗强化"报道的研究则发现，与传统媒体几无负面内容的宣传方式相比，网络新闻尤其是网络论坛体现了更多公众的担忧。③ 除了加强自身多媒体平台建设，加深与受众的联系和互动外，健康类自媒体之间还结成了一定规模的行业联盟，直接介入健康报道的生产与传播。2016 年，以卫健委宣传司为指导部门、中国医师协会为依托部门的"中国医疗自媒体联盟"在南通成立，与腾讯、今日头条、一点资讯、健康中国新媒体平台合作，累计粉丝数近 3 亿。④ 该平台不仅发布新闻，还致力于纠偏、辟谣，2016 年的山东产妇"纱布门"事件即在联盟成员的陆续

① 陈欣钢. 我国医疗改革的媒介话语生产：对中央电视台新医改报道的个案研究. 上海：复旦大学，2012.
② 范力. 报纸健康新闻如何去同质化. 记者摇篮，2012（6）：44－45.
③ 任杰. 健康传播在疫病防治中的重要性研究：以麻疹疫病防治为实例的探析. 合肥：中国科学技术大学，2012.
④ 医疗自媒体联盟. 特别提醒 ｜ 这才是新版！.（2018-11-27）　[2020-01-16]. https：//mp. weixin. qq. com/s/Jd8CUb-＿VZTzy7RBpgDu4g.

参与下实现理性反转。

机遇与挑战总是共存并行，新媒体时代的健康报道虽然有新技术带来的新鲜活力和无限可能，但在报道的深度和广度方面并未实现质的突破，并衍生出了新的问题。首先，新媒介技术冲击了健康类媒体的格局，导致新闻从业者流动性增强，以往跑口记者固定、主动联系采访对象的方式被逐渐打破，媒体与卫生部门的联系变成了"抓差"模式，不利于健康报道的专业化积累。[①] 其次，传统主流媒体的新媒体功能设置多流于形式，健康报道的困境在新媒体中延续。以"《人民日报》法人微博"的抑郁症报道为例，虽然表现形式更为多样，互动更为频繁，在语态上更加亲和，但基本内容并无太大差异，缺乏连贯性和持续性的应景式报道依然大量存在，对抑郁症等议题的报道严谨性不足，配图随意，缺乏对患者内心世界的平等关注，反而加固了对病症的刻板印象。[②] 控烟新闻亦是如此，尽管汇聚了海量信息，与网友互动频繁，但报道本身并无多少新意，且充斥着大量重复、雷同的文本。[③] 最后，网络世界众说纷纭、信源难辨，社会化媒体上"伪科普""营销号"和软广告泛滥，健康报道须进一步加强区辨、求证和辟谣的力量，坚守科学性原则。因此，如何进一步运用新兴媒介技术，激活采编人才的能动性，突破制度桎梏，从本质上提升健康报道的专业性，值得学界、业界与公众持续地研究、探讨与实践。

本章小结 | Summary

研究表明，受众对某类风险的认知与其被报道的程度高度相关，健康报道所塑造的拟态环境对公众接收、理解并运用健康信息有着重要、深远的影响。以癌症为例，媒体对哪种癌症报道更多，人们就会倾向于认为这种癌症更流行、更严重或与自己的距离更近，从而更加重视。同理，对医患关系的报道影响着二者之间的沟通交流，对致癌因素的报道影响着公众的防癌认知与行动。因此，新闻媒体在开展健康促进与健康教育方面发挥着重要作用，包括协助患者参与预防和治疗方案的"共同决策"，消除公众对某些癌症类型的偏见与歧视，通过报道研究与治疗进展打破"癌症＝死亡"的观念，帮助

---

① 罗娟，白莹，田虹，等. 浅析传统媒体在健康传播中的作用与发展：以云南报刊中的免疫规划宣传为例. 传播与版权，2017（1）：16-18.

② 樊阔. 健康传播视域下我国抑郁症报道的议题建构：以人民日报法人微博为研究对象. 新闻知识，2018（10）：18-24.

③ 顾燕. 健康传播视角下主流网络新闻媒体的控烟报道研究：以新浪网、人民网为例. 苏州：苏州大学，2012.

人们树立治愈的信念，在诊疗过程中保持积极心态等。[①] 媒体在进行健康报道时，应恪守科学性、专业性和人本主义原则，用语准确，态度公允，并与受众保持平等、通畅的有效互动。这要求新闻从业者在选题、采访、编辑、拍摄、传播等每一个环节都精心设计、严谨操作，在灵活运用新技术的同时寻求制度性的支持与突破，为健康报道的生产打造一个良好的环境。

反思与讨论 Reflection & Discussion

1. 你参与过健康报道实务工作吗？如果参与过，请分享更多报道中的常见问题，以及提升报道质量的经验。

2. 请挑选某个你感兴趣的健康报道主题，如艾滋病、自闭症、疫苗、食品安全等，搜集相关文献，梳理并总结此类报道的特点、现状、问题及改进策略。

3. 请在微博、微信或其他社会化媒体中选择一家健康类主流媒体和一家健康类自媒体，观察其健康报道内容与风格的差异。

延伸阅读 Further reading

1. 国家卫生健康委员会宣传司新闻网络处，中国人民大学公共传播研究所. 教你如何走进医疗圈：卫生健康报道手册. 北京：中国人口出版社，2019.

2. 李希光，周敏. 艾滋病媒体读本. 北京：清华大学出版社，2005.

3. 张自力. 健康传播学：身与心的交融. 北京：北京大学出版社，2009.

4. 张自力. 健康传播资源与策略. 北京：中国协和医科大学出版社，2014.

---

① SEALE C. Cancer in the news：religious themes in news stories about people with cancer. Health, 2001，5（4）：425－440；王洁. 中国媒体癌症新闻报道的内容分析：以《人民日报》《楚天都市报》和新浪新闻为例. 武汉：武汉大学，2013.

第五章　健　康　素　养

章节目标 Key aims

- 厘清健康素养相关概念及其关系
- 掌握健康素养调查与评估的基本知识
- 知晓中国城乡居民的健康素养现状
- 了解提升健康素养的相关策略

章节导论 Introduction

根据世界卫生组织和国家卫生健康委员会的定义，健康素养（health literacy）是指"个人获取和理解基本健康信息和服务，并运用这些信息和服务做出正确决策，以维护和促进自身健康的能力"。

健康素养与人均期望寿命、生命质量高度相关，是预测健康状况的重要指标。[①] 健康素养低下往往意味着预防性保健意识的缺失，会导致癌症、抑郁症、性传播疾病等发生率和恶性发展率上升，并影响医患沟通、医嘱依从率和治疗效果，尤其在复诊、服药和慢性病管理等方面影响较大。[②] 若国民健康素养普遍低下，除了导致健康状况不良、生活质量较差及医疗费用负担加重，造成卫生资源浪费，还将严重影响公众的综合素质、全面发展与未来福祉；提升健康素养则可有效减少健康不公平，降低社会成本。[③] 因此，多国政府将全面提升健康素养纳入公共政策。

20 世纪 90 年代以来，健康素养逐渐进入中国学者的视野，加之世界卫生组织等国际组织的推动，开始获得我国政府的高度重视。在借鉴国外研究

---

① SCHILLINGER D，GRUMBACH K，PIETTE J，et al. Association of health literacy with diabetes outcomes. JAMA，2002，288（4）：475 - 482.

② YOUSUF Z S，UBEL P A，TULSKY J A，et al. Cost-related health literacy：a key component of high-quality cancer care. Journal of oncology practice，2015，11（3）：171 - 173；赵晓云，齐艳. 健康素养对慢性病患者药物治疗依从性影响的研究进展. 中国老年保健医学，2016（3）：61 - 63.

③ PALUMBO R. Examining the impacts of health literacy on healthcare costs. An evidence synthesis. Health services management research，2017，30（4）：197 - 212.

成果的基础上，中国疾病预防控制中心健康教育所（中国健康教育中心的前身）于 2005 年启动本土健康素养研究与实践。[①] 2007 年，国家卫生和计划生育委员会（卫健委的前身，简称"卫计委"）组织专家研讨，并于次年 1 月公布了世界上第一份界定公民健康素养的政府文件《中国公民健康素养：基本知识与技能（试行）》，简称"健康素养 66 条"，以及《中国公民健康素养促进行动工作方案（2008—2010 年）》，为提升全民健康素养提出了指导方针。同年，卫计委在全国范围内组织开展首次"中国居民健康素养调查"。2010 年，中国健康教育中心构建了一套健康素养评价指标体系。随后，许多省市相继开展辖区内的健康素养调查。如今，"居民健康素养水平"已成为《"健康中国 2030"规划纲要》《"十三五"卫生与健康规划》以及《"十三五"全国健康促进与教育工作规划》的主要指标之一，相关研究亦逐年递增。

综合来看，国内的健康素养研究主要包括：针对某一地区、人群或医学领域健康素养状况的调查及对比，健康素养的影响因素，健康素养低下引发的问题，健康素养的调查方法与评价指标，健康素养的干预措施和效果评估等主题，量化研究占据主导地位。目前，国内相关研究在概念及理论的本土化探索及多学科、跨学科研究等方面较为薄弱，对老年人、少数民族、残障者、留守与流动儿童、流动女工等边缘群体的关注亦有待加强。[②]

第一节　健康素养概述

本节将简述健康素养的内涵、两种取向与三种模式、影响因素等，帮助读者从整体上把握这一领域之概貌。

一、健康素养的内涵

1974 年，西蒙兹（Simonds）发表论文《作为社会政策的健康教育》（Health Education as Social Policy），文中提议制定各年级学生的"健康素养"最低标准，是该术语出现的最早记录。[③] 为了体现这是一种经后天培养

---

① 郭欣，王克安．健康素养研究进展．中国健康教育，2005（8）：590 - 593.

② 潘秋予，欧阳明月．国内健康素养研究进展．中国医疗管理科学，2017（3）：67 - 72；李长宁，吴敬．中国居民健康素养监测报告．北京：人民卫生出版社，2018.

③ SIMONDS S K. Health education as social policy. Health education monographs, 1974，2（1）：1 - 10.

而稳定下来的实用技能，并强调它对人的整体素质的影响，这一概念被译为"健康素养"。20 世纪 80 年代末 90 年代初，健康素养进一步从素养/文化程度（literacy）和科学素养（science literacy）中独立出来，开始为医学与健康教育机构所重视，健康素养理论与研究方法开始全面发展。

健康素养是一个层次丰富、动态发展的内涵体系。斯佩罗斯（Speros）认为健康素养的内涵应包括以下几个维度：阅读能力、理解能力、计算能力、做出正确决策的能力以及利用健康信息和卫生服务的能力。[①] 舒尔兹（Schulz）等根据对知识的不同运用情况，将健康素养划分为：（1）陈述性知识，指获取健康信息或卫生服务的知识；（2）过程性知识，指根据具体情况应用现有的健康知识；（3）判断技能，指个体应对新情况时，对健康信息进行评估、整合、利用以做出决策的能力。[②] 乔丹（Jordan）等从患者的角度出发，认为健康素养应包括以下七种关键能力：知道何时寻求健康信息、知道从何处获得健康信息、口头表达能力、积极主动性、读写技能、保存和处理信息的能力、应用技巧。[③] 美国国家健康教育标准（National Health Education Standards，NHES）[④] 则将各年级学生应具备的健康素养划分为：理解健康知识，分析健康行为影响，获取健康信息、产品和服务，人际沟通，健康决策，设定健康目标，健康行为练习，以及为个人、家庭及社区开展健康倡导等八项能力。

中国学者郭欣等提出了健康素养的三个维度，即"对科学的健康概念的理解""对健康的社会影响的理解"以及"对基本健康知识的掌握"，包括疾病知识、急救知识、健康领域新名词、重大医学进展等。[⑤] 中国健康教育中心则主要从"是否具有基本的健康知识和理念""是否具有健康的生活方式与行为"和"是否具有维护和促进健康的基本技能"来衡量一个人的健康素养。[⑥] 由此可见，健康素养包含知识与技能两个基本维度，而在此基础上衍生出的更多维度及其细分则见仁见智，折射出不同视角的健康与教育观念。

① SPEROS C. Health literacy: concept analysis. Journal of advanced nursing, 2005, 50（6）：633 - 640.

② SCHULZ P J, NAKAMOTO K. Emerging themes in health literacy. Studies in communication sciences, 2005, 5（2）：1 - 10.

③ JORDAN J E, BUCHBINDER R, OSBORNE R H. Conceptualising health literacy from the patient perspective. Patient education and counseling, 2010, 79（1）：36 - 42；杨文燕. 山东省农村居民健康素养评价及其与卫生服务利用的关系研究. 济南：山东大学，2014.

④ Centers for Disease Control and Prevention. National Health Education Standards.（2018-11-29）[2020-01-15]. https：//www. cdc. gov/healthyschools/sher/standards/index. htm.

⑤ 郭欣，王克安. 健康素养研究进展. 中国健康教育，2005（8）：590 - 593.

⑥ 李长宁，吴敬. 中国居民健康素养监测报告. 北京：人民卫生出版社，2018.

二、健康素养的两种取向与三种模式

(一)健康素养的两种取向

健康素养研究和实践可分为临床和公共卫生两大取向。临床取向以美国为代表,多以临床环境中的特定人群为研究对象。该取向认为健康素养主要是个体获取、识读、理解、处理、运用健康信息和服务并做出正确临床决策的能力,如向医疗保健专家讲述自己的病情、识读并签署知情同意书、知晓治疗方案之间的差异、跟进并坚持医嘱等。临床取向的健康素养还包含基本的数学能力,如对"以减掉10%的体重为目标""一天3次,成人每次3粒,儿童减半"等有准确认知。另外,从临床视角来看,健康素养较低与不良健康状况、较高住院率、未尽早发现疾病、未妥善执行治疗方案以及卫生服务利用不足等问题密切相关;同时,健康素养的高低是病人自身的问题,医生应予以识别并据此开展有针对性的医患沟通和治疗。[1]

健康素养的公共卫生取向以瑞士、英国、加拿大、澳大利亚等国为代表,亦为中国政府及相关机构所采纳。该取向认为健康素养是更好地掌控自身健康和改善健康环境的能力,其内涵远远超过阅读手册、遵守医嘱等内容,是理念、知识和技能相互融合、个人和社会相互作用的产物,也是健康教育与健康促进的结果,其实践过程包括四个基本步骤:(1)监督:"问题是什么";(2)风险因素识别:"由什么原因导致";(3)干预评估:"哪些措施有效";(4)实施:"我们怎样操作"。[2] 随着研究的发展,越来越多的学者趋向于将两种视角结合起来,从而更全面地探析健康素养与人类健康的相互作用。

(二)健康素养的三种模式

依据社会认知理论、相互依赖理论和赋权教育模式,努特比亚姆(Nutbeam)提出了健康素养的三种模式[3],可用于推进健康素养项目的执行并促使其向赋权迈进。这三种模式分别是:(1)功能性健康素养(function health literacy,FHL),注重阅读和写作等在健康系统活动中所需的基本能力,以20

---

① PARIKH N S, PARKER R M, NURSS J R, et al. Shame and health literacy: the unspoken connection. Patient education and counseling, 1996, 27 (1): 33 - 39; NUTBEAM D. The evolving concept of health literacy. Social science & medicine, 2008, 67 (12): 2072 - 2078.

② MIKA V, KELLY P, PRICE M, et al. The ABCs of health literacy. Family & community health, 2005, 28 (4): 351 - 357.

③ NUTBEAM D. Health literacy as a public health goal: a challenge for contemporary health education and communication strategies into the 21st century. Health promotion international, 2000, 15 (3): 259 - 267.

世纪 90 年代北美和西欧地区的成人基础教育（adult basic education，ABE）和"国际成人文化程度调查"（international adult literacy survey，IALS）等大规模调查为代表；（2）互动性健康素养（interactive/communicative health literacy，IHL），对认知与读写技巧有更高要求，是将新信息应用于各种情形的能力与功能性健康素养的结合体；（3）批判性健康素养（critical health literacy，CHL），以前二者为基础，意味着更强大的认知与分析能力，并着力强调个体和社区层面的赋权。

从了解环境、适应环境到改变环境，这三种健康素养模式前后接续、逐级递增，共处于一个连续统之中。以癌症筛查为例，公众须知晓什么样的检查是重要的，为什么以及何时需要进行这些检查；还需要具备预约服务的能力和方法，并能到达约定地点根据专业指示完成检查流程；如果无法获得应享有的服务，则须通过向市政府反映情况、与当地抗癌社团会谈、给新闻媒体投稿等方式表达相应的诉求。在此过程中，健康素养的三种模式均有所应用并逐一显现。[①]

尽管从最低级别的功能性健康素养到最高级别的批判性健康素养是一个连续发展的过程，但前者长期占据健康素养实践的主流位置，引起了学界的批评与讨论。批评者认为，在新自由主义的语境下，功能性健康素养的前提假设是：健康素养低下应在一定程度上对生产力、竞争力和经济增长率的低下负责，而个体应承担提升其健康素养低下的主要责任。由此导引出两大干预策略：一方面，通过发起运动、开设课程等形式提高国民的健康素养；另一方面，简化面向公众的传播材料，加强其可读性（readability），使之通俗易懂。不过，罗兰（Rowlands）等学者的研究显示，受其他负面健康决定性因素的持续影响，可读性策略对健康状况极低的社区而言效果甚微，且因"不接地气"而遭到抵制。[②]

此外，功能性健康素养之所以比另外两种模式更受欢迎，部分原因是它更具备实证主义所期望的可测量性（measurability）。然而，现有的测量逻辑和所谓的资格认证并不能判定"知识—态度—行为—结果"之间的线性关系，而功能性健康素养过分简化了这一过程和健康传播的复杂性。更重要的是，功能性健康素养对社会结构性因素缺乏考量，因而在理解、测量并从根本上提升弱势群体健康素养、改善其健康状况方面表现乏力，而这正是批判性健

---

① MIKA V，KELLY P，PRICE M，et al. The ABCs of health literacy. Family & community health，2005，28（4）：351 - 357.

② ROWLANDS G，PROTHEROE J，WINKLEY J，et al. A mismatch between population health literacy and the complexity of health information：an observational study. British journal of general practice，2015，65（635）：e379 - e386.

康素养的能量所在。[①] 下一部分将探讨健康素养的影响因素，以进一步识别、理解并批判性地运用各种模式。

三、健康素养的影响因素

健康素养不是一个孤立的概念，它与社会、经济、文化等因素相互作用，受到来自个体、社区及医疗系统等诸多方面的影响。[②] 作为健康知识和技能的综合体，健康素养的形成可视作社会结构中的人与健康信息相互作用之过程。因此，健康素养的影响因素可大致分为社会结构中的人与健康信息两部分，而社会环境对二者皆有深层次的影响。

（一）社会结构中的人

作为健康素养的主体，人的各种特征、经历和身份都有可能影响其健康素养水平。为了更明确地指引实践方向，本部分将略过性格、患病经验等极具个性的部分，而详述具有显著、普遍的影响力和强烈社会建构意义的因素。

1. 文化程度

文化程度是健康素养的重要乃至首要影响因素。一般情况下，文化程度较低者的健康知识储备较少，对关于健康的权利与责任不甚知晓，也难以主动获取、筛选、理解、分析并运用健康信息，故健康素养整体水平较低。在问诊时，他们更容易出现理解与表达偏差，进而影响医生的诊断，而医患沟通不畅可能导致患者产生自卑心理，乃至加重病情。反之，文化程度较高者的知识面相对更广，更能够理解医学语言，并将其转化为有利于健康的行动。[③] 值得注意的是，文化程度与健康素养的衡量标准不同、影响因素复杂，二者远非严格的正相关关系。一般意义上的文化程度高低无法说明对某一特定领域的了解程度，穆恩（Moon）等学者的研究即发现，所有的社会经济群体里都有文化程度不高者，而无论文化程度如何，他们都不怎么了解儿童健

---

① 陈建伟，罗敏红，许信红，等.2014 年广州市居民健康素养水平及影响因素分析.预防医学情报杂志，2016（7）：647-652；CROSS R，DAVIS S，O'NEIL I. Health communication：theoretical and critical perspectives. Cambridge：Polity Press，2017.

② 严丽萍，李英华，聂雪琼，等.2012 年中国居民健康素养监测中公务员健康素养现状分析.中国健康教育，2012（1）：8-11.

③ PARIKH N S，PARKER R M，NURSS J R，et al. Shame and health literacy：the unspoken connection. Patient education and counseling，1996，27（1）：33-39；SERVELLEN G V，BROWN J S，LOMBARDI E，et al. Health literacy in low-income Latino men and women receiving antiretroviral therapy in community-based treatment centers. AIDS patient care and STDs，2003，17（6）：283-298；郭欣，王克安. 健康素养研究进展. 中国健康教育，2005（8）：590-593；王萍，毛群安，陶茂萱，等.2008 年中国居民健康素养现状调查. 中国健康教育，2010（4）：243-246.

康知识。[1]

2. 媒介素养

媒介素养是获取、批判性地分析媒介信息，以及运用媒介工具创造信息的过程。[2] 如果说文化程度考察的是健康信息及技能储备，那么媒介素养则聚焦于个体对媒介的掌控能力，即使用何种媒介、获取哪些健康信息，从而形成怎样的健康素养。如果缺乏利用广播、热线电话、手机 App 等媒介获取知识的意识，无法阅读报纸、杂志上的资讯，难以鉴别墙体广告、保健品宣讲会和电视节目中所呈现的信息真伪，盲信道听途说或微信群里标题耸动的不实消息甚至传谣，人们将长期受到不良健康信息的影响，难以提高健康素养。健康信息素养（health information literacy，HIL）即关于健康领域的媒介素养，"中国居民健康素养调查"已将其列为六个二级指标之一。它的内涵包括对健康信息的需求意识、获取健康信息的能力、评价信息质量及适用性的能力，以及利用信息做出合理决策的能力。

3. 社会结构性因素

研究表明，年龄、性别、阶级、身体、职业、种族、地域、国别、婚姻状况、宗教信仰、收入水平、家庭规模等人口学特征均有可能对健康素养产生影响。[3] 以美国为例，"美国成人文化程度调查"（national adult literacy survey，NALS）显示，文化程度在平均线以下者多具备以下特征：贫困、残障、属于囚犯、属于新兵、无家可归、高中以下学历、属于少数族裔或边缘文化群体、身在美国西部或南部（经济发展相对落后），而他们的健康素养也相对低下。在国际层面，布基纳法索、尼日尔等不发达国家的国民健康素养普遍偏低，而妇女尤甚。[4]

上述群体的共性是拥有较少的权利和较低的政治经济社会地位，缺乏足够的教育、医疗资源和支持性环境，故文化素养与媒介素养整体较差，进一步导致了健康素养整体低下，在科学、政治、法律、经济等其他领域莫不如是。可以说，社会排斥（social exclusion）和多重剥夺（multiple deprivation）既是健康素养低下的重要根源，也是其后果。或曰，社会不公正导致

① MOON R Y，CHENG T L，PATEL K M，et al. Parental literacy level and understanding of medical information. Pediatrics，1998，102（2）：197-212.

② HOBBS R. Media literacy，media activism. The journal of media literacy，1996，42（3）：Ⅱ-Ⅳ.

③ 肖璨，李英华，陈国永，等. 健康素养综合指数的研制. 中国健康教育，2009（2）：103-105；陈颖. 大众健康传播中受众媒介素养的培养. 新闻爱好者，2011（18）：21-22；严丽萍，李英华，聂雪琼，等.2012 年中国居民健康素养监测中公务员健康素养现状分析. 中国健康教育，2012（1）：8-11；徐静. 安徽省农村地区健康素养与健康传播现状及其关系的实证研究. 合肥：安徽医科大学，2014.

④ MIKA V，KELLY P，PRICE M，et al. The ABCs of health literacy. Family & community health，2005，28（4）：351-357.

了边缘群体的健康素养低下，而这一结果又反过来加剧了他们的脆弱性和健康不平等。批评者认为，尽管功能性健康素养干预模式提供了接受二次教育的机会，但只有少数特别积极者能接触到相关资源并大获裨益。如前所述，这一干预模式的前提假设和工作手法使其难以打破上述恶性循环，却很有可能排斥最脆弱的人群，或在干预过程中令他们感到紧张和难堪，以致效果大打折扣。[①]

（二）健康信息

若将每个人的健康素养状况比作一棵树，其所处的社会位置则是树所扎根的土壤，而健康信息是环绕四周不断流通的气体，其中既有优质气体，也有劣质气体，还包括有毒气体。健康教育和健康促进则是集中施肥除害的过程，树木生长的整体状况即是所有因素综合作用的显现。

1. 健康传播

根据罗杰斯（Rogers）的定义，任何关于健康的人类之间的传播活动都属于健康传播。[②] 多数人在其一生中所拥有的大部分健康知识都源于各种渠道传播而来的健康信息。口口相传的民间谚语、双亲在饭桌上的频频叮嘱、电视养生节目主持人的滔滔不绝、医生诊断后的条条建议、家中订阅的健康报刊文章、医学院的教科书和专业课程、单位组织的体检和健康培训、微信公众号里动辄"10万＋"的"健康忠告"……我们浸润在充斥着健康信息的拟态环境里，逐渐形成对健康的认知、理解和行为。健康传播的频次、数量、质量、可读性，传播的形式、渠道和时机都影响着公众的健康素养。大量研究证实，良好的健康传播对健康素养具有正向推动作用。[③] 随着传播方面投入的增加、传播频次的增多、传播时间的延长、参与程度的加深，居民对传播内容的依从程度和整体健康素养水平也在逐渐提升，健康素养较高者所占比例也逐渐增加。以心理健康为例，有效的健康传播可以向受众传递心理健康知识、人际交往技巧，促进价值观和心理防御机制的形成与优化。

2. 健康教育与健康促进

国际健康教育与健康促进联合委员会将健康教育（health education）定

---

① CROSS R, DAVIS S, O'NEIL I. Health communication: theoretical and critical perspectives. Cambridge: Polity Press, 2017.

② ROGERS E M. Up-to-date report. Journal of health communication, 1996, 1 (1): 15-23.

③ 吴昊. 健康素养：一个传播学的视角. 合肥：中国科学技术大学，2009；江洁，杨金侠，韩萍萍，等. 我国农村居民健康素养现状及展望. 中国卫生事业管理，2011（5）：394-396；徐静. 安徽省农村地区健康素养与健康传播现状及其关系的实证研究. 合肥：安徽医科大学，2014；杨金侠，徐静，耿晴晴. 安徽省农村地区健康传播与健康素养关系的实证分析. 卫生经济研究，2015（9）：47-50；李娜. 河北省城乡居民健康素养状况及影响因素研究. 长春：吉林大学，2016；任英，刘春桃，胡桂华，等. 大学生健康素养与健康传播的现状及相关性研究. 当代护士，2018（8）：39-41.

义为"在健康科学理论的指导下进行的有计划的学习活动，个人、群体和社区通过这种学习活动，获取用于做出有益于健康的决定的信息和技能"，也就是针对健康问题进行公共教育的过程。[①]

随着健康观的嬗变，健康教育的发展大致经历了健康宣传、健康教育和健康促进三个阶段。[②] 以 20 世纪 70 年代为分水岭，此前的健康宣传着眼于疾病防治，忽视了个体的主观能动性、相关部门及社会环境的作用，此后的健康教育开始关注健康理念和日常生活，追求知识、信念与行为改变的统一。从 20 世纪 70 年代末开始，在《阿拉木图宣言》（Almaty Declaration，1978）、《渥太华宪章》（Ottawa Charter for Health Promotion，1986）和《曼谷宪章》（The Bangkok Charter for Health Promotion in a Globalized World，2005）等一系列国际纲领性文件的持续推动下，健康教育进一步发展为健康促进（health promotion）。健康促进是个人行为与社会组织、国家政策法规与国际合作的综合体，强调全社会共同参与，建构支持性环境，目前已成为世界性的公共卫生理念。

健康教育和健康促进对提升健康素养水平有重要意义。以中国为例，在官方层面，中国政府制定并实施了一系列健康促进的政策及措施，包括：（1）"健康中国"战略及相应的制度性安排；（2）国家基本公共卫生服务项目、全民健康素养促进行动、"健康中国行"等系列重大项目的持续开展；（3）健康城市、健康村镇、健康学校、健康家庭、健康促进医院、健康促进企业、健康促进社区等系列健康场所的创建；（4）各地健康教育专业机构和卫生计生机构所提供的健康教育服务。从顶层设计，到具体项目与实践活动，再到多层级、多主体的支持性环境，这套健康促进体系被视作近年来中国城乡居民健康素养稳步提升的主要原因。[③]

除了自上而下的政府行为，在民间层面也进行着丰富而具体的健康促进活动，例如，公益机构玛丽斯特普国际组织中国代表处（Marie Stopes International China，MSIC）开发的《爱之年华：青少年性教育视频》，壹基金为自闭症、脑瘫、罕见病等儿童服务的"海洋天堂计划"，丁香医生、科学松鼠会、谈性说爱等微信公众号关于健康议题的日常推送。

健康素养是各层面、各类型的影响因素发生交叉、综合作用的结果，它们之间的复杂关系还有待进一步的研究和证实，以便更精准地分析过去，指引未来。

①　田本淳. 健康教育与健康促进理论和有效途径//国疾病预防控制中心，达能营养中心. 营养健康新观察：健康教育与健康促进专题. 2016（44）.

②　李君荣，唐才昌，陆召军. 健康教育与健康促进教程. 南京：东南大学出版社，2004.

③　中华人民共和国国家卫生健康委员会. 2016 年我国居民健康素养监测结果发布.（2017-11-21）［2020-01-21］. http：//www. nhc. gov. cn/xcs/s3582/201711/308468ad910a42e4bbe9583b48dd733a. shtml.

第二节　健康素养监测与评估

健康素养监测与评估是各级政府和卫生计生行政部门制定、实施并完善经济社会发展规划与健康政策的科学依据，也是学者们进行健康领域研究，新闻媒体、社会组织开展健康传播的重要背景与参考资料。

一、健康素养监测

健康素养监测是指运用流行病学调查方法，获取、分析居民健康素养数据的一系列工作过程。早期的监测以调查就诊知识知晓情况为主，例如对医嘱、药品说明的阅读理解，之后加上了对健康常识及健康管理能力、健康行为的测量。健康素养监测多采用问卷调查的方法收集数据[①]，其基本工作流程大致可分为以下三个阶段。

（一）筹备与设计

在根据研究目的及可行性确定监测范围和人群之后，即进入健康素养监测方案的设计，这是一个将各种概念不断拆分、不断操作化的过程，由此形成的评价指标体系是开展具体调查活动的基石。理想的健康素养评价指标体系除了能够合乎本土情形，与国外研究成果相较，还应指引干预行动的方向。美国等对健康素养的测评多基于临床环境，侧重于对健康信息的识读、理解、运用和计算能力的测量，如成人功能性健康素养测试（test of functional health literacy in adults，TOFHLA）、健康素养评估分量表（health literacy component，HLC）等评估工具。

我国以公共卫生视角为主，通过本土开发、翻译国外量表和对国外量表进行汉化三种方式设计调查问卷。[②] 肖瑢等研究者使用 Delphi 法[③]初步筛选除了个人卫生、营养膳食等 60 项指标，用以评价知识、行为、信念和技能四方面的健康素养。[④] 基于国内外相关研究、"健康素养 66 条"和"知信行"（knowl-

---

① 吴昊．健康素养：一个传播学的视角．中国科学技术大学，2009.
② 杨文燕．山东省农村居民健康素养评价及其与卫生服务利用的关系研究．济南：山东大学，2014.
③ Delphi 法是专家会议预测法的一种发展，在卫生领域也被广泛应用，它依据若干专家的知识、智慧、经验、信息，对已拟出的评价指标进行分析、判断、权衡并赋予相应重要性数值或权值。
④ 肖瑢，程玉兰，马昱，等．Delphi 法在筛选中国公众健康素养评价指标中的应用研究．中国健康教育，2008（2）：81-84.

edge，attitude，practice，KAP）理论，中国居民健康素养调查建立了一套包含 3 个一级指标（维度指标）、6 个二级指标（分类指标）以及 20 个三级指标的体系，共 50 道测试题。例如，"健康信息素养"即通过"对待烈性传染病的正确态度""对糖尿病知识的理解""参考中国成年人体质指数标准判断体质类型""正确选购包装食品""根据身高和体重计算 BMI[①]"和"对12320 的知晓情况"6 道题来衡量。

评价指标体系确立后，研究者应根据可利用的资源、可接受的误差范围、可能的无应答率等因素计算样本量，选用合适的方法进行抽样。在设计调查问卷时，应注意信息全面、简明扼要、结构合理、逻辑通顺、清晰易懂且便于资料处理。上述准备工作完成之后，应开展预调查以测试问卷的合理程度，包括问题的顺序、格式、说明等，可使用 SPSS 等软件检验其信度、效度并予以调整。

（二）调查与分析

充分的准备与良好的组织对于获取高质量的数据至关重要。在调查开展前，应成立统筹及协调团队，确定现场调查组人数及人员，挑选并培训调查员与质控员，全程提供专业的技术支持。工作人员并非越多越好，其数量取决于一位调查员或质控员的有效工作量。健康素养调查往往要早出晚归、走街串巷，工作量大且强度高，任何一个环节的失误都有可能导致数据失真，故要求调查员体能充足、态度谦和、富有责任感、善于沟通和学习、具备一定的业务素质。在接触调查对象之前，他们都应接受并通过专业、完整的访前培训，充分了解、理解项目背景及质量控制的重要性，熟悉问卷内容，掌握调查技巧和应急方案。调查开始后，应通过现场监督、审核问卷等形式进行质量控制，定期总结并组织专门会议呈现并回应各种问题；若不合格问卷比例超出预设范围，应适时回访。

数据的录入、整理和导出需要借助"中国居民健康素养调查"所采用的EpiData 等相应软件。录入时，可通过建立核对文件、设定录入有效性规则以及双录入等方式减少并修改错误，而后导出、转换成 SPSS 等其他类型的数据文件进行分析。

（三）报告与发布

健康素养监测报告是重要的决策依据和研究资料，至少包括摘要、调查对象与方法、结果、讨论、建议、参考文献和附件七部分。报告生成后，当

---

① BMI（Body Mass Index），即身体质量指数，是国际上常用的衡量人体胖瘦程度以及是否健康的一个标准。计算公式为：BMI＝体重÷身高^2。

地政府或卫生行政部门可根据需要单独或结合其他数据进行使用，亦可举办发布会，配合健康教育及健康促进活动进行广泛、多次传播。在符合保密规定的情况下，相关学者亦可进一步深入研究并发表成果。

二、健康素养评估

健康素养评估是指研究不同时间、地区、人群健康素养水平变化规律及其影响因素的相关工作，主要包括需求评估、过程评估和效果评估，以提高健康素养干预工作的针对性，掌握并提升相关活动的短、中、长期效果。需求评估的内容涉及目标人群关注的主要健康问题和影响因素，以及与之相关的健康政策、支持性环境和服务，一般可使用观察、焦点组访谈、座谈会、研讨会、文献、现场调查等方法搜集所需信息。

过程评估是对健康素养监测、干预活动过程的评价，例如，干预方案是否适合当地实际？宣传资料发放、巡讲、咨询活动等方法何种为佳？目标人群参与情况如何？从而及时发现问题并修正。通常采用观察、访谈、抽查部分问卷并核实，以及层次分析法、TOPSIS 等综合评价方法进行评估。

效果评估旨在掌握健康干预的阶段性成效，以进一步修订和完善干预方案、宣传策略和工作手法。短期效果评估通常使用历时性或地区间对照的方法，评估内容包括干预活动对目标人群的健康知识知晓率、正确态度持有率、健康行为形成率、健康素养综合水平的改变及其影响因素，以及政策、法律的制定情况，例如，是否制定了有利于健康的政策、法律？是否为项目的开展创造了支持性环境？中长期效果评估的对象是健康素养干预的最终目标，即提高全民健康素养水平和生活质量，评估内容包括干预活动对目标人群的发病率、死亡率、人均寿命、卫生保健成本等健康状况的影响以及成本效益。[1]

健康素养监测与评估制度的建构是一个不断发展、不断优化的过程，不同的评估方案也各有利弊。相对于将健康素养划为不同等级的分量表，统一编制的标准化题库和"问卷得分达到总分 80％及以上者"具备基本健康素养这一判定标准简单、易懂、好操作，便于调查工作的开展和监测结果的对比，但评估标准单一，对人群差异缺乏考虑。在中国城乡二元结构仍然存在的情况下，如果对城乡居民健康素养的监测仍采用同一套问卷，或在其基础上有所调整却不加以统一，则无法全面反映出我国居民健康素养的整体状况，也难以精准地筛选出薄弱环节，不利于健康干预策略的改进与优化，因此建议

---

① 李小宁，李英华，郭海健. 健康素养监测评估技术指南. 南京：东南大学出版社，2013.

开发出针对不同人群、不同领域的测评工具。[①]

另外，除了国家公布的通用方案，也可视研究需要选择并创设其他调研方法。在针对山东农村居民的健康素养调查中，杨文燕从临床视角出发，自行开发设计出符合中国语言文化环境且信度、效度良好的健康素养测评问卷。[②] 肖瓅等在 Delphi 专家咨询法和全国大规模现场调查的基础上，利用归一法、熵值法和指数法从 40 个健康素养评价指标和 4 个分指数中构建出了健康素养综合指数[③]模型，不仅能对总体健康素养水平进行评价，对不同类型的健康干预工作效果进行横向或纵向比较，也能通过对分指数的分析进行原因追溯，已在江苏省居民健康素养水平的调查工作中有所应用。[④]

第三节　当代中国健康素养状况及提升策略

首次"中国居民健康素养调查"（简称"调查"）显示，中国居民的健康素养水平为 6.48%，即每 100 人中不到 7 人能达到健康素养标准。2012 年起，卫健委宣传司每年组织开展全国范围的监测工作，从知识、行为、技能三个方面评估中国 15～69 岁常住人口的健康素养水平及其变化趋势。本节将概述中国居民的健康素养状况，并提出相应的改进策略。

一、中国健康素养状况

从历次调查的结果来看，2015 年的中国城乡居民健康素养整体水平已达到 10.25%，2017 年提升至 14.18%，总体呈稳步上升态势，但分城乡、地区、年龄和文化程度等数据则局部呈现出下滑与波动。从知识、行为、技能三方面来看，2017 年中国居民基本知识和理念素养水平为 25.82%，健康生活方式与行为素养水平为 14.30%，提升较为缓慢，基本技能素养水平为 16.38%，后两者在个别年份有所下降，表现出"知易行难"现象。从六个主要公共卫生问题来看，2017 年中国居民安全与急救素养水平为 45.09%、科学健康观素养水平为 41.12%、健康信息素养水平为 22.95%、传染病防治素

---

① 江洁，杨金侠. 健康素养内涵模型探讨. 中国卫生事业管理，2011（9）：646 - 648；徐静. 安徽省农村地区健康素养与健康传播现状及其关系的实证研究. 合肥：安徽医科大学，2014.

② 杨文燕. 山东省农村居民健康素养评价及其与卫生服务利用的关系研究. 济南：山东大学，2014.

③ 综合指数法是将一组相同或不同指数值通过统计学处理，按照同类指标相乘、异类指标相加的法则，使不同计量单位、性质的指标值标准化，最后转化成一个综合指数，以评价工作的综合水平。

④ 肖瓅，李英华，陈国永，等. 健康素养综合指数的研制. 中国健康教育，2009（2）：103 - 105；郭海健，李小宁. 综合指数法在（江苏省）居民健康素养水平评价中的应用. 中华疾病控制杂志，2013（7）：639 - 641.

养水平为 16.06%、慢性病防治素养水平为 15.71%、基本医疗素养水平为 15.34%。[①] 其中，传染病防治素养、健康信息素养在 2012—2015 年间呈现下降趋势，后者的分城乡、地区、性别、年龄和文化程度等特征与整体特征基本一致。尽管整体向好，但我国居民的健康素养水平仍然较低，城乡、地区、人群间发展不均衡，公众对各类健康问题的认识水平也不均衡。

（一）分地区健康素养状况

在地区方面，中国城市居民 2017 年的健康素养水平为 19.22%，远高于农村地区的 10.64%，家庭平均月收入 2 000 元以下者的健康素养水平普遍较低。东部地区健康素养水平为 18.71%，远高于中部地区的 11.55%，西部地区则仍在 10% 以下（9.88%），少数民族地区尤为薄弱。西藏自治区 2015 年的健康素养水平为 0.17%，远低于当年的全国平均水平。[②] 在健康素养水平提升幅度方面，城市与东部地区也远高于农村和其他地区，这一状况与城乡二元体制和不同区域的经济、文化、教育、医疗卫生及传播资源的可及性差异密切相关。

（二）分人群健康素养状况

在文化程度方面，调查发现健康素养水平随学历层次提高而显著上升，其中"不识字/少识字者"的健康素养水平为 2.47%，与"大专/本科及以上"的 35.39% 相差悬殊，健康素养与文化程度之间的密切关联得到反复印证。

在年龄方面，中国居民健康素养水平呈左偏峰分布，25～34 岁的青年人水平最高（19.50%），从该年龄段开始，随年龄增长而下降，65～69 岁者的水平仅有 6.30%。徐水洋认为，老年人对知识的获取、记忆、理解、吸收和应用能力均处于不断下降的状态，意识和行为方式多已定型，可接触到和能使用的信息渠道也比较狭窄，故健康素养水平较低；但他们正是健康弱势群体，容易受各种疾病尤其是慢性病的困扰，需要具备自我检查、按时体检和服药等自我健康管理能力，以拥有更长的寿命和更高的生活质量。[③] 不过，老年人也有自己的强项，在生育知识方面，奶奶和姥姥们因其丰富的养育经

---

① 中华人民共和国国家卫生健康委员会.2017 年中国居民健康素养监测结果发布.（2018-09-25）[2020-01-21].http://www.nhc.gov.cn/wjw/zccl/201809/e72299ab37974d809b7e16b793763ded.shtml.

② 索朗德吉，李亚杰，拉巴卓玛，等.2015 年西藏居民健康素养监测结果分析.中国公共卫生，2018（2）：1-3.

③ 徐水洋，王磊，杨清，等.浙江省居民健康素养调查.浙江预防医学，2011（5）：5-11.

验而优于年轻一代的母亲，而男性和未受过高等教育者的知识正确率最低。[①]

在性别方面，女性随着受教育机会的增加，与男性之间的健康素养水平差异不断缩小。[②] 在 2014 年的调查结果中，女性的健康素养水平首次超越男性。2017 年，女性与男性的健康素养水平分别为 14.46％和 13.91％，女性略高，但无显著差异。性别对健康素养的影响因地区、文化程度等变量而异，2014 年西藏自治区男性的健康素养水平高于女性，拉巴卓玛等认为其原因可能是当地男性多外出打工，而女性主要在家照顾儿童和牲畜，故接触外界信息的机会远少于前者，这一现象在农牧区更为显著。[③]

在职业方面，因行业特性，医务人员的健康素养水平整体最高，公务员位列其后，二者远高于一般人群；脑力劳动者整体高于体力劳动者；农民的健康素养水平普遍偏低，其慢性病防治素养不容乐观，存在"明知有病也要扛""大病当成小病治"的观念，轻信巫医和巫术，缺乏健康投资、体检、体育锻炼和凭处方购买抗生素的意识。[④]

值得注意的是，同一职业内部也存在差异，冯坤等对重庆市主城区流动工人的调查发现，工作超时的流动工人健康知识素养水平更低，或是其长期劳累，缺乏学习时间和机会所致；同时，建筑业流动工人的健康素养明显低于其他行业者，除了年龄和文化程度的问题，也可能与其劳动强度大、活动范围小、难以参与健康教育有关；反之，新生代流动工人文化程度更高，使用各类媒体接触和学习新知识的能力更强，故健康知识素养也更高。[⑤]

《中国居民健康素养监测报告》认为，在职业人群中，公务员及事业单位人群影响着健康公共政策的制定；医生是健康行为示范人群及健康教育主力；教师是向学生传递健康知识及理念的重要角色；流动人口是传染病、伤害高发人群；育龄妇女的健康素养水平影响整个家庭的生活模式，如膳食、运动、作息、患者看护、自我健康管理等，尤其对家庭中的儿童青少年影响较大，均属于"最值得关注的人群"。需要强调的是，育龄妇女并非家庭中天然的、唯一的照料者，她们也是重要的被照料者。例如，女性易出现产后抑郁现象，亲友们尤其是丈夫应掌握相关科学知识与应对方法，予以充分的重视、理解

① 邹晓璇，石英，周钰. 北京市海淀区母婴健康素养现状的调查分析. 中国健康教育，2013（4）：331-344.
② 杨文燕. 山东省农村居民健康素养评价及其与卫生服务利用的关系研究. 济南：山东大学，2014.
③ 拉巴卓玛，聂雪琼，尼玛曲措，等. 2014年西藏自治区城乡居民健康素养水平调查分析. 中国健康教育，2017（11）：963-966.
④ 严丽萍，魏南方，解瑞谦，等. 我国城乡居民健康素养影响因素分析. 中国健康教育，2015（2）：138-140；杨金侠，徐静，耿晴晴. 安徽省农村地区健康传播与健康素养关系的实证分析. 卫生经济研究，2015（9）：47-50.
⑤ 冯坤，程雪莲，何中臣，等. 重庆市主城区农民工健康知识认知现状及其影响因素分析. 中国健康教育，2019（4）：318-322.

和支持。此外，父亲的健康素养对儿童青少年的成长同样影响重大，应积极承担相关责任，如摆正对烟草和酒水的态度并纠正吸烟、酗酒等不良行为，避免"丧偶式育儿"或树立负面榜样，方符合"健康家庭"的进步方向。

二、健康素养的提升策略

在我国卫生资源有限且分布不均、农村医疗条件较差、慢性病覆盖人群范围大、疾病早期发现率普遍较低的情况下，提升公民健康素养既迫切又充满挑战，需要国家政策、各级职能部门、学术界、社区和个人等多方面的整体推进，除了加大投入、完善工作机制、优化监测体系、加强专业团队的能力建设之外，健康传播更是贯穿始终的重要环节。

（一）重视城乡居民的媒介偏好和个性需求

如前所述，我国地域辽阔，人口众多，经济文化发展水平和健康素养状况存在显著差异，需要制定有针对性的健康传播方案，根据受众的媒介偏好和个性需求选择适当的内容、形式、渠道，以及时间、地点、情境，以契合不同受众的特点并提高传播效果。例如，对具备一定阅读能力，但并非医学专业背景的受众，应在保证信息准确的前提下减少专业术语、复杂的标点和"长难句"，助其轻松、流畅地接收信息。公众对健康信息的需求状态分为三个层次："需求的客观状态"，指由受众生存、发展的客观需要所引发的信息需求，如自己或亲人患有某种疾病时产生的需求；"需求的认识状态"，指受众主动或被外界激发而认识到自身需求；"需求的表达状态"，指受众通过某种形式对其健康信息需求的表达。[1] 对此，健康传播者应予以准确识别并分阶段予以满足。

对于不同地域、职业、文化程度的人群应根据其媒介接触和使用差异，选择恰当的方式进行健康传播。例如，对于身患慢性病的城市老年人群，可通过通俗易懂的健康栏目（如《养生堂》《健康之路》等）以及在社区和医院进行的健康咨询进行沟通；而大学生群体身处学校，可通过健康讲座、健康教育课等方式提升其健康素养，也可通过他们接触最多的互联网媒介传播健康信息。[2] 对城市职业人群而言，健康类 App、微信平台的传播时间、地点灵活，速度快，形式多样，是其主动提升健康素养的良好帮手。当目标人群

---

① 张馨遥. 健康信息需求研究的内容与意义. 医学与社会, 2010 (1)：51-53.
② 任英, 刘春桃, 胡桂华, 等. 大学生健康素养与健康传播的现状及相关性研究. 当代护士, 2018 (8)：39-41.

年龄较小时，短视频、漫画等形式更能满足其愉悦动机，而打卡、签到、积分、排名、优惠券或实物奖励等设计则是引导习惯的良好方式。[1]

徐静对安徽农村的健康素养及健康传播的调查显示，在传播内容方面，传染病、慢性病得到重视，对用药常识的传播力度不足；在传播渠道方面，硬件设备数量少、品种单一，以橱窗、展板等为主，电视、网络等媒介相对被忽视；大众媒介是安徽农村居民获取健康信息的重要途径，但乡镇医院和医患沟通是其最信赖的健康传播场所与方式；"负面提醒""小言论"和"抓新闻点"等策略能激发农村居民对健康问题的关注和重视，使其正视主观认知与健康实情之间的差距。[2]

（二）发展社区传播，提高公众参与程度

世界卫生组织认为健康素养与赋权（empowerment）有着密切的联系，在寻求健康的过程中，公众须从被动的服务对象转变为主动的参与者，有效利用医疗保健系统，而健康教育者也不只是健康信息的提供方，还是赋权进程的推动者。为此，健康传播需要改变传统的以自上而下"灌输"为主的单向传播路径，充分利用健康热线和微博、微信等社会化媒体构筑与受众讨论互动的公共空间，激发大家对健康议题的关注热情，提高其作为"健康第一责任人"和主动获取健康信息的意识，自觉践行健康生活方式。

此外，发展社区传播也是提高公众参与的良好策略。社区健康传播的场域既包括以血缘、地缘等为中心的地理社区，也包括以身份、兴趣等为中心的网络社区。个体作为社区的一员，每天会花大量的时间和精力参与社区活动，健康信息若能植入其中，则能伴随着日常生活中的主体经验分享和同伴教育逐渐浸润式地、终身性地融入受众的知识结构，并自然地转化成行为。同时，社区也为集体生产"接地气"的健康传播文本、理性发出集体声音并进行政策倡导、提升批判性健康素养，提供了肥沃的土壤。

（三）立足本土文化，活用且慎用影视作品

无论是报纸、广播、电视等主流大众媒介，互联网、大数据、人工智能等"高科技"，还是板报、墙报、民歌、民谣、绘画、地方戏曲、露天电影、歌舞表演、乡村春晚等根植于当地文化形态的表演性和再现性媒介，只要能获得受众认可并达到传播效果，都是适宜进行健康传播的理想媒介。后者虽

① 朱赫，云青萍，姜学文，等．城市职业人群健康类应用程序的使用现状及影响因素分析．中国健康教育，2019（4）：304－308；罗俊娥，傅静，黎源圆，等．基于以微信平台为主的健康教育对四川省三市辖区居民健康素养及健康生活方式的影响．中国健康教育，2019（3）：231－234.
② 徐静．安徽省农村地区健康素养与健康传播现状及其关系的实证研究．合肥：安徽医科大学，2014.

然科技含量低，但对于留守老人和儿童等边缘群体来说更易理解，可及性、互动性和参与性都更强。帕克（Parker）与加兹马拉里安（Gazmararian）强调，最缺乏健康资源的人往往最难理解官方开展健康教育时传递的信息，但他们倾向于使用其他渠道，如与亲友交流、听收音机、看纪录片或肥皂剧等方式获取健康信息。①

对于广大综艺节目和影视剧爱好者来说，若能将诸如吸烟诱发肺癌，熬夜是一种致癌因素，过量饮酒，食用腌制菜、霉变食物，饮食结构单一、营养素缺乏，吞咽滚烫食物等都是诱发食管癌的高危因素，以及主要的癌症预防干预措施包括控烟、限酒、防晒、运动、控制肥胖、健康饮食、减少辐射伤害、预防病原体感染等重要健康信息融入或转化为他们喜闻乐见的剧情，从一个主要人设、一处重点情节到一句经典台词进行策划，也能潜移默化地加深受众对健康信息的记忆。

同时，对于健康养生类节目、涉医题材影视剧来说，应格外注重健康信息的科学性和准确性。例如，在电影《红海行动》中，一名士兵徒手拔除刺入战友胸部的异物，另一名士兵则直接对溺水者进行胸外按压，都属于违规急救行为。电影《芳华》里有这样一幕：一名士兵的脚底磨出水泡，而战友用针逐个将其挑破并把"水"挤出来，实则增加了感染的风险。至于偶像剧、宫斗剧里频频出现的失忆、直系亲属献血、用麝香和红花堕胎、"保大还是保小"、通过吞咽食物除鱼刺等"狗血"戏码，都是错误、无效甚至会带来生命危险的行为，对提升受众的健康素养有百害而无一利，应经专业人士审查后予以摒弃。

（四）激活意见领袖与社会组织，开展"多级传播"

两级传播理论指出信息经由意见领袖传递给广大受众，强调意见领袖在传播过程中的中介作用。② 在健康传播中，意见领袖也起着重要作用，尤其是在资源匮乏和大众媒介难以触及的边、穷地区。例如，农村居民与乡村医生接触频繁，对其较为信任，若能重点提高基层医务工作者的健康素养和传播能力，使其对繁杂的健康信息进行有效筛选、提炼和转化后，在合适的场合通过一对一、一对多的面对面沟通传达给本村居民，则可以使之在自然且聚焦的医患传播中潜移默化地提升健康素养。③ 健康教育工作者、民间健康

---

① PARKER R M, GAZMARARIAN J A. Health literacy: essential for health communication. Journal of health communication, 2003, 8 (Sup. 1): 116 - 118.

② KATZ E. The two-step flow of communication: an up-to-date report on a hypothesis. Public opinion quarterly, 21 (1): 61 - 78.

③ 张春琳. 乡村医生的健康传播功用及其角色变迁. 重庆社会科学, 2010 (10): 80 - 84.

传播行动主义者、富有经验的患者也都有成为意见领袖的潜质。

此外，在以提升某一特定群体的健康素养为目标的健康促进活动中，还应充分发挥非政府组织（non-governmental organizations，NGO）、非营利组织（non-profit organizations，NPO）等"第三部门"与行业协会等机构的桥梁作用。[①] 一方面，此类组织大都与相关领域的政府部门和学者保持着良好的关系，具有政策敏感性与专业保障；另一方面，它们通常直接服务于各类边缘群体，了解社区状况，熟悉社群诉求，具备一定的社会工作资质和协作技巧，能够发挥联络、召集、社区摸底调查、活动策划与组织、话语转化、链接媒体资源和联合开发媒介产品等重要作用，能够促使服务对象在组织活动中接触到多方信息，潜移默化地提高健康素养。

深圳市龙岗区某流动女工服务机构即与学者合作，开展"深圳市外来人口生育保险及相关状况调查"并发布报告，吸引媒体报道，亦通过微信公众号、微信群等媒介发布健康信息，传播各级政府关于生育的政策、法规，组织外来务工女性接受两癌筛查服务。揭阳市某乡村图书室也通过为农村儿童提供阅读场所等服务，与之建立了良好的关系，通过孩子们喜闻乐见的方式传播符合其年龄段需求的性与性别知识，并与之热烈讨论，逐渐打破"性羞耻"迷思和"谈性色变"的现象，逐步提升他们的健康素养。

（五）强化"把关"机制，提升内容生产的针对性和专业性

健康传播者在决定什么是合适的健康信息时担负着巨大的伦理责任，其自身的健康意识也制约着传播的效果。[②] 有业界人士认为，我国主流媒体健康传播效果不佳的原因包括未转变健康观念，局限于疾病和生理健康；传播内容受自身利益和营销诉求驱动；对受众认识不足，针对性不强。[③] 因此，媒体人应首先提升自身健康素养，对卫生事业的发展方向、公众的健康需求和基本的健康知识有充分把握，在对健康信息做出正确筛选的基础上进行高质量的内容生产，并开展精准的分众传播，为提升公众的健康素养营造良好的信息环境。

除了媒体从业者的自主学习，还应从制度层面进行"消毒"和"净化"，建构良好的健康传播支持性环境。从外部而言，建议以行政部门为主体，完善法律法规和监管格局，打击散布虚假健康信息的不法行为；从内部而言，加强行业自律和专业培训，提高一线采、编、播人员和各级"把关人"的医

---

① 任正安. 媒介视野中的城市健康素养与健康传播. 西南政法大学学报，2010（2）：130-135.

② WITTE K. The manipulative nature of health communication research：ethical issues and guide-lines. American behavioral scientist，1994，38（2）：285-293.

③ 李文芳. 论健康传播中媒体人的健康素养. 新闻爱好者，2012（3）：21-22.

学素养，吸纳或培养更多交叉学科背景的传播人才，使科学健康信息的大众传播具备持久动力。[①]

本章小结 | Summary

　　健康素养是衡量人类社会发展的重要指标。在宏观层面，健康素养水平是一国健康教育与健康促进工作成效的反映，也是卫生健康事业发展水平的反映，更是社会文明、经济社会发展水平的综合反映。在微观层面，健康素养的高低关系着个人生命的长短和生活质量的好坏。因此，健康素养干预工作为多国政府及学者所重视，并形成了临床和公共卫生两大取向和多种干预模式。我国在 2008 年公布"健康素养 66 条"并围绕它展开了一系列监测、研究、实践工作，十余年来已取得重要进展，但仍面临着诸多挑战。

　　健康传播是提升健康素养、推动健康教育和健康促进的重要手段之一，而"以人为本"是贯穿传播过程始终的核心理念，包括重视人的需求，提高人的参与，根植于人的文化，发挥人的作用，对人接收到的信息负责，协助受众成为掌握健康知识的人、能用简洁准确的语言表达和讨论健康问题的人、能为自己和他人的健康做出合理决策的人，以及能够发出声音、合力倡导以改变健康环境的人。这不仅需要公众加强作为健康主体的意识，更需要社会环境的支持：改变影响健康素养的社会结构性因素，解决问题并寻找问题原因，消除健康不公正[②]，在"人人享有基本医疗卫生服务"的基础上推动"人人拥有较高的健康素养"。

反思与讨论 | Reflection & Discussion

　　1. 除了来自世界卫生组织并被广泛接受的版本，请查找至少三种由其他学者或机构给出的健康素养定义，比较它们的异同并进行点评。

　　2. 请针对某一地区、人群或领域的健康素养现状，设计一套指标体系和调查问卷。

　　3. 请根据一个旨在提升居民健康素养的实践案例，分析其传播活动的亮点与可改进之处。

　　4. 西藏自治区地广人稀，服务半径大，农牧区较多，道路交通不便，偏

---

　　① 冯莉. 以制度化监督确保大众传媒公信力："封口费事件"危机传播效应分析. 新闻爱好者，2009（4）：13 - 14.

　　② 郭欣，王克安. 健康素养研究进展. 中国健康教育，2005（8）：590 - 593；CROSS R，DAVIS S，O'NEIL I. Health communication：theoretical and critical perspectives. Cambridge：Polity Press，2017.

远地区电力缺乏、信号差、无网络覆盖，居民无法通过电视、广播、互联网等途径获取健康素养知识。对此，你认为应该采用何种媒介帮助其提升健康素养？

延伸阅读 **Further reading**

1. 李小宁，李英华，郭海健. 健康素养监测评估技术指南. 南京：东南大学出版社，2013.

2. CROSS R，DAVIS S，O'NEIL I. Health communication：theoretical and critical perspectives. Cambridge：Polity Press，2017.

3. HOHN M D. Empowerment health education in adult literacy：a guide for public health and adult literacy practitioners，policy makers and funders. Literacy leader fellowship program reports，1997，3（4）：1 - 155.

第六章　健康政策倡导

- 了解公共政策、健康政策与政策倡导的内涵与外延
- 明确健康领域政策倡导的意义与基本价值
- 了解在中国的公共健康领域进行政策倡导的常规流程和策略方法
- 了解中西语境下公共政策倡导的异同

章节导论 Introduction

在学习本章内容之前，我们先来看一个案例。

免费午餐：民间行动引领国家政策变革

人们常说，世界上没有免费的午餐。可近年来，关于免费午餐的新闻不绝于耳。2011年10月26日，国务院常务会议决定实施农村义务教育学生营养改善计划，中央每年拨款160多亿元为农村义务教育阶段学生提供营养膳食补助，标准为每生每天3元。这个计划的实施，与同年3月由媒体人和公益组织共同发起的"为贫困山区孩子捐助3元的免费午餐活动"密不可分。这也意味着，由民间慈善力量开启的一场公益救助行动，最终得到了中央政府在制度保障层面的关注与回应。

一天3元帮助儿童免于饥饿，民间力量开启中国奇迹

2011年2月，国务院发展研究中心中国发展研究基金会一项关于中国贫困地区学生营养状况的调查报告揭示，我国中西部贫困地区儿童的营养摄入严重不足。关注到这一情况的邓飞联合500名记者、国内数十家主流媒体和中国社会福利基金会共同发起免费午餐公募计划，倡议每天捐赠3元，为贫困学童提供免费午餐，帮助中国儿童免于饥饿，健康成长。邓飞希望通过若干年的努力，使免费午餐成为中国儿童的基本福利，大规模改变中国乡村儿童的营养状况。

民间探索引领国家行动，160亿元拨款改善贫困学童营养

2011年4月2日，第一所免费午餐项目学校在贵州省黔西县沙坝小学开餐。邓飞和学校校长一起揭开了"中国第一所免费午餐试点学校"的帷幕，169名小学生尝到了热气腾腾的午餐。

2011年10月26日，在"免费午餐"项目实施半年并收获了一定的社会影响力之后，国务院决定启动实施农村义务教育学生营养改善计划：中央每年拨款160多亿元，按照每生每天3元的标准为农村义务教育阶段学生提供营养膳食补助，普惠680个县市、约2 600万在校学生。在国家推出的营养改善计划中，其供餐模式和透明度都在向民间的"免费午餐"项目靠近，简单的牛奶加鸡蛋被多地否定，热饭热菜的食堂餐成了公认的最好模式。舆论普遍认为，这是民间探索引领国家行动、共同创造出的一个公益奇迹。

中国公益研究院院长王振耀曾在采访中这样评价免费午餐项目："免费午餐项目是一个由民间组织发起的慈善行动，短短半年时间就改变了国家政策的走向，并惠及千千万万乡村儿童。时间之短、效果之大，在欧美等国家也找不到这样的先例。无论是民间与政府的良性互动，还是开启政策倡导，以及影响公共政策的制定，免费午餐都是中国公益慈善史上一次前所未有的行动。"

资料来源：免费午餐民间慈善力量堪当大任．（2011-11-02）［2020-04-12］．http://news. ifeng. com/opinion/special/mianfeiwucan/.

【案例思考】

1. 什么是公共政策？为什么在健康传播的某些领域，公共政策能够发挥不可替代的作用？

2. 如何理解中国语境下的健康政策倡导？

第一节　健康政策倡导的内涵与价值

要了解政策倡导在健康传播领域的重要意义和流程策略，需要首先明确健康政策倡导中一些基本概念的内涵及其社会价值与伦理。

一、相关概念界定

本节对公共政策、健康政策以及政策倡导等基本概念的内涵进行简要概述。

（一）公共政策（public policy）

当代社会的显著特征之一是政府管理越来越法制化、规范化，而公共政策是政府实施法治化、规范化管理的主要手段之一。随着生产能力的进步和社会、经济的发展，政府管理的职能进一步扩展，管理的事务日益多元和复杂。凡是与公共利益相关的事务，都是公共政策涉足的对象。这些事务不仅包括有关政体、国体、公共安全等国家公共事务，有关财务、行政等政府公共事务，还包括与社会成员切身利益与日常生活密切相关的社会公共事务，覆盖领域十分广泛。财政政策、金融政策、农业政策、产业政策、贸易政策、环境政策、卫生政策、社会保障政策、民族宗教政策、外交政策、教育政策、科技政策和文化政策等都是与我们日常生活息息相关的公共政策。[①]

作为科学规范的学术概念，公共政策的确切含义还没有一致的界定。国内外学者也分别在各自不同的语境下对这一概念进行过不同的定义。如宁骚认为，公共政策是公共权力机关经由政治过程选择和制定的，解决公共问题、达成公共目标、实现公共利益的方案。[②] 陈振明在《公共政策学：政策分析的理论、方法和技术》一书中将公共政策界定为政府、党和其他政治团体在一定时期为实现或服务社会政治、经济、文化等目标所采取的政治行为或规定的行为准则，具体体现为一系列谋略、法令、措施、办法、条例等。[③]

（二）健康政策（health policy）

健康政策，根据不同语境又可被译为卫生政策或健康策略。健康政策是国民利益的体现，为了保障或改善人们的健康状况，各国政府都需要制定自己的健康政策。作为公共政策中社会政策的一部分，健康政策一般定义为政府或其他机构制定的影响医疗卫生服务和公民健康的计划和行动。但健康政策不仅具有一般性，它还带有政治倾向性、价值选择性和很强的时效性。[④]

世界卫生组织将健康政策定义为各种机构（尤其是政府）针对健康需求、

① 郭俊华. 公共政策与公民生活. 上海：上海交通大学出版社，2018：17-18.
② 宁骚. 公共政策学. 北京：高等教育出版社，2003.
③ 陈振明. 公共政策学：政策分析的理论、方法和技术. 北京：中国人民大学出版社，2004.
④ 冯显威，顾雪非. 健康政策的概念、范围及面临的挑战与选择. 中国卫生政策研究，2011（12）：58-63.

可用资源以及其他政治压力而发表的正式声明或制定的程序，用以规定行动的轻重缓急和行动参数。[①] 这个定义强调了健康政策的制定主体是具有合法权威的政府或机构，目标是为了解决健康需求问题或社会矛盾，表现为文告或程序规定的行动路径，并在实践层面上规定了需要具有可供参考的参数值以解决执行或评估的问题。

与世界卫生组织侧重实践指导意义的定义相比，学者们对于健康政策的定义通常更加宏观或宽泛。罗杰斯（Rodgers）在一篇探索健康政策概念的文章中指出："健康政策可被视为公共政策或社会政策的一个类型，它对人们的健康产生直接或间接的影响。"[②] 该定义虽然简单，但是却指出了健康政策是公共政策诸多领域中的一个领域，从而对理解健康政策的内涵和学科属性具有一定的启示。英国的社会政策学者布莱克默（Blakemore）认为，健康政策可以从狭义和广义两方面来界定。狭义的健康政策指的是政府为改善公民的健康状况而采取的医疗卫生服务政策；广义的健康政策则是指政府的所有影响卫生和公民健康的活动，而不仅仅是卫生部门、国家卫生服务体系、医疗专业人员或其他医疗服务的活动。[③] 广义的定义表明健康政策与许多其他领域的公共政策密切相关，如住房政策、烟草销售税、空气和水污染管理、食品安全和工作环境安全等，都会对民众健康产生影响。布莱克默对健康政策的狭义定义，将健康政策置于直接与医疗卫生服务相关的政策范围内，类似于卫生政策的范围，这实际上是说健康政策比卫生政策的范围宽，卫生政策就是狭义的健康政策。布莱克默对健康政策的广义定义，比较符合当今世界健康政策研究发展的趋势。从国外健康政策发展的情况来看，"广义的健康政策，不仅是指将保健、医疗问题作为直接对象的政策，也包括多种与健康有关的环境政策等。健康政策与医疗服务提供、健康促进、疾病预防、劳动卫生、环境保护、医学科学研究、技术开发和关联产业政策等各种社会活动密切相关"[④]。

自中华人民共和国成立以来，我国的公共健康政策大致有过五种政策范式：福利化（1949—1984）、市场化（1985—2002）、民生化（2003—2008）、系统化（2009—2015）以及健康中国战略（2016 年至今）。[⑤]

---

① 世界卫生组织 . 健康促进术语汇编 . 郑伯承，薛建平，译 . 北京：北京医科大学出版社，1999.

② RODGERS B L. Exploring health policy as a concept. Western journal of nursing research，1989（6）：694 - 702.

③ BLAKEMORE K，WARWICK-BOOTH L. Social policy：an introduction. Mcgraw-Hill education (UK)，2013.

④ 张来虎，王开辉 . 政策科学与健康政策 . 国外医学（医院管理分册），2002（3）：42 - 43.

⑤ 曹琦，崔兆涵 . 我国卫生政策范式演变和新趋势：基于政策文本的分析 . 中国行政管理，2018（9）：86 - 91.

十八届五中全会后，特别是十九大以来，我国开始重新对健康的价值和政策问题进行界定，从战略层面统筹考虑关系健康的重大和长远问题，并提出了"健康中国战略"。"健康中国"概念最早可追溯到 2008 年，原卫生部组织百名专家广泛研究，形成了《"健康中国 2020"战略研究报告》，但那个阶段的"健康中国"概念仅局限在卫生领域。在 2015 年召开的十八届五中全会上，"健康中国"首次上升为国家战略。2016 年全国卫生与健康大会召开，这是 21 世纪以来我国召开的第一次全国卫生与健康大会，凸显了国家对国民健康的高度重视。大会进一步明确了健康的战略地位、全民健康的目标、重点领域和体系保障，对解决制约卫生事业发展和国民健康改善的全局性、根本性和长期性问题有极强的推动作用。同年，国务院发布了《"健康中国 2030"规划纲要》，提出了健康中国战略的行动纲领。2017 年习近平总书记在中共十九大报告"实施健康中国战略"部分指出，人民健康是民族昌盛和国家富强的重要标志，要完善国民健康政策，为人民群众提供全方位全周期健康服务。

健康中国战略的提出标志着我国在公共健康政策领域的一次重要范式转变，不仅意味着我国公共健康政策从此开始从部门政策转向国家宏观战略的提升，从"治病导向"向"健康导向"的根本理念转变，更是强调了将"健康融入万策"，即从政府角度开始做出了将公众健康问题置于全社会多部门协同治理体系的重大部署。

（三）政策倡导（policy advocacy）

政策倡导的概念最初源于西方，中文中"倡导"一词的说法就是来自英文 advocacy 这一术语。advocacy 从词源上看，最初用于法律领域，advocate 一词原本是由拉丁语 advocare 衍生而来，意即召唤证人，或律师为当事人的利益而进行辩护的过程。在英语中，动词 advocate 早期经常与社会运动、政治改革相联系。《柯林斯英语词典》对动词 advocate 的解释为"公开支持或介绍"。美国在 20 世纪 60 年代兴起的公民权运动使得该词被扩大使用。如今的"倡导"（advocacy）概念不仅可以用于表示对个体权利的捍卫、为弱势群体的利益发声，同时也包括针对法律实施困境以及社会政治制度的系列努力与行动等。

在中文语境中，与"倡导"含义更为接近的一个概念是"呼吁"。在现实生活中，世界各国的很多非营利组织近年来纷纷开始以 advocacy（倡导）来定义自己的主要职能，并且在具体使用中衍生出了不同的理解与定义。例如，一些组织试图在政治决策的争论中，代表社会地位和政治地位上的弱势群体发声，也有些组织则试图通过社会调查和科学研究去影响决策者，因此与

"政策倡导"（policy advocacy）概念从字面上更为接近。

此外，非政府组织的政策倡导功能在某些特定环境下又被称为"游说"（lobbying）。这个词原指在通往立法机构正厅的休息室里等候，但现在被很多非营利组织视为贬义，因为它会让人联想到一些为追求私利而游说立法者的公司和个人。而且这样的游说大都缺乏透明度，在不同的政治体制下尤其容易引发争议和歧义。

在理论研究中，由于学者们所处的社会环境不同，对政策倡导的界定也有着不同视角。例如，詹金斯（J. C. Jenkins）认为政策倡导是指"非营利组织针对一个特定观点的主张与辩护，主要目的是为了公共利益，而去影响政府正式决策所做的努力"①。沃尔琪（J. R. Wolch）亦认为政策倡导是公益组织寻求影响或追求公共决策的实践，其最终目的是要引导或促成社会的积极变迁。② 杨廷忠等认为政策倡导是"针对某项社会关注的问题，向某些个人或组织进行鼓吹并发起一系列的行动，促使其态度和行为发生改变的过程，是使倡导的主张得以实现的努力"③。

综合各方观点，本书将政策倡导定义为社会组织或个人通过制度化或者非制度化的方式，直接或者间接地对公共政策或者其他相关公共资源施加影响，以使其朝着倡导主体所期望的方向发展的一系列活动。

二、健康政策倡导的社会价值与基本伦理

面对日益复杂的社会问题，尤其是意识到某些社会问题的存在可能往往源于某种具体制度上的缺失、社会结构的扭曲以及资源分配的不平衡之后，作为公民社会的主动参与者，个人或组织除了消极被动地等待改变或直接针对相关问题提供各种补偿式服务之外，更应当采取积极措施，主动参与到公共事务中去，致力于改善所处社会环境，而进行公共政策倡导就是主动参与公共事务最有效的路径之一。

（一）健康政策倡导的社会价值

公民健康问题由于所涉及的目标人群广泛，社会意义重大，因此无论在其社会效益还是目标实现手段上，都更加依赖自上而下的政策变革与完善，

① JENKINS J C. Nonprofit organization and policy advocacy//POWELL W. The nonprofit sector: a research handbook. New Haven: Yale University Press, 1987: 296-318.
② WOLCH J R. The shadow state: government and voluntary sector in transition. New York: The Foundation Center, 1990.
③ 杨廷忠，吕巧红，吴宏华. 公共卫生倡导行动策略与方法. 中华预防医学杂志, 2008 (8): 553-556.

因此在实际工作中对政策倡导的依赖性也就更加明显。其重要性主要体现在如下几个方面。

1. 有效的公共政策能够显著提升公民健康水平

好的公共政策能够为社会生活带来多方面的积极改变，公共健康领域也不例外。提高公民健康水平的手段很多，包括健康教育、健康政策、药品研发、公卫设施建设等，但政策干预往往效率最高。以控烟为例，通过公益广告来说服教育吸烟者戒烟往往收效甚微，但通过增加烟草税和提高烟草价格的公共政策则可以有效减少和约束人们的吸烟行为。很多国家的经验都证明了这一点。关于公共场所控烟，美国现已有 48 个州颁布了公共场所禁止吸烟的规定。2002 年纽约市政府批准所有酒吧和餐馆推行禁烟计划。几乎所有的餐馆、酒吧、办公室、礼堂等公共场所都挂出了"禁止吸烟"的大牌子，约有 1.3 万个公司被纳入禁烟实施范围。这一举措对控制公共场所吸烟起到了很好的限制作用。更重要的是，通过改变社会规范，有效提升了公民健康水平。

与此相关的另一个案例是中国关于"酒驾"的立法。自 2011 年 5 月 1 日"醉驾入刑"立法正式实施以来，中国的酒后驾驶问题得到显著改观。新华社 2016 年 4 月的一篇报道指出："醉驾入刑"实施五年来，全国因酒驾醉驾导致的交通事故数量、死亡人数与法律实施前相比分别下降了 18%、18.3%。[1]

2. 科学的健康政策倡导是公民参与社会治理、营造健康社会环境的重要手段

高效的社会治理需要包括政府和公民在内的多元主体共同承担责任。世界卫生组织 2013 年的报告指出，公民应主要依靠自身来解决个人和家庭的健康需求，理性做出关乎个人和家庭健康的行为选择。2016 年 10 月，中共中央国务院印发了《"健康中国 2030"规划纲要》，提出要把健康融入所有政策以及坚持共建共享、动员全社会参与两大基本原则，明确将全民共建共享作为实现健康中国的基本路径，以形成维护和促进健康的强大合力。

享有可能达到的最高健康水平是每个人的基本权利。但在过去相当长的一段时间内，我国公民普遍缺少参与行政管理的主观能动性[2]，健康政策多为"自上而下"的官方"包办制"，普通公民被动接受，不利于公共健康政策实行以及公民健康自治意识的觉醒，更不利于"以健康为中心"的公民参与社会治理机制的形成。参与科学的健康政策倡导活动为此开辟了一个可能的通道，通

---

① 醉驾入刑五年 酒驾肇事下降 18%. (2016-04-28) [2020-04-12]. http://www.gov.cn/xinwen/2016-04/28/content_5068903.htm.

② 王晓迪，俞春江，瞿先国，等. 治理视阈下公民参与"健康中国 2030"战略的实施路径. 中国卫生政策研究，2017，10 (5)：39-44.

过开启多元主体之间的协作与对话来提高社会各主体参与健康治理的能力和意愿，从长远来看有利于中国公民社会的形成和全民健康素养的提升。

3. 有效的健康政策倡导能够弥补政府与市场的不足，推动实现社会公平

健康领域的公共政策旨在最大可能地保障全民健康。遗憾的是，虽然各国政府对此都有着非常清晰的目标和战略部署，但在绝大多数社会环境中，理想的公共健康政策潜能仍有待充分开发，尤其对于仍处在发展中阶段的中国社会，目前仍有大量的公共卫生和健康领域的政策和制度有待补充完善。例如人口老龄化带来一系列公共健康问题，弱势群体因病致贫、因病返贫问题突出等。

国务院扶贫办调查显示，2016 年全国 7 000 多万贫困农民中，因病致贫率达 42%，涉及 1 200 多万家庭，其中 33% 是由疾病影响劳动力所致，12% 是由灾难性医疗卫生支出或大额医疗费用所致。[①] 可见因病致贫、因病返贫是我国贫困人口难以脱贫的重要原因，更是农村贫困地区突出的社会问题。在我国的健康弱势群体中，农村留守老人的健康问题更为严峻，除具有一般老年人患病的共性特点外，他们还有社交能力差、心理压力大等问题，加之收入和社会保障水平均较低，使该群体的疾病经济负担较重。此外，由于子女长期外出务工而导致其获得的家庭照护减少、农村卫生服务条件较差等原因，农村留守老人家庭因病致贫、因病返贫的问题更为突出。

中国作为地域辽阔的人口大国，很多问题的复杂程度都超出了单一依赖政府职能即能得到充分解决的情况，而商业企业由于自身盈利目标的考虑，往往不会将弱势群体的利益作为首要目标来推动。因此，来自公民和社会组织的第三方政策倡导力量在此即可充分发挥作用，从目前现行政策的缺口入手，为被忽视的群体与社会问题积极发声，提醒社会关注与政策完善，从而在一定程度上弥补经济社会发展不平衡所带来的社会分裂鸿沟，推动实现健康领域的社会公平。

（二）健康政策倡导的基本伦理与公共属性

政策倡导的原理过程体现为以公众参与为核心，通过不同路径来影响政策产出。在价值层面，詹森（B. S. Jansson）认为压力团体应秉持符合社会公平正义的价值观，以此形成政策倡导的基础。因此，无论其具体形式如何多变，以公共利益价值为先应是一切政策倡导的伦理基础所在。[②]

随着人类交往的日益深入，公共健康问题已成为影响社会发展的突出问

---

① 农工党中央．【提案摘编】关于在精准扶贫中注意发挥健康扶贫作用的建议．（2016 - 03 - 02）［2020 - 12 - 28］- http：//www.ngd.org.cn/jczt/jj2016qglk/taya2016/36472.htm.

② JANSSON B S. Becoming and effective policy advocate. 3rd ed. Belmont：Brooks/Cole，1999.

题，构建有利于维护公民健康权利、促进健康资源合理分配的社会伦理规程，并出台促进公众健康的国民健康政策，也成为各国发展面临的重大问题。

我国是政策大国，也是人口大国，公共政策必须从公民入手，关注并解决公民的问题。公共政策必须始终以此为基点，反思和重塑公共政策的价值谱系，确立公共政策的应然目标。但实际上，公共政策的实现过程往往伴随着"人治"与"不确定性"的特征，在公共健康政策的制定与实施过程中，也不可避免会发生各种利益冲突，例如不同社会群体之间的利益冲突、个人权利和公共健康之间的冲突、社会医疗资源分配不公等。这就要求我们在从事健康政策倡导工作时，首先要明确认识到任何公共政策的出台都是一系列复杂的社会博弈过程，而非简单的是非判断；其次要在政策倡导过程中优先体现社会公平，着眼于宏观，本着公共健康利益最大化的原则来进行相关政策倡导，而非仅着眼于单一社会议题的倡导和实现。

第二节　健康政策倡导的主体与客体

从系统分析的方法来看，针对公共健康的政策倡导是一个系统工作，其中构成这个系统的两大要素就是政策倡导的主体和客体。

一、健康政策倡导的主体

健康政策倡导的主体，是指在健康政策倡导活动中直接或间接参与其中的个人、团体或组织。关于健康政策倡导主体的界定可以参考以下两条标准：一是看其是不是相关政策的利益相关者；二是看其是否真正参与到对相关公共政策或公共资源施加影响的过程中。

在我国从事健康传播政策倡导的实践中，公民个体、企业、社会组织、政府部门等均可成为政策倡导的主体。由于所处的社会地位和拥有的资源、能力等方面的不同，不同的倡导主体在其主体属性、倡导目标、倡导渠道、倡导方式和倡导力量等方面也都存在着较大差异（见表6-1）。

表6-1　　　　　　　　　　　　四类政策倡导主体的差异

	公民个体	企业政策	社会组织	政府部门
主体属性	民事行为个体	市场中的经济活动主体	独立于政府和私人部门之外，以实现公共利益为目标，强调非营利性的组织	公共政策的直接制定者和各方利益协调者

续表

	公民个体	企业政策	社会组织	政府部门
倡导目标	既有可能为社会的公共利益倡导，也有可能为个体或某一特定群体利益而倡导	为了企业自身或某一利益团体的利益，追求参与者自身利益的最大化	公共利益	各级政府部门及其所代表的社会群体利益
倡导渠道	自下而上			自上而下
倡导方式	因个体的实际情况而变化	多采取影响直接的、核心的政策制定者的方式，辅以影响媒体、公众等方式	主要采取联合媒体、公众等民众广泛参与的方式，辅以影响直接的、核心的政策制定者的方式	通过向各级人大、政协递交议案直接参与政策决策，或通过不同形式的听证会、座谈会、研讨会等积极传递政策主张
倡导力量	完全取决于个体情况，不同个体之间存在较大差异	通常拥有较为专业的政策倡导团队，对相关领域有较为深入的了解、研究或经验积累		拥有行政话语权，能够直接接近和影响最终的政策制定者

（一）公民个体政策倡导

从严格意义上说，影响力较弱或者知名度较低的个体是很难进行真正的政策倡导的，现实中能够进行有效政策倡导的个人一般多为已经具备了一定影响力的社会"公知"或网络"大V"。如果进行政策倡导的个体与媒体的关系较好、社会影响力较大，则其政策倡导方式会与公益组织等社会组织的政策倡导方式较为类似；如果进行政策倡导的个体与官方的关系较好，也有可能通过影响政策制定者的方式来进行政策倡导。

属于个体行为的政策倡导，在立场上一般很难区分其个体或者社会利益目标，因为二者在现实中往往多有交织或重合。因此，个体政策倡导的意图很难进行明确的辨识。从倡导的影响力来看，如果从事倡导的个体拥有较大的社会影响力和相对充足的倡导经验、资源等作为支持，其政策倡导的影响力就会较大，反之则不然。

（二）企业政策倡导

商业企业是营利部门，通常按照自由选择、自愿交易、契约合意、优胜劣汰的市场原则来运作，其政策倡导活动首先需要符合企业的商业利益，即为了自身或委托其进行政策倡导的特殊利益集团的利益，而不一定为了社会的公共利益。也正是基于这个原因，企业政策倡导通常很难公开发动媒体或公众的广泛参与，在形式和公开参与政策倡导的程度上也会受到一定限制。但是由于资本力量的存在，现实中的企业仍然可以通过购买媒体资源和服务进行公众传播，甚至采取游说的方式直接参与、影响政策。毋庸置疑的是，在此过程中可能存在非法的、边缘性的运作。

（三）社会组织政策倡导

这里所说的社会组织是以其公益属性来界定的，特指在范围上不属于政府和营利性企业的其他所有组织的集合，即独立于政府和私人部门之外，以实现公共利益为目标，强调非营利性、志愿性的合法组织，其现实中主要体现为民政部门注册的社会团体、基金会、民办非企业单位及未注册的草根组织等。

由其自身"非营利性"特质所决定，社会组织在政策倡导中多从公共利益出发，而很少以倡导自身利益为目标，因而获得了发动媒体与公众参与的充分便利性与合理性。从社会组织的使命和目标来看，其进行政策倡导有别于简单的"提供服务"，而是更能够有效发挥民间组织的作用，弥补政府的"缺位"或不足。尤其在自下而上的政策制定模式中，公益组织更是扮演着关键的角色，主要体现在：

（1）区别于团体、集团或者个人利益，社会组织代表着公共利益，其政策倡导更具代表性和中立性，更能反映社会大众对于政府政策的真实诉求。

（2）社会组织既是一个组织机构，又是一个开放的平台，因而成为大众、媒介、学者和政策制定者沟通的最佳选择和中介，使利益相关者和政策制定者的沟通交流成为可能，也使政策的制定更能反映多元利益群体的呼声，政策的民主性大大提高。

（3）相较于一般公众和其他社会机构，社会组织通过持续关注某一领域的情况，对于特定领域的情况更加了解，其政策观点更加具有代表性和科学性，从而能够大大提高政策的科学性。

（四）政府部门政策倡导

与公民个体、企业、社会公益组织等自下而上的政策倡导方式不同，政府部门由于其所处的特殊位置，能够直接参与维护公共秩序、提供公共福利等相关决策和活动。其政策倡导行为主要体现在针对政策制定者之间的横向倡导以及针对政策执行者的协调沟通这两个维度。其一，某些复杂政策问题的制定和出台过程中需要多个部门的相互支持协作，如何通过充分沟通形成共识，并且处理好相关部门之间的横向关系就成为政策目标能否实现的关键因素。其二，在某些情况下，政策的制定或执行过程也会涉及政府之外的社会参与者，这使得政策的执行参与者更加多元。在这种情况下如何处理好政府部门与社会参与者之间的关系，对政策结果的推动至关重要。

此外，也正是由于政府部门所处的体制内特殊地位，以及拥有独一无二的行政话语权，因此其倡导工作的独立性也通常会大打折扣，在通过媒体影响社会公众方面也会面临相应挑战。

二、健康政策倡导的客体

健康政策倡导的客体，是指健康政策倡导活动所指向的对象，包括倡导所要解决的社会健康问题和预期发生作用的社会成员（目标群体）两个方面。其中要解决的健康问题是直接客体，目标群体是间接客体。健康政策倡导的客体与主体构成了健康政策倡导过程中的一对基本矛盾，对他们的划分也只是从相对意义上来界定，在某些情况下，主客体往往存在着双重角色的可能。

具体而言，社会健康问题指的是一个社会的实际健康状况与理想健康预期之间的差距，这些差距或偏差就形成了社会冲突和矛盾，理想健康政策的制定目标就是要克服、解决或消除这些差距和矛盾。

社会健康问题是与私人健康问题相对的一个概念，当某个健康问题超出了私人界限，具备了一定层面的共性，就演变成了社会健康问题；而当一个健康领域的社会问题开始受到社会公众普遍关注的时候，它就开始上升为健康领域的公共问题。但在现代社会，政策制定者所要面临的公共问题非常之多，并不是所有的公共问题都能够顺理成章地进入政策议程，而只有那些被政策制定者提上议程并加以处理的公共健康问题才会成为健康政策问题。

健康领域公共政策的制定通常即是沿着"社会健康问题—公共健康问题—健康政策问题"这样一条路线发展演化的。制定健康政策是为了解决公共健康问题。但在决策者看来，并非所有的公共健康问题都适合用政策手段解决。例如有些问题可以通过民间渠道解决；有些问题过于复杂，政府暂时无力解决；有些问题因其重要性或优先级不够，暂无必要解决；等等。

健康政策倡导的目标群体是健康政策倡导的诉求对象，是倡导主体所希望触及或影响到的社会成员。健康政策倡导的目标群体通常是相关政策的直接制定者，但同时也包括媒体、专家、智库、网络意见领袖等具备行业话语权或能够对政策制定者施加影响力的中间群体。

在健康政策倡导中，目标群体的态度对于倡导活动能否达成预期目标发挥着决定作用。一般而言，目标群体对于健康政策倡导的态度可简单划分为接受或不接受两种。接受的原因通常主要有政策建议本身的合理性、来自内外部的压力（如行政压力、舆论压力等）、成本效益衡量、基于私利或个人偏好等；不接受的原因主要有价值观念冲突、来自利益对抗方的压力（如烟草行业对于控烟政策倡导所施加的负向影响）、决策风险过高、政策环境不成熟、政策效益不明显、政策建议本身存在问题等。

第三节　健康政策倡导流程与策略

　　开展健康政策倡导是一项复杂的系统化工作，其成功有赖于一套科学合理的工作流程来保障。在任何健康政策倡导活动开始之前，相关组织或个人都需要对倡导活动进行统筹规划，有目的、有计划地开展倡导工作，以达到控制风险、降低成本、提高健康政策倡导质量和效率的目的。

一、健康政策倡导一般工作流程

　　从健康政策倡导工作的一般流程来看，其基本内容或步骤可划分为四个部分，即确认倡导主题、识别倡导对象、选择倡导策略和制订倡导计划（见图 6－1）。在实践管理过程中，这四个部分具有循环或重复性，需要在倡导实践中不断试错，调整完善，最终达成倡导目标。

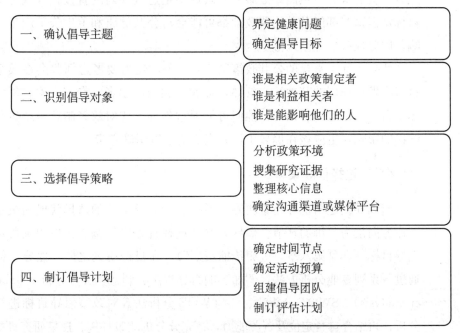

图 6－1　健康政策倡导基本工作流程

（一）确认倡导主题

对于相关倡导主题的准确把握，是每一项成功的政策倡导的开端。在健康领域的政策倡导活动中，一份政策倡议书是否有分量、有价值，能否引起相关部门和政策制定者的高度重视，其决定因素就在于倡导主题是否体现出了在公共政策层面的重要性与紧迫性。合理的健康政策倡导主题绝非不切实际的空谈理想，除了具备显著的社会意义之外，其内容更需要与当下的社会经济发展环境以及政策运行的背景条件相适应，在确定倡导目标的过程中尤其需要充分考虑所选议题的发展空间与落地实现的可能。

（二）识别倡导对象

确认倡导议题之后，还要同时明确健康政策倡导的对象，即通过政策倡导工作影响或触及的目标群体。在我国，健康相关公共事务的管理至少分布在 10 多个部委及其他相关机构中，并且在全国范围内的省和地市层面的节点上运行，因此倡导工作开展之初的重点就是针对具体的政策倡导目标，准确识别出谁是掌握最终政策话语权的目标倡导对象。同时，制定有利于健康的公共政策，有效解决公共健康社会问题，通常也不能仅依赖于公共卫生部门或某个单一部门，而需要多部门之间的协同参与。在实际工作中，政府各部门都有可能直接或间接影响到公众健康和卫生公平，例如财政、教育、住房、人保、就业等。虽然制定健康公共政策不是这些部门的直接权限或主要政策目标，但这些部门及其相关政策都可能会对公共健康和卫生公平产生重大影响，因此也应一并纳入考虑。

此外，除了直接的公共政策制定者之外，还需要考虑那些会在政策制定过程中发挥作用的其他社会群体，如相关领域的学者、专家、垂直领域的媒体平台、网络意见领袖等，他们可能通过各种方式对政策制定者产生直接或间接的影响，也应该在倡导工作开展之前予以明确界定。

（三）选择倡导策略

当倡导议题与倡导对象明确之后，关于倡导策略的选择就成为决定未来工作方向最为关键的环节。倡导策略的选择首先应该基于一份明确可量化的倡导目标（详见第八章"健康传播策划"），在目标明确之后，倡导主体可以通过一系列专业分析方法，例如影响力分析法、利益相关方分析（stakeholder analysis）、SWOT 分析法、CATWOE 分析法等对政策倡导目标进行评估分析，再结合自身定位及资源能力，在充分分析政策环境、搜集研究证据、整理核心信息、整合传播资源的基础上，确定最适合自身目标达成的倡导策略。

（四）制定倡导计划

与倡导策略不同，这里的倡导计划更偏向行动方案，包括对倡导目标进行任务分解，根据时间节点对整体目标进行阶段性划分，然后再落实到具体执行工作任务及工作计划上，其中也包括倡导团队的搭建、阶段性的项目执行评估，策略反馈调整与预算安排等。

二、健康传播政策倡导常见策略总结

无论选择何种形式来开展倡导工作，都需要采取一些基本策略来提高倡导效率。如前文所述，健康政策倡导的对象既包括直接的政策制定者即政府部门，也包括能够对政策制定者施加影响的中间群体。因此，按照倡导对象进行区分，健康传播的常见政策倡导策略可分为直接倡导策略与间接倡导策略两大类。直接倡导策略意指通过各种方式直接与政府部门进行沟通对话，来推动政策目标实现；而间接倡导策略则是指通过影响专家、媒体等中间群体，以专家意见、媒体舆论等形式间接对相关政策制定或完善产生影响的倡导策略。

（一）直接倡导策略

政府部门是制定和执行公共政策的机构，掌握着对社会资源进行重新分配的权力。任何组织或个人想要影响公共政策的内容和方向，就必须与政府部门打交道。具体而言，在我国面向政府部门的直接政策倡导策略主要有下面几类。

1. 资讯策略

公共政策制定者并不是所有领域的专家，很多时候他们并不比企业或社会组织的专业人员和专家学者更了解某个议题的专业知识，因此在公共政策制定过程中往往也会存在信息不对称。

组织或个人运用资讯策略进行政策倡导，就是致力于将相关资讯信息传达给政府部门，并试图影响决策者的政策制定。这其中，倡导者所扮演的角色就是促使相关信息获得应有的关注，使政策制定者做出更理性的决策。运用此策略的关键在于倡导者不仅要从自身视角出发，去单方面地"推动"自己认为重要的议题和信息，更要从对方立场出发，尽量转换到政策制定者的视角去考虑问题，让政策制定者获得对其"有用"的信息。

具体而言，在政策制定过程中，组织或个人可以通过参与听证会、座谈会等方式公开参与政府部门的政策研讨，或者主动在媒体上发表言论，提供专业意见与建议，甚至针对具体问题组织调研形成调查报告或研究报告等，为政府部门提供相关决策建议与资讯支持。具备相关资质的社会组织甚至可以为政府部门提供政策草案，协助政府在制定政策过程中掌握专业知识，制定出更符合社会需求的公共政策。

公共健康涉及医学、公共卫生等专业领域，因此在政策倡导过程中，资讯策略是常用策略之一。一般来说，倡导主体所提供的信息越权威专业，在政策制定过程中对政府的说服力和影响力也就越强，相应的政策倡导的效果也就越好。同时，资讯策略作为被动式的倡导策略也有其自身局限，即倡导主体所提供的资讯能否最终触及决策者并被其采纳，要视决策者对倡导目标的认同度而定。其中不可控因素较多，且通常较为耗时。

2. 代表策略

代表策略的核心思想是通过寻找具有较强影响力的社会或政治精英人物来进行政策倡导活动，以精英人物作为政策倡导活动的代言人。这也是直接政策倡导策略中最为常见的方式之一。从理论上而言，倡导主体如果想要更为积极主动地参与到政策制定过程中，一种直接有效的方法就是推选出代表参与民意代表选举，或者直接申明支持某位民意代表，待相关代表进入决策机制，就能代表己方立场进行政策倡导，并影响决策。在中国的政治体制中，人大代表和政协委员是最为接近政治权力中心的群体，这些民意代表的政策倡导行为能够得到政府部门或者社会的关注，特别是在每年的"两会"召开期间，"两会"代表的提案有很大概率进入政府政策议程。

公共健康政策的倡导主体的成员如果能够成为"两会"代表，或者能够在"两会"代表中寻找到支持者，其政策倡导活动成功的概率将极大提高。此外，公共健康相关政策的倡导也可以寻求体制外精英人物的支持，从知名度、影响力、社会信任程度等方面来看，明星、意见领袖和社会精英往往具有更强的影响公共舆论或政策议程的能力，也因此会让政策倡导活动达到事半功倍的效果。

3. 司法策略

司法策略意指在政策制定环境之外，倡导主体依循司法系统与途径进行影响公共政策的活动。该策略主要是通过诉讼的方式，使得法官在司法过程中对政策价值赋予不同的解释，从而影响公共政策的执行。在西方国家，司法策略通常是倡导主体所采用的最后手段，在对立法、行政部门游说失败后，倡导主体可以提起诉讼，经由法院判定政策违宪与否，以促使行政、立法机关订立可行的法规或宣告违法，同时通过诉讼裁决，对旧有政策进行新的诠释，或在其中提出时代所需的新价值。另外，倡导主体也可以利用诉讼途径为民众打官司，如近年来我国很多公益组织作为诉讼主体提起的环境公益诉讼，该类诉讼活动实际上是将个人或少数人面临的问题扩大成为社会问题，唤起政府部门和民众的重视。

健康领域的公共政策由于具备较强的外部性，且经常面临不同利益集团之间的博弈（例如国家对于烟草广告的相关立法和限制条例等），因此对司法策略也应有所了解。但是司法部门并不是决策机关，司法策略在政策倡导工作中也多是作为后援策略应用，并且由于法律程序冗长，其主要用意通常不在最后结果，而在于短时间内通过媒体散布决策者被诉讼的信息，从而对决策者造成压力。因此在具体使用的时候要根据自身情况进行评估，以达到预期效果。

4. 迟滞策略

倡导主体除倡导积极的立法、修法和政策制定外，有时也会碰到一些通过后对自己不利的政策或法案，这时就需要通过积极主动有目的的行为，尽量阻止或延迟通过或修订具有负面效应的政策或法案，以期降低原有不利的影响，挽回劣势，同时增加有利于己方的政策和法案被采纳的空间。迟滞策略的运用可借助大众传播媒体或专家学者的倡议，对政策制定机构提出建议，阻止或延迟相关政策进入审查程序；也可通过陈情和请愿等方式，申言现阶段无立法、修法或政策制定之必要，或提出要从长计议、不急于制定政策等。此外，在应用迟滞策略时，还可争取政策制定机构中相关人员的支持，以在政策和法案审查阶段发表主张，推延决策进度。

5. 合作策略

合作策略意指倡导主体和政府部门建立合作关系，通过合作活动对公共政策发挥影响作用。一方面，政府部门在进行公共政策规划时，为了使出台的政策更加完善，需要参考各方学者、专业人士与相关企事业单位的意见，并经常会委托专家学者进行初步的方案起草，再请相关组织或代表进行研究讨论，决定政策草案。参与规划使得倡导主体有机会在决策体制内向决策者表达立场、提出呼吁，从而影响政策制定。另一方面，倡导主体也可以参与公共产品和服务的产出过程，与政府部门协作提供公共产品和服务。

良好的政府与民间机构的合作，一方面能够取长补短，促进公共服务品质的提升，另一方面也更加符合当代社会的民主政治精神。在此过程中，通常仅被动接受服务的公众和社会组织也会被纳入公共服务的产出行列，从服务的接受者转变成服务的提供者，从而在合作过程中提升自身在政府决策中的影响力，以获得推动公共政策优化完善的机会。

（二）间接倡导策略

间接倡导策略主要针对的是与健康政策倡导目标相关的各种中间群体。倡导主体通过面向全社会推广其理念和主张，发动更多的社会力量参与其中，从而增加目标议题的受关注程度与倡导者自身的话语权，形成公众舆论，进而影响政策议程，达到政策倡导的最终目的。具体而言，健康政策倡导中所涉及的间接倡导策略主要包括以下几种。

1. 联盟策略

联盟是指不同的倡导主体，为了达成一致的公共政策倡导目标而聚集在一起，进行长期或短期的合作或互动。联盟策略强调不同的倡导主体在倡议过程中通过合作与互动形成联合力量，共同向决策者施压，以达到政策倡导的目标。联盟策略使具有相同目标的倡导主体之间可以共享资源、分担成本、有效突破人力财力不足的困境，促进目标的实现。

通常情况下，倡导主体在进行倡导活动时，都会有意或无意地运用联盟策略来提升自身影响力，以引起决策层对于相关议题的关注。即使是已经具有较强影响力的倡导主体，如在社会地位、组织规模和社会动员能力等方面都占据优势的国际组织或大型企业，在进行政策倡导的时候也常常需要其他多方力量的协助。而那些组织规模与财务能力都不占优势的倡导主体，更可通过联盟策略实现资源汇集，扩大议题在社会上的影响力。

联盟策略是为了顺应外在环境挑战而使用的一种策略应用。在联盟过程中，各个参与者之间是平等合作、互惠互利的关系，各组织享有共同目标并共同提供资源、付出劳动。

2. 媒介策略

政策倡导的主要目标是影响公共政策，而在将相关社会问题上升为公众议程并进入政策议程的过程中，媒体，尤其是大众媒体发挥着不可替代的关键作用。根据议程设置理论，大众媒介通过对相关信息和议题的关注来有效左右人们对这些议题重要性的认知。[①] 换言之，大众媒介能够为公众设置议程，很多政策倡导者的首要任务就是创造议题，并设法将其"注入"政策议程中。

大众媒体不但是塑造公共舆论的主要角色，而且在快速传播议题、组织社会动员等方面同样具有较大潜力。随着我国经济步入新常态，社会也进入了以网络社会为表征的新常态。众多新媒体渠道的出现为社会组织的政策倡导工作带来了更多的可能性和发挥空间。现实社会中的一些民生问题可能会通过网络舆情的发酵，形成网络动员，即先形成"网络围观"和"网络评论"，有时甚至可能激化为"网络群体性事件"，继而进入政府公共决策的视野。在新媒体环境下，每个公众手中都有一个"麦克风"，可以根据自己的意愿来表达对公共政策的看法。公共政策制定过程不仅仅是过去自上而下的单向运行，而多了双向互动的动态过程。公共政策议题的设置、政策方案的制

① 郭庆光. 传播学教程. 北京：中国人民大学出版社，1999：195-196.

定、政策执行过程等都可以借助新媒体进行监督和管理。

需要注意的是，运用媒介策略需要倡导主体具备媒体传播方面的相关常识与专业技能，拥有良好的媒体关系，才能获得正向的传播效果。否则，媒体作为一把双刃剑，在传播不当的情况下也会为倡导主体带来不可挽回的负面影响。在利用媒体进行议题传播时，政策倡导主体需要：（1）保证所传播信息的准确性与权威性，对未经核实的信息要采取审慎的态度，以免形成舆论误导，带来负面社会效应；（2）明确传播的目的是引发社会各界对某一议题的关注，进而推动政策窗口的打开，并非将传播作为情绪宣泄的渠道；（3）对负责媒体传播的工作人员开展必要的技能培训，在掌握媒体传播规律，尤其是新媒体传播特点和规律的基础上进行科学传播。

3. 困窘策略

困窘策略意指倡导主体通过曝光现有政策的缺点以引起公众与舆论的关切，使问题的冲突性扩展，由此塑造民意与政策压力，促使政府部门更改决策。对倡导主体而言，在某些议题的倡导过程中将问题的严重性与迫切性逐一呈现，可能是十分有效的策略，原因在于多数人平时没有时间精力去争取自身利益，但这并不意味着需求已被满足。如果能够适时运用困窘策略引发社会公众的讨论，则能在很大程度上增加舆论的支持度。

不过，对困窘策略的不当使用也会产生一些问题。例如，倡导议题可能在尚未取得社会公众支持之前，已遭受利益冲突的其他团体的攻击性反应；经常遭受困窘的官员或民意代表，可能因此产生敌对态度，致使倡导方难以接近决策核心，参与政策讨论的机会降低；如果传播不当的话，公众也可能会对使用此种策略的倡导主体产生负面印象，形成"哗众取宠"或"小题大做"的观感，进而降低对倡导主体的支持意愿和好感度。

4. 抗议策略

抗议策略指的是公众为参与国家治理或维护自身权益，向立法机关或行政机关陈述其愿望或意见，要求政府机关响应的一种策略行为。人们对政策制定的意见和建议，可通过民意代表来传达，也可通过自身的直接行动来表达。当倡导主体采取了各种倡导策略后政府机构仍然无法了解其需求，或不能达到既定目标时，有时也会采取较为激进的抗议策略来凸显受争议的社会问题，并引起社会公众和政府部门的关注。

抗议策略主要有两种。一种是积极抗议策略，主要运用陈情、请愿、静坐、示威游行等激烈手段争取媒体曝光的机会。此种方式，常常会让原先无知名度的组织或个人以及不受关注的社会议题瞬间增加媒体曝光度。不过，进行示威游行等方式的抗议需经申请，并经主管机关核准才算合法，在中国目前的政治环境中，示威游行在各项政策倡导形式中受到的争议较多，面临的政策风险也较大，因此在健康政策倡导活动中需要非常谨慎地采用。与之相对的另一种是消极抗议策略，即倡导组织可号召公众消极地拒绝遵守相关政策，以静制动，反过来促使政府部门不得不与之协商，以期达成倡导目标。

5. 日常策略

日常策略指倡导主体通过日常活动和服务等形式塑造组织形象、传递组织理念，进而影响或改变社会公众的认知和行为，提升对某一议题的关注，最终影响公共政策制定和执行。日常策略包括举办各类活动、提供各式服务、设立网站、发行报纸杂志或宣传品、维持良好公共关系等形式。

通过不同形式的日常活动或服务提供，一方面能够提高倡导主体的知名度与影响力，扩大在相关领域的话语权；另一方面可以借由活动传达所倡导的理念，帮助公众对议题形成认知和认同，从而产生潜移默化的影响（在提供咨询、教育培训等服务的过程中尤其如此）。而常规运营的各种传播平台（如网站、公众号等）则有利于倡导主体自身的形象展示与塑造，以及与公众的日常沟通互动，这些对于长期进行的倡导活动都会带来帮助。

第四节   中西语境下政策倡导的区别

经过近年来的发展，中国社会组织与个人所使用的政策倡导方式一直在改进，很多倡导主体也在不断致力于采用更加标准化的国际思维模式与工作方式来进行相关议题的政策倡导。例如，有些社会组织为弱势群体直接提供法律咨询或救助服务；还有一些除了积极宣传相关议题之外，直接致力于推动政府制定和完善相关政策（如控烟、儿童权益保护、农民工权益保障等）；同时，无论是组织还是个人，在从事政策倡导的过程中都普遍更加重视媒体的力量，积极通过媒体发声，影响公众舆论，进而寻求影响政策议程。

但实际上，由于国情与政治制度的天然差别，中国的政策倡导与西方世界所面临的政策和法律环境始终存在较大差异，因而在倡导方式上也各有侧重。在中国进行政策倡导，需要应对本土化的问题和挑战。

一、西方发达国家以对抗为主的政策倡导方式

对英文 advocacy 一词的翻译和运用，其实已经反映出在中国进行政策倡导活动一定程度上的"去政治性"。在西方话语中的 advocacy 更多包含了采取对抗性的、反对性的方式，推动各层次的经济、社会和政治变革。甚至西方社会中的政策倡导之所以出现，大体也是基于对抗性的法律和政治体制。

西方社会（以及许多非西方社会）的政策倡导活动出现的一个大环境是，政治、法律和社会部门在很大程度上是相互对抗的：政治党派需要通过竞选获得执政权；法庭上的检举人和律师就对方提出的证据展开针锋相对的辩论；在经济领域，公司需要竞争来获得生存权，有人成功，就一定有人失败。

　　正是因为这样的一种环境，在西方发达国家人们更多采用以对抗为主的方式进行倡导，即以反对某种活动作为其倡导的目标，如反对战争、反对核武器、反对剥削、反对全球化等。即使是宣传清洁、绿色、和谐和可持续发展的环境倡导，也经常采用集体抗议某项政府政策或某家公司工程项目的方式来进行。表6-3列出了西方发达国家主要政策倡导方式。

表 6-3　　　　　　　　　　　　　西方发达国家主要政策倡导方式

法律倡导	利用诉讼方式促进法律和政策的调整，提高议题的受关注程度。为特殊群体（比如移民、残障者）提供法律代理，在保护他们合法权益的同时争取更多的（法律）权利。
人权倡导	通过监控、报告、提高人们对国际公约的关注度等方式促进人权领域的改革。设立以权利为基础的项目，其促进发展的方法是以如何维护特殊群体（以及/或普遍人群）利益为视角，而不是诸如怎样满足这些群体的"需要"或为其争取社会、经济利益。
政策研究倡导	这种"专家型"倡导行为通常由某一特定领域的学者和专家完成，他们掌握大量事实信息，并为政府决策提供建议。NGO 经常利用他们的研究结果来帮助其进行有关社会或者环境问题的项目。
基于某一支持者群体的倡导	代表某一特定群体（通常是弱势群体或者边缘化群体）发言或采取行动。一般是为了赋予特殊群体话语权。
运动型倡导	开展"单一议程运动"，促使民众选择支持或反对的立场。环境保护组织经常使用这种策略，一些压力集团（比如反血汗工厂组织、反 WTO 组织等）也会使用。他们通常有明确的反对目标，比如反对某个公司、某项政策或者政府决策等。运动型倡导的方法包括利用大众传媒，发动大规模的支持者写信、请愿、举行象征性抗议或者公众示威活动。
社会运动倡导	较大程度地改变现有权力关系，有时是为了维护某一特定社会群体或特定阶级的利益；有时则通过更加自由的方式为整个社会争取权利。采用多种方式发动社会大众对企图维持现状的权力机关施加压力。
游说与直接交流	努力为某一特定人群争取更大利益，或者通过直接在政府、公司领导层安插自己人，以达到某一目标。在西方，一些非政府组织的确会采用这种方式，如寻找机会直接同政府、公司领导面谈，以达成组织目标（通常情况下，这些组织必须得到广泛的支持或者公众的理解，以便得到与政府、公司领导面谈的机会）。不过，私人企业同样会采取这种游说技巧来为个人谋利。因此很多人不赞成进行游说，认为这是一种不民主的做法。

　　资料来源：WEXLER R，徐莹，YOUNG N. 非政府组织倡导在中国的现状. 中国发展简报，2006.

二、中国语境下的政策倡导：合作而非对抗

中国截然不同的政治环境和文化传统决定了完全来自西方发达国家的政策倡导方式及工作经验在中国并不能直接落地或取得成效。首先从政治制度上来看，中国现有的政治制度模式从其内部来看不存在对抗性，即不同阶级和政党之间不存在根本利益的冲突和政见分歧，这与西方国家常见的冲突型政治制度模式或政党体系（即国家立法机构中的各个政党在各种议题上的主张相距甚远，乃至高度对抗）大相径庭，因此也就不存在对抗型倡导的天然合理空间。其次，从中国的文化传统来看，中国社会具有崇尚稳定的内在倾向，尊崇"和谐为上"的传统价值观，秉持对于内部矛盾要尽量用协商、协调、平衡的方法去处理，而非旗帜鲜明的对抗。因此具备强烈对抗属性的政策倡导方式不符合中国的文化传统，难以被广泛接受，其倡议目标自然也不能得到有效实现。

目前在中国广泛进行的政策倡导活动主要为合作型倡导，绝大多数社会组织尤其是非政府组织在进行政策倡导时，通常将自身定位为政府的合作者，在实际工作中也往往更加专注于通过自身在相关专业领域的长期实践经验或技术手段，来与政府部门或相关政策制定者实现有建设性的沟通对话，以期通过制度层面的完善来为医疗健康、弱势群体救助等社会发展问题寻求系统化解决方案。由于这种形式的倡导以支持性合作为主而不具备任何对抗属性，更鲜少涉及意识形态争议与社会政治系统变革，因此更容易得到决策者的支持和认可，从而产生相对积极的政策倡导效果和社会效益。

本章小结 | Summary

本章从公共政策、健康政策和政策倡导的基本概念界定出发，对健康政策倡导的主体、客体，以及健康政策倡导的社会价值和基本伦理进行了概述；并从实践角度出发，对健康政策倡导工作的基本流程、策略与方法进行了介绍；最后通过对中西方环境下政策倡导不同之处的对比，强调了从本土化视角出发进行健康领域政策倡导的必要性。

反思与讨论 | Reflection & Discussion

1. 如何理解政策倡导在健康传播中可以发挥的潜力和作用？
2. 在中国进行健康政策倡导工作，将会面临哪些困难和挑战？

3. 新媒体为健康政策倡导工作带来了哪些机遇？

4. 任选一个健康政策倡导案例，对其运用的倡导策略进行分析。

延伸阅读 Further reading

1. 世界卫生组织 . 2008 年世界卫生报告 . https：//www. who. int/whr/ 2008/zh/.

2. 郭俊华 . 公共政策与公民生活 . 上海：上海交通大学出版社，2018.

3. CHAPMAN S. Advocacy for public health：a primer. Journal of epidemiology and community health，2004，58（5）：361.

4. RENATA S. Health communication：from theory to practice. New York：John Wiley & Sons，2013.

第七章　突发公共卫生事件中的公共沟通

章节目标 **Key aims**

- 了解突发公共卫生事件的定义、分类与特点
- 明晰针对突发公共卫生事件开展公共沟通的目标与原则
- 掌握突发公共卫生事件中的公共沟通策略
- 了解突发公共卫生事件公共沟通中的常见问题

章节导论 **Introduction**

14世纪四五十年代，别名为"黑死病"的鼠疫席卷欧洲，致使人口锐减；1918—1920年，致命性大流感与第一次世界大战交错演进，造成全球约5 000万到1亿人死亡[①]；2003年，重症急性呼吸综合征（severe acute respiratory syndrome，SARS）夺去了包括大量医务人员在内的近千条生命；2008年，汶川地震击垮数万家庭，成为集体记忆中一道难以磨灭的伤痕……2019年与2020年之交，新型冠状病毒肺炎（COVID-19）疫情暴发，并迅速演化为全球大流行，重创多国医疗系统与经济运行，造成严重的社会危机。突发公共卫生事件（public health emergency）与人类社会的发展进程相伴携行，惨痛的教训迫使人们不断提高对此类事件的认知水平及应对能力。

突发公共卫生事件是对社会运行机制与治理能力的综合考验，需要多学科发力及跨学科合作。为应对突发公共卫生事件，生物医学领域需要升级防疫措施，研发新发传染病的检测工具及疫苗；情报学专家要研究如何提升突发公共卫生事件监测与预警能力；同时，还要推进管理学研究，健全国家及地方应急管理体系；加强法学研究，以保障防疫、救灾等工作在法治轨道下有序开展等。在健康传播领域，应对突发公共卫生事件的核心在于开展科学、高效的公共沟通，建立政府等主体与公众的信息共享与风险共担机制，从而

---

① JOHNSON N A P S, MUELLER J. Updating the accounts：global mortality of the 1918—1920 "Spanish" influenza pandemic. Bulletin of the history of medicine，2002（76）：105－115.

协同应对突发公共卫生事件，将其危害与造成的损失降到最低。

　　本章从阐释突发公共卫生事件的特点入手，介绍开展公共沟通的目标及原则，并结合相关案例重点论述公共沟通的策略与常见问题，以帮助读者系统性地了解突发公共卫生事件中的公共沟通，建立知行一体的思维框架。

第一节　突发公共卫生事件公共沟通的目标与原则

　　我们身处于一个充满风险的现代社会，超越人类感知和预测能力的放射性物质、毒素、病毒、自然灾害、意外事故等均易引发不可逆转的系统性伤害，社会结构不合理与治理失灵则进一步加剧了它的负面影响。我国正处于社会转型期，处处潜藏着风险因素，进一步刺激了突发公共卫生事件等各种危机的发生与发展，也使高效的公共沟通在突发事件的应对和处理中变得至关重要，而高效沟通的前提是了解突发公共卫生事件的特点，并据此制定清晰的沟通目标与原则。

一、突发公共卫生事件的定义与特点

　　根据我国《突发公共卫生事件应急条例》，突发公共卫生事件是指突然发生，造成或者可能造成社会公众健康严重损害的重大传染病疫情、群体性不明原因疾病、重大食物和职业中毒以及其他严重影响公众健康的事件。突发公共卫生事件具有以下三个主要特点。

（一）事发突然，反应时间短

　　无论是个体还是组织，都需要应对环境变化以实现可持续发展，而环境变化越快，对个体和组织带来的压力和挑战也越大。突发公共卫生事件难以预测、出乎意料，充满了不确定性，时常迫使各级政府等主体在缺乏充分准备的情况下匆忙应对，极易因措手不及而造成形势恶化。突发公共卫生事件暴发之初，若公众暴增的信息需求难以得到满足，进而长期处于信息缺失或不对称的境地，往往容易产生恐慌情绪，导致事态扩大并复杂化。2003年的SARS疫情期间，一句"碘盐可以防非典"引发"全民抢盐"，十年后的日本福岛核泄漏事故则再现这一风潮。正因为人们在突发公共卫生事件发生后未能立刻获得重要的科学防护信息，"食盐中的碘是非辐射碘，非辐射就能对抗辐射"这样的谣言才有了肆虐的空间。

（二）危害巨大，影响广泛深远

突发公共卫生事件往往带来多重伤害，它不仅威胁人类的生命安全和身心健康，还会影响经济发展，危及社会稳定，引发严重的人道主义灾难，成为载入史册的集体伤痛记忆。以 SARS 为例，截至 2003 年 7 月，30 余个国家的 8 422 人被该病毒感染，其中 916 人被夺去了生命，多名幸存者饱受股骨头坏死、肺纤维化、抑郁症等后遗症之苦。① 此外，SARS 疫情不仅增加了患者及其家庭的疾病负担，令许多家庭因病返贫，还对我国的交通运输业、旅游业等造成严重损失，经济影响总额约 2 100 亿元。②

正如《风险社会》的作者贝克（Beck）所言："食物链实际上将地球上所有的人连接在一起，风险在边界之下蔓延。"③ 突发公共卫生事件若未能得到有效控制，则极易产生一系列连锁反应与次生灾害，并波及他人。事实一再证明，"如果一个国家没有监测到疾病的暴发和没有及时报道潜在快速传播疾病的暴发，那么这个国家甚至整个世界就会为此而付出代价"④。风险的"飞去来器效应"⑤（boomerang effect）表明，即使那些制造风险或从中得益的有权势者也难逃风险带来的损害，而老年人、妇女、儿童、流动工人、残障人、少数族群等边缘群体往往受害更甚。

（三）类型多样，专业门槛高

根据发生原因，突发公共卫生事件通常可分为：生物病原体所致疾病、食物中毒事件、有毒有害因素污染造成的群体中毒、出现中毒死亡或危害、自然灾害：自然灾害如地震、火山爆发、泥石流、台风、洪涝等的突然袭击、意外事故引起的死亡、不明原因引起的群体发病或死亡。⑥ 我国的《突发公共卫生事件分级标准》根据突发公共卫生事件的性质、危害程度、涉及范围将其划分为特别重大（Ⅰ级）、重大（Ⅱ级）、较大（Ⅲ级）和一般（Ⅳ级）四个等级。⑦ 每个突发公共卫生事件都涉及一种或多种专业知识，甚至横跨多个

---

① 世界卫生组织．感染、毒品和吸烟：公共卫生案例实录．平浩，主译．北京：人民卫生出版社，2014.
② 杜琳，王建军，罗不凡，等．广州市 SARS 病人疾病负担研究．中国公共卫生，2007（3）：379 - 381；张文斗，祖正虎，许晴，等．SARS 疫情对中国交通运输业和电信业的影响分析．军事医学，2012（10）：762 - 764；文钊．"非典"预计使中国损失 2 100 亿．中国经济快讯，2003（17）：33.
③ 贝克．风险社会．何博闻，译．南京：译林出版社，2004.
④ 同①.
⑤ "飞去来器"是一种飞镖，投出后能飞回原处。"飞去来器效应"则指个体所作所为的结果反而使其受到损害的效应。
⑥ 中国疾病预防控制中心．（2022 - 02 - 23）［2022-03-07］．http：//www.chinacdc.cn/jkzt/tfggwssj/.
⑦ 中国疾病预防控制中心．突发公共卫生事件分级标准．（2018-10-15）［2020-04-14］．http：//www.chinacdc.cn/jkzt/tfggwssj/gl/201810/t20181015 _ 194984.html.

学科，需要专业技术人员搜集、报告有关信息，并由专家学者研判其前因后果并制定具体的干预措施，而每个等级的突发公共卫生事件也都有相应的处理规则和办法，普通人难以在短时间内掌握核心信息。

基于上述特征，突发公共卫生事件中的公共沟通需要达到更高水准：针对其突发性，沟通主体当提前准备、迅速反应；针对其影响力，需全面兼顾各类人群的各种需求；针对其多样性和专业性，沟通主体应加强多个领域的知识储备，并提高将专业术语通俗化表达的能力。

二、突发公共卫生事件公共沟通的目标与原则

公共沟通主要指以政府为主体的权威部门运用媒介与公众等客体进行信息交流，通过持续地相互理解、支持与合作，实现对当前环境的有效控制，促进公共管理和谐有序运行的一种互动行为或过程，可分为对内政府沟通和对外公众沟通两种机制，本章侧重于对后者的探讨。一方面，公共管理主体利用自身掌控的公共资源影响客体，确保公共政策的实施；另一方面，客体利用社会舆论、政策反馈体系等资源反作用于主体，推进有利于自身的公共政策。[①] 在突发公共卫生事件的各个发展阶段，良好的公共沟通都是纾解负面情绪、建立多边信任，从而共克时艰的基础。

（一）总体目标与原则

从公共沟通的主客体关系出发，突发公共卫生事件中的公共沟通包含两个总体目标：第一，履行政府等沟通主体的信息公开责任，及时、全面地提供事件应对相关信息，保障各项干预措施的顺利执行；第二，提高公众的救助（包括自救与互助）能力，动员公众积极参与相关应对工作，以尽可能地降低此类事件给全社会带来的损害。两个目标相互影响、相辅相成，贯穿于突发公共卫生事件的各个发展阶段。

需要强调的是，除了高效解决某一具体事件、尽快消除其负面影响，合理的公共沟通还应格外关注受到事件影响的人，并妥善处理二者之间可能存在的矛盾，遵循"对事：及时、准确、全面"与"对人：尊重、关怀、支持"的总体原则。

---

① 刘强，时爽. 提升我国政府行政沟通有效性的路径选择. 科教文汇，2008（3）：133-145；马泽原. 困局与动因：信任断裂背景下的食品安全公共沟通：以 2008—2017 北京地区食品安全事件为例. 北京：北京交通大学，2018.

（二）分阶段目标与原则

作为一种严重影响社会正常运作，对生命、财产和环境等造成威胁、损害的公共危机，突发公共卫生事件中的公共沟通也可分为事前预防、事中反应和事后修复三个阶段。[①]

1. 事前沟通目标：提高预警能力与预防意识

《中华人民共和国突发事件应对法》第六条提出："增强全民的公共安全和防范风险的意识，提高全社会的避险救助能力。"以新型冠状病毒肺炎为例，新发传染病在暴发之初往往缺乏有效的疫苗和抗病毒药物，若公众已在日常生活中形成了较强免疫力，并具备较高的传染病健康素养，则可大大降低感染率和病死率。因此，在突发公共卫生事件发生之前，公共沟通应以"科学传播卫生知识，全面推广健康生活"为原则，以促使公众树立良好的预防意识，养成健康的行为习惯，为日后从容应对突发公共卫生事件打下坚实基础。

2. 事中沟通目标：疏导恐慌情绪并积极动员

并非所有突发公共卫生事件都能通过预防得到有效的控制和化解，尤其是地震、台风等自然灾害。当危机暴发、事件升级时，政府等公共沟通主体应遵循"甄别事实，深度分析，及时沟通，促进参与"的原则，高效发布社会各界应对危机所需的优质信息，减少公众因环境不确定性、信息不对称性突增而产生的恐慌情绪，并动员其积极参与自救与互助，以减少各方面的损失。[②] 如果公众具备一定的危机应对能力，及时接收到准确、多元的信息，则趋于做出相对理性的选择并形成清晰的行动目标，有助于调动多方资源，促进突发公共卫生事件的妥善解决。[③]

3. 事后沟通目标：修复多重创伤并重建共识

如前所述，突发公共卫生事件的影响不仅波及面广，还极易在较长一段时间内持续造成直接受害者的创伤后应激障碍（post-traumatic stress disorder，PTSD）、间接受害者的替代性创伤（vicarious traumatization，VT）甚至群体性的心理危机，以致动摇公众对国家医疗体系和相关政府部门的信任，对未来生活产生极大的不安全感。因而，政府等主体还须奉行"以人为本，循序渐进"的公共沟通原则，积极承担疏导心理创伤、总结经验教训的责任，逐渐修复多边信任、重建社会共识。

---

① FINK S. Crisis management：planning for the inevitable. New York：Amacom，1986.

② PEARSON C M, MITROFF I I. From crisis prone to crisis prepared：a framework for crisis management. The executive，1993（7）：48-59；HEATH R L. Crisis management for managers and executives. London：Financial Times Pitman Publishing，1998.

③ 费博儒. 公共沟通：突发事件事前、事中及事后. 蔡珊珊，译. 中国应急管理，2007（11）：16-19.

通过将突发公共卫生事件划分为事前、事中、事后三个阶段，我们得以更清晰地掌握不同阶段的公共沟通重点，尤其是容易被忽视的事前与事后阶段。积极的预防能够减轻危机处理的压力，恰当高效的危机处理是修复负面影响的基础，而全面的修复工作又为政府、企业、公众等主体升级预防措施提供了保障，三者形成良性循环，共同完善突发公共卫生事件中的公共沟通体系。需要说明的是，现实远比理论复杂，公共沟通主体既需具备宏观的视角、发展的眼光，也要根据实际情况灵活使用各种沟通策略，把对"人"的关照贯穿于事件应对的始终。

第二节　突发公共卫生事件的公共沟通策略

《国家突发公共事件总体应急预案》第三条第四款指出："突发公共事件的信息发布应当及时、准确、客观、全面。"本节将在此基础上进行扩展与补充，并结合媒介技术的发展现状和国内外良好实践，详细阐释突发公共卫生事件应对中的沟通策略。

一、日常沟通，提高国民危机意识

"安而不忘危，存而不忘亡，治而不忘乱。是以身安而国家可保也"（《周易·系辞下》）是中国古代危机预防思想的经典概括。理性的危机意识是应对突发公共卫生事件的基础，其强弱直接关系到政府危机管理和公共沟通的效果。[①] 因此，各级卫生系统、医院、学校、社区、家庭应使用各种媒介持续开展常规性的健康传播，与相关领域的专家建立并保持密切联系，共同提高公众应对突发公共卫生事件的能力。例如，将危机教育纳入国民健康教育机制，在各类学校开设讲解突发公共卫生事件的课程，对公众尤其是儿童、青少年、老人、妇女、残障人等相对脆弱人群进行危机意识和健康素养培训，并根据其意见反馈调适传播内容。[②]

【日常沟通·良好实践】

日本拥有较为完善的应急教育体系，从小即开始培养国民的防灾意

---

① 王麒. 公共危机管理体制中的沟通机制研究. 成都：电子科技大学，2007.
② 赖英腾. 公共危机中的信息沟通及其治理机制. 马克思主义与现实，2008（5）：177-179.

识。例如，编写专门的应急教育教材，纳入中小学教育；建设应急教育场馆，以便组织各类应急宣传活动；将 12 月的第一周设为"雪崩防灾周"，将 1 月 17 日设为"灾害管理志愿者日"等，呼吁公众关注灾害应急管理。英国则主要以社区为单位向公众传播应急知识，构成以社区服务为中心，政府机构和其他公益组织为辅助的社区服务网络，组织开展应急安全教育开放活动，鼓励社区居民参加。

二、及时沟通，主动公开核心信息

人们需要真相，即使真相令人不安，也只有充分了解正在面临的挑战是什么，才能把握最佳时机有效应对。根据里杰斯特（Regester）的危机处理"3T"原则[1]，政府等公共沟通主体若能在准确的前提下"尽快讲述"（tell it fast）突发公共卫生事件的相关信息，则能使科学、合理的危机应对信息迅速占据主导地位，不给谣言可乘之机，进而避免事态进一步复杂化。

《中华人民共和国政府信息公开条例》第十条规定，县级以上各级人民政府及其部门应重点公开"突发公共事件的应急预案、预警信息及应对情况"。当公共卫生危机暴发，政府相关部门应根据《中华人民共和国突发事件应对法》第四十四条，利用各种媒介"及时按照有关规定向社会发布可能受到突发事件危害的警告，宣传避免、减轻危害的常识，公布咨询电话"，最大限度地保障公众的知情权并鼓励其理性参与救助行动。[2] 王凤皎对 2009 年至 2012 年政府部门应对突发公共卫生事件新闻发布的效果研究显示：总体来看，政府部门的级别越高，新闻发布的时间越早，则舆情的持续时间越短，越有利于诚信政府形象的塑造。[3]

【及时沟通·良好实践】

与 1976 年的唐山大地震、1998 年百年不遇的洪灾以及 2003 年的"非典"相比，汶川地震发生后，中国政府迅速反应，创造了多个"第一时间现象"：媒体在第一时间发布地震信息，国家最高领导机构在震后第一时间做出应对决策，政府各部门和军队第一时间布置救灾工作。2011 年，

---

① REGESTER M. Crisis management. London：Random House Business Books，1989.

② 曹丽萍. 从"非典"谈突发公共卫生事件信息公开. 中国公共卫生，2003（7）：T1-T2.

③ 王凤皎. 2009—2012 年政府部门应对突发公共卫生事件新闻发布效果研究. 新媒体与社会，2013（2）：118-133.

日本"3·11"地震发生后，在海啸袭击之前，日本放送协会（NHK）已派出直升机，现场直播海啸来临时的情况，并配有文字报道。

三、科学沟通，确保信息准确无误

突发公共卫生事件往往关乎广大人民群众生命安全，加之事发突然，在短期内即可形成海量信息需求。然而，突发公共卫生事件的专业门槛高、不确定性强，具有相当的研判难度。若发布关键信息的速度太慢，谣言易乘虚而入；若过分追求速度而忽视准度，甚至散播错误信息，则极易误导公众，引发更为严重的后果。因此，政府等公共沟通主体应以科学为先，平衡信息发布的时效性与准确性，同时致力于辟谣、防谣，并邀请有专业声望和社会公信力的公共卫生学者与临床医疗专家与公众沟通。

【科学沟通·良好实践】

2020年2月28日，《新京报》发表文章《关于新冠肺炎的这些流言，真相来了》[①]，针对"新冠病毒能通过蔬菜、水果、肉类等食物传播""清蒸、水煮、75％乙醇、紫外线、微波炉加热等方式均可以给口罩消毒"等5个流传甚广的伪科学信息进行集中辟谣。以"吸烟能预防新冠病毒感染"为例，该文章一方面陈述流言的逻辑"烟草颗粒是纳米级的，可均匀覆盖在肺细胞表面，形成一道屏障，将病毒阻挡在人体之外"，另一方面通过源自权威的科学知识对其进行驳斥："根据中国疾病预防控制中心的资料，香烟燃烧产生的颗粒大小在1微米到2.5微米之间，并非纳米级"，并将"烟草颗粒阻挡病毒"形象地比喻为"用纱布去过滤水源"，通过双面说理来解释该问题。最后，文章还进一步强调"吸烟会增加罹患流感的风险"，在彻底否定该谣言的基础上宣传"控烟"，可谓一举数得。

四、全面沟通，兼顾各类群体利益

突发公共卫生事件所影响的并非原子化的个体，而是多元的、具体的人。

---

① 张璐．关于新冠肺炎的这些流言，真相来了．（2020-02-28）［2020-04-14］．http：//www．bjnews．com．cn/news/2020/02/28/696412．html．

以新型冠状病毒肺炎疫情为例，作为中华人民共和国成立以来感染范围最广、传播速度最快、防治难度最大的疫情，其影响早已溢出卫生健康领域，全面波及经济与社会生活的方方面面。在数以亿计的受疫情影响人口中，儿童、女性、老年人、流动工人、残障人、罕见病患者等因其在社会结构中的边缘地位而尤显弱势，如住院 3 天即离世的七旬健美冠军、因亲人被隔离导致无人照料而夭折的心智障碍儿童、疑似感染后难以被收治的外地护工、缺少医疗物资的临产孕妇、因封城而面临断药的艾滋病患者等，都需得到相应的重视，否则极易引发人道主义灾难，影响公共沟通的整体效果。因此，除了面向公众整体发布通用信息，政府等主体还应考虑到各类边缘人群的脆弱处境，根据其现状与需求全面开展有针对性的沟通工作。

【全面沟通·良好实践】

新型冠状病毒肺炎疫情期间，人民网"科普中国"频道开设《"智斗"新型冠状病毒肺炎》①专栏。面向一般人群，它既从戴口罩、勤洗手等方面指引公众进行直接的科学防疫，还涉及隔离期间居家久坐、用眼过度、暴饮暴食、心理创伤等情况可能带来的健康危害及其应对建议。此外，针对孕产妇、老年人、儿童等相对脆弱的重点人群，该专栏还根据其身体条件、居住环境方面的特点开展了全面而细致的防疫科普，用海报（见图7-1）、讲故事、视频答疑等形式进行生动讲解，考虑并回应了特殊人群的特殊需求。

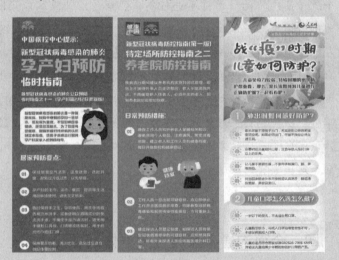

图7-1 人民网"科普中国"频道的新型冠状病毒肺炎防疫宣传图

---

① "智斗"新型冠状病毒性肺炎．（2021-08-11）［2020-01-10］．http：//lxjk. people. cn/GB/404218/431655/index. html.

五、精准沟通，灵活使用适宜媒介

我们生活在一个高度媒介化的社会，形形色色的媒介建构着我们认识世界的"拟态环境"，影响着我们改造世界的进程。因此，公共沟通主体需视目标、情境而灵活选用各类适宜媒介，以实现信息的精准传播。《国家突发公共事件总体应急预案》提出的信息发布形式主要包括授权发布、散发新闻稿、组织报道、接受记者采访、举行新闻发布会等，并要求宣传、教育、文化、广播电视、新闻出版等有关部门通过图书、报刊、音像制品和电子出版物、广播、电视、网络等"广泛宣传应急法律法规和预防、避险、自救、互救、减灾等常识，增强公众的忧患意识、社会责任意识和自救、互救能力"。

近年来，社交媒介的易获取性、即时性、互动性等优势，赋予了政府进行公共沟通的新的可能性。[①] 通过对 6 个国家的食品利益相关者、食品领域专家的深度访谈，鲁萨尔（Rutsaert）等发现，社交媒介能在风险沟通过程中增进公众的食品安全问题意识。[②] 由于不同媒介的作用各异，相关政府部门需要打好"组合拳"，根据突发公共卫生事件的性质和波及面，运用不同的方式进行沟通，如首先通过官方网站、官方微博发布简要信息，然后召开新闻发布会详细回应媒体和公众的质疑，并接受其采访，使不同媒介能够优势互补，形成联动效应。[③]

需要强调的是，公共沟通媒介的选择需避免陷入技术中心主义，而应立足于不同人群的媒介使用偏好与具体需求。第 46 次《中国互联网络发展状况统计报告》显示，截至 2010 年 6 月，我国非网民规模约为 4.6 亿，以农村地区人群为主，使用技能缺乏和文化程度限制是他们不上网的主要原因，低龄儿童、高龄老年人、残障人等在使用智能网络产品方面也存在不同程度的障碍。数字鸿沟的存在提示我们不能完全依赖于互联网络，也应考虑"12320"公共卫生公益热线[④]、对农广播、山歌、墙报、戏剧、戏曲等其他适宜媒介，并保障相关信息的无障碍传播。

① LEE G，KWAK Y H. An open government maturity model for social media-based public engagement. Government Information Quarterly，2012（29）：492-503.

② RUTSAERT P，PIENIAK Z，REGAN Á，et al. Social media as a useful tool in food risk and benefit communication? A strategic orientation approach. Food policy，2014（46）：84-93.

③ 王凤皎. 2009—2012 年政府部门应对突发公共卫生事件新闻发布效果研究. 新媒体与社会，2013（2）：118-133.

④ 12320 是国家卫生健康委员会（原卫生部）于 2005 年启动的政府公益热线电话，旨在向公众传播卫生法律、法规和政策信息，普及健康知识与技能，并接受公众的投诉、举报、建议等，是健康卫生领域的重要公共沟通渠道之一。

【精准沟通·良好实践】

2018 年，长春长生疫苗曝出质量问题，《人民日报》多媒体矩阵对该案进行了全面报道。《人民日报》纸媒作为权威、严肃的中央党报，7 篇相关报道均位于要闻版，体现出党和国家的重视程度，能够起到震慑犯罪、稳定民心的效果。微博的编辑、审核、发布耗时较短，且无发布次数限制，故《人民日报》官方微博账号发文较早，发布的 15 条微博以跟踪案情进展、引发网民讨论为主。然而，微博因篇幅所限，难以提供充分、翔实的信息，需要其他平台予以配合补充。《人民日报》微信公众号的时效性虽略弱于微博，但它的 27 条微文提供了更为详细、深入的报道。作为用户获取资讯的综合平台，《人民日报》App 聚合了多家媒体的资讯，共发布 207 篇相关报道，便于公众一站式、全方位了解该议题。

资料来源：朱亮.《人民日报》全媒体平台对突发公共卫生事件报道的议程设置研究：以疫苗案报道为例. 济南：山东大学，2019.

六、人性化沟通，加强民间话语使用

在任何时候，人们都只能吸收、消化数量有限的新信息，所以公共沟通必须分阶段整理出核心信息，并依照公众的思维习惯组织语言。[①] 突发公共卫生事件所造成的恶劣影响会激发公众的一系列负面情绪，如恐慌、敏感、脆弱、失望、愤怒等。因此，除了短平快的信息发布，政府等沟通主体还需要从行政话语中跳脱出来，既"听人话"又"说人话"，使公共沟通更富有人情味，更频繁、自然地使用"接地气"的民间话语，以回应并疏导这些负面情绪，拉近与公众的心理距离，提高其社会归属感，为事件的妥善解决营造良好的互信氛围。此外，人性化沟通还包括保障公众的隐私权等基本权益，即使在"非常时期"也要对暴力和各种歧视性言辞说"不"。

七、平等沟通，拓展舆论监督空间

格鲁尼格（Grunig）等将公共关系中的沟通分为四种模式[②]：（1）宣传模式（agent publicity model），也称为新闻代理模式，是一种典型的单向传

---

① 费博儒. 公共沟通：突发事件事前、事中及事后. 蔡珊珊，译. 中国应急管理，2007（11）：16-19.
② GRUNIG J E, HUNT T. Managing public relations. New York：Holt, Rinehart and Winston, 1984.

播，信息发布者牢牢掌握传播主动权，并依靠权威身份以及重复性、广泛性的传播达到劝服目的，甚至不惜采用煽动性、虚假性的传播内容；（2）公共信息模式（public information model）也是一种单向传播，但强调信息传递的真实性与准确性，并不一定有劝服意图；（3）双向不对称模式（two-way asymmetric model），这种模式虽然也由信息发布者主导，意在劝服公众，但重视公众的反馈与"前馈"（即传播前对公众信息的获取），以提高传播效果；（4）双向对称模式（two-way symmetric model）强调信息发布者与公众更平等地对话，二者双向传递信息、观点并相互理解，旨在解决问题、避免冲突，建立互信、持久的合作关系以实现双赢。①

在针对突发公共卫生事件的早期公共沟通中，宣传模式与公共信息模式较为常用。随着媒介技术的发展和传播理念的革新，双向不对称模式逐渐受到推崇。双向对称模式尚处于相对不太理想的状态，但已有所尝试并成为公共沟通未来的发展方向。

双向而平等的沟通前提在于承认并肯定公众的主体身份，从"独白"走向"对话"，激发公众的深度参与，以协同解决突发公共卫生事件所造成的各种问题，是一个传播赋权的过程。这意味着政府从制订计划到实施干预的每一步都密切关注公众议程的变化，主动收集公众的核心关切、信息需求和辅助意见，并利用这些信息资源共克时艰；也意味着积极支持舆论监督，促使媒体议程与公众议程保持一致，在不违反法律和道德的情况下回应并满足公众的质疑和追责诉求，以助其宣泄、化解恐慌和愤怒情绪，重建信任与认同。②

【平等沟通·良好实践】

2019 年 11 月 12 日，"北京确诊两例由内蒙古输入的鼠疫患者"的消息在微博、微信等社交媒体上广为流传，引起许多民众的担忧。11 月 14 日，北京市卫生健康委员会对该事件做出正面回应，通报了病例情况。11 月 16 日，"京医通"微信公众号③发表文章《北京确诊鼠疫病例，我

---

① MCQUAIL D, WINDAHL S. Communication models for the study of mass communications. New York: Routledge, 1993.

② 费博儒. 公共沟通：突发事件事前、事中及事后. 蔡珊珊，译. 中国应急管理，2007（11）：16-19；朱亮.《人民日报》全媒体平台对突发公共卫生事件报道的议程设置研究：以疫苗案报道为例. 济南：山东大学，2019；王培志. 国外突发公共事件媒体报道的原则、方法和策略分析. 对外传播，2015（12）：74-76.

③ "京医通"是北京市卫生健康委员会、市医院管理局与北京银行联合发行的具有电子钱包功能的实名制 IC 就诊卡。"京医通"微信公众号为相关健康信息发布与医疗卫生服务平台。

们不需要恐慌》[1]，由北京地坛医院感染中心的陈医生就公众最为关心的若干问题进行了"一问一答"式的详细回应，如"不幸感染鼠疫，是不是就没治了？""居民应采取哪些预防措施？"此外，还在文末显示"关于鼠疫你还有什么想问的？请在下方留言讲出你的故事"字样，以激发与公众的直接交流，增加防疫信息的体量与针对性。截至 2020 年 4 月 10 日，在 96 条被精选出的留言中，51 条被管理员回复，回复率超过 50%，内容包括答疑、解释、建议、肯定、祝福等，如某微信用户的留言"喜欢这种科普文，还有互动问答"。讨论风格理性而亲切，获得了"10 万十"的阅读量与 1 787 个"在看"。该文针对突发公共卫生事件的公共沟通较为平等而活跃，取得了良好的信息传播与情绪安抚效果。

以上策略均为突发公共卫生事件中公共沟通原则的细化与延伸，虽各有侧重，但相互呼应，共同服务于公共沟通目标的达成。高效使用这些策略的前提是让专业的人做专业的事，彼此分工协作，形成一个有序运转的沟通系统。例如，相关领域的专业人员应该重点关注信息是否准确，分析决策人员应该重点关注信息的相关性，媒体从业者应该重点关注如何更高效广泛的传播信息，任何一个环节的疏漏都可能削弱公共沟通的效果。[2]

多伊奇（Deutsch）的政治沟通理论指出，政治系统需要通过"学习"对相关信息（包括反馈信息）进行整理、总结、储存，以掌握环境的特点和变化规律，获得一种"领先"的预见环境变化的能力，并在此类突发事件再次出现时加以利用。[3] 因此，在突发公共卫生事件过后，政府等沟通主体还应保持开放和学习的心态，对其公共沟通工作进行过程复盘与效果评估，并不断调适、改善，以形成高效的公共沟通机制。

第三节　突发公共卫生事件公共沟通中的常见问题

从"非典"到禽流感、H1N1 流感和新型冠状病毒肺炎，从唐山大地震到汶川地震，我国的突发公共卫生事件公共沟通工作在理念、实践与媒介技

① 北京确诊鼠疫病例，我们不需要恐慌！．（2019-11-16）［2020-04-12］．https：//mp. weixin. qq. com/s/8SasJXTPwOEyNoPWPFSHew.
② 费博儒．公共沟通：突发事件事前、事中及事后．蔡珊珊，译．中国应急管理，2007（11）：16-19.
③ 唐亮．多伊奇的政治沟通理论．政治学研究，1985（2）：44-46.

术方面均有了长足发展，积累了丰富的经验。然而，进入 21 世纪以来，世界各国对公共卫生危机的处理依然暴露出诸多问题，我们需要保持敏感、反复审视，使之成为未来公共沟通工作的镜鉴。

一、被动迟缓，隐瞒关键信息

当突发公共卫生事件骤然而至，长时间的信息不对称必然导致公众的心理失衡，并延误各方制定对策和参与救援的速度。2002 年 12 月 15 日，第一例确诊的"非典"患者在广东省河源市被发现。2003 年 1 月 21 日，在认识到"非典"具有较强的传染性时，已有专家建议向社会公布信息，并采取明确的措施，但到 2003 年 2 月 11 日相关信息才公布。其间，河源市、中山市相继出现了口耳相传的谣言和市民抢购药品的情况。2 月 7 日左右，传言和谣言通过电话、网络和短信开始大面积传播，引起社会的巨大恐慌。2 月 11 日，广州市政府和广东省卫生厅先后召开新闻发布会，权威媒体开始正式介入，有关信息才逐渐正式对外公开，渐趋明朗。可以说，在"非典"疫情初期，我国具体职能部门采取近似于"保密"的策略，而未及时向世界卫生组织报告并争取支持，造成了中国在国际社会上的孤立。尽管在疫情失控后，我国政府调整了公共沟通策略，但已为迟缓和被动的行动付出了代价。[①]

《中华人民共和国突发事件应对法》第三十九条规定："有关单位和人员报送、报告突发事件信息，应当做到及时、客观、真实，不得迟报、谎报、瞒报、漏报。"然而，在大量突发公共卫生事件发生的第一时间，我们的政府话语仍有缺失，给流言和谣言的甚嚣尘上制造了机会。[②]

二、信息劣质，存在失实或偏见

基于客观、准确的信息，公众才能做出相对理性的决策；反之，将有可能导致更深的困惑、误解与失望情绪，影响下一步公共沟通工作的顺利开展。2011 年，日本"3·11"地震引起福岛核泄漏事故扩大后，日本《每日新闻》不仅批评了电力公司披露核泄漏信息的速度，还质疑政府官员在新闻发布会上提供的相关信息过于模糊。2020 年 1 月 26 日，湖北省召开新型冠状病毒肺炎疫情防控工作新闻发布会，时任省长王晓东表示"新型冠状病毒肺炎疫

①　刘蔚．国境卫生检疫公共沟通机制探讨．中国国境卫生检疫杂志，2006（5）：314 - 318.
②　马泽原．困局与动因：信任断裂背景下的食品安全公共沟通：以 2008—2017 北京地区食品安全事件为例．北京：北京交通大学，2018.

情发生以后，让党中央和全国人民揪心，我们感到非常痛心，非常内疚，也非常自责"①，态度可谓诚恳端正，但在介绍湖北省医用口罩产量时却频频出错，导致舆论一片哗然，沟通效果大打折扣。

此外，突发公共卫生事件中的公共沟通还时常出现针对性别、残障、年龄、地域、民族、国别等的歧视与偏见，不仅不利于共克时艰，还很可能加剧负面情绪与价值观的割裂。因此，从法律、道德、新闻伦理、人权等视角反复审核以确保信息品质，是开展公共沟通并树立负责任政府形象的重要前提。

三、避重就轻，忽视边缘群体

在突发性公共卫生事件的应对中，如果一些政府官员避重就轻，忽视边缘群体的脆弱处境，而将更多的媒体资源用于对自我功绩的宣传上，显示出更关注自己的"乌纱帽"及自身机构形象，而非公众健康和利益的倾向，则必然使公众对政府是否有能力保障他们的基本权益产生怀疑。"卡特里娜"飓风来袭之时，美国的应急管理机构未能及时有效地开展公共沟通，导致一些残障人士明知应该撤离，但受制于环境中的各种障碍而无法撤离，另一些依靠社会福利生活的人则因等待领取救济金而滞留灾区，他们均未能及时获得回应特殊需求的针对性信息，致使受灾严重，小布什政府的形象大打折扣。②因此，突发公共卫生事件中的公共沟通应合理使用媒介资源，兼顾各类人群尤其是边缘群体的信息需求，和"最慢的人"一起前行。

四、表达机械，人文色彩淡薄

突发公共卫生事件往往挑战着社会系统的正常运转和人类的道德底线，造成公众不同程度的负面心理反应，而"治愈"的营养来自充满人文关怀的沟通。马泽原的研究发现，我国食品安全的信息公开侧重行政功能，呈现出一种形式化、机械化的日常任务特征。③在发生食品安全领域的突发公共卫生事件时，相关政府部门面对公众的复杂态度和负面情绪态度僵硬，缺乏有"温度"的非正式沟通和情感沟通。朱亮通过对 2016 年"山东非法经营疫苗

①　湖北省长王晓东：非常痛心，非常内疚，非常自责．（2020-01-27）［2020-04-14］．http：//www.bjnews.com.cn/feature/2020/01/27/680011.html.

②　费博儒．公共沟通：突发事件事前、事中及事后．蔡珊珊，译．中国应急管理，2007（11）：16-19.

③　马泽原．困局与动因：信任断裂背景下的食品安全公共沟通：以 2008—2017 年北京地区食品安全事件为例．北京：北京交通大学，2018.

案"与 2018 年"吉林长春长生公司问题疫苗案"的研究发现,《人民日报》的相关报道大多从宏观层面发布国家政策和处理决定,缺乏对个体层面的关注,以及对疫苗事件中个人经历与感受的平视、倾听与表达,虽然从该报扮演的角色和地位来看有一定合理性,但不利于与公众产生情感上的共鸣,也不利于消解事件平息后仍存于心的失望与忧虑。[①]

五、单向宣传,缺乏真诚互动

在突发公共卫生事件发生时,公众对事件的发生充满了疑问,利益相关者担忧此事对自己的影响,主要当事人则需尽快得到合理的说法与支持,他们都处于求索欲、表达欲非常旺盛的状态,需要政府等主体以平等、真诚的双向沟通来满足其诉求并释放压力。然而,国内外许多政府部门在处理突发公共卫生事件时,仍主要采用宣传模式与公共信息模式,沟通意愿不足,"家长制"作风严重,或不理会公众的质疑,或仅站在己方的视角单向说明,使其公共沟通工作流于形式,收效甚微。[②]

风险的社会放大理论(social amplification of risk)表明,当公众对于某主体的信任断裂时,将产生更多恐慌情绪,进一步放大风险,并反过来加剧不信任程度,形成一个恶性循环。[③] 突发公共卫生事件中的公共沟通无论存在以上哪个方面的问题,都将导致一个共同后果:事件的负面影响加深,政府形象受损、公信力减弱,以至于陷入"塔西佗陷阱"[④](Tacitus trap)。若为此严控媒体与舆论,哪怕表面维持住一时的形象,也不利于开展必要的反思和纠错,是本末倒置之举,可能造成更大规模的消极社会心理,如质疑政府管理能力、对社会公正抱持怀疑态度、丧失对制度的信心等。因此,我们需要正视公共沟通中的常见问题,并寻求合理的改进方式,为下一次突发公共卫生事件的解决做好准备,保障国家与社会长远的、可持续的良性发展。

---

① 朱亮.《人民日报》全媒体平台对突发公共卫生事件报道的议程设置研究:以疫苗案报道为例.济南:山东大学,2019.

② 杨文博.多元社会下我国公共沟通体系的构建:基于公共管理学科视角.上海:华东政法大学,2012;朱亮.《人民日报》全媒体平台对突发公共卫生事件报道的议程设置研究:以疫苗案报道为例.济南:山东大学,2019.

③ KASPERSON R E. The social amplification of risk and low-level radiation. Bulletin of the atomic scientists, 2012(68): 59-66.

④ 得名于古罗马时代的历史学家塔西佗,指当一个政府失去公信力时,无论说真话还是假话,做好事还是坏事,都会被认为是说假话、做坏事。

本章小结 Summary

变幻莫测的自然与充满风险的社会时刻酝酿着各种危机，如何妥善处理突发公共卫生事件已成为衡量一个国家社会治理能力高低的重要指标，关系到某一事件处理的成败，更关系到社会的稳定与发展。新型冠状病毒肺炎疫情的全球流行即暴露出世界各国在应对突发公共卫生事件上的种种问题，其代价过于惨痛。为了不让历史重演，无论是政府、公众抑或其他社会主体均应对自身的抗风险能力进行评估，并寻求改进策略。

作为突发公共卫生事件应对体系中的核心环节，公共沟通具有联络上下、汇聚各方的重要作用，是一个复杂而精细的系统工程。因此，本章较为全面地介绍了突发公共卫生事件中的公共沟通的定义、特征、目标、原则、策略以及常见问题，以期给读者提供分析框架、实践参考与未来研究的方向，在知识生产与应用的过程中将"对事：及时、准确、全面"与"对人：尊重、关怀、支持"这两个总体原则进一步细化、深化并可操作化。

反思与讨论 Reflection & Discussion

1. 请选择两种不同类型的突发公共卫生事件，如地震与核泄漏、台风与食物中毒，通过搜集相关资料分析、总结出这两种事件对儿童、老年人、女性、残障人所产生的影响，及相应的公共沟通策略，并比较其异同之处。

2. 请选择某政府机构（或相关媒体）针对某次突发公共卫生事件开展公共沟通的情况作为研究案例，使用本章内容对其进行分析与评价。

延伸阅读 Further reading

1. HYER R N，COVELLO V T. Effective media communication during public health emergencies：a WHO field guide. Geneva：World Health Organization，2005.

2. 张小明. 公共部门危机管理. 北京：中国人民大学出版社，2006.

第八章　健康传播策划

章节目标 Key aims

- 了解健康传播策划的基本概念与流程
- 掌握健康传播策划流程的基础环节，能够完成健康传播活动的策划与执行
- 了解健康传播效果评估的意义、流程

章节导论 Introduction

传播是艺术还是科学？这是一个古老而极具争议的问题，一直未曾有过定论。但其实，它应该是艺术思维和科学方法的结合。艺术带来创意，科学保证准确，传播的世界正因为艺术与科学的结合而充满多变的可能，又暗藏着规律的玄机。

成功的传播案例往往各有各的特点，其中天时地利人和各种原因交织，更不乏大笔的资源投入与大创意的神来之笔，因此也往往让人觉得听之振奋却难以复制。但其实大部分成功的传播活动是有章可循的。遵循一套科学的方法和规范的流程，虽不能保证让传播"一鸣惊人"，却能大大提高日常工作的成功概率，并规避掉很多常识错误，也能让传播效果更有保证。

在互联网与社会化媒体日益普及的今天，我们周围经常充斥着各种"爆款迷思"，层出不穷的现象级传播作品和"10 万＋"经典案例令人目眩，但爆款之后的持续传播效应却少有人关注，爆款之前的日常传播积累也经常被忽视。基于此，无论是在健康传播语境下还是在更广泛的传播环境中，回归日常的科学化传播都更应该被强调，而这一切需要一套思路明确的传播策划方法论。

策划是指为了达成一定的目标，积极主动地想办法、定计划，对可以调动的各类资源进行合理整合和利用的过程。[①] 本章集中探讨的是广义层面的

---

① 张惠辛．品牌的超广告传播策划．中国广告，2006（5）.

健康传播策划，即为了达到预期健康传播的目的，对传播资源和各个环节进行创意化整合，并据此做出相关的行动规划，以获得传播效果最大化。拉斯韦尔（H. D. Lasswell）提出的经典传播学理论模型"5W"模式，为健康传播策划基本流程的探讨提供了重要的参考借鉴。1948 年，拉斯韦尔在一篇题为《传播在社会中的结构与功能》的论文中首次提出了构成传播过程的五种基本要素：who（谁）、says what（说什么）、in which channel（通过什么渠道）、to whom（向谁说）、with what effect（有什么效果），并按照一定结构顺序将它们排列，形成了后来人们称为"5W"模式的经典传播过程阐述。[①] 后来，英国传播学家麦奎尔等将这个模式用图 8-1 做了更为直观的展示。[②]

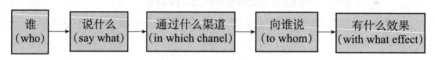

图 8-1 拉斯韦尔 5W 传播过程模式

结合拉斯韦尔的 5W 模型，本章主要从明确传播目标、确定传播对象、制订及实施传播计划、评估传播效果这几个关键环节出发，对健康传播策划的基本流程（见图 8-2）进行详细探讨。

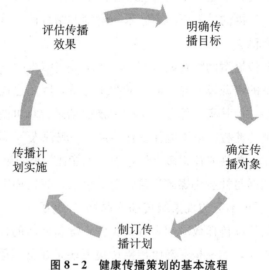

图 8-2 健康传播策划的基本流程

---

① LASSWELL H D. The structure and function of communication in society. New York：The Communication of Ideas，Harper and Brothers，1948.

② MCQUAIL D，WINDAHL S. Communication models. London：Longman，1981：10.

第一节　明确传播目标

目标通常能够为传播策划提供基本方向、准则和效果评估依据。只有明确了传播活动的目标和所要解决的问题，对传播内容、方式以及途径的选择才能更具有针对性。一份完整的健康传播策划方案，通常都是从制定和描述传播目标开始，既包括长期、宏观的目标（如针对特定主题的公民健康素养提升或健康政策改变等），也包括更为具体、微观的阶段性工作目标（如相关议题获得特定数量的媒体报道，获得一定数量的公众参与支持等）。但无论是何种目标，都必须遵循一定原则，如明确、可分解、可量化、可操作等，目标不明确的传播有如无本之木，其传播效果也很难得到保证。

关于传播活动的目标制定和目标管理，SMART 原则是常被使用的一种方法，目前在各类传播活动中应用广泛。SMART 原则中的 S、M、A、R、T 五个字母分别对应了五个英文单词：specific（明确的、具体的）、measurable（可衡量的）、attainable（可实现的）、relevant（相关的）和 time-bound（有时限的）（见图 8-3）。[①] 下面将以 SMART 原则为基础来明确健康传播策划中的目标设定。

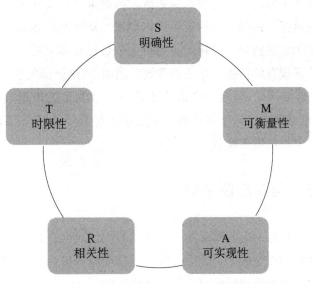

图 8-3　目标制定的 SMART 原则

① 李宇庆. SMART 原则及其与绩效管理关系研究. 商场现代化，2007（19）：148-149.

一、明确性（S）

所谓明确性指的是对于传播目标的描述应该是具体、清楚而无歧义的。一般情况下在传播目标描述中应杜绝使用指代不明的笼统术语，或无法具体化的工作任务，例如，"促使公众对于吸烟行为的态度发生根本性转变"这一目标表述就不够明确。公众对健康行为的态度大致可以划分为正向、负向、中立三种，而根据实际情况又可以再细分为支持、接受、犹豫、反对、厌恶、抵制等多种不同的情绪类别，目标描述中的"态度……改变"具体指代不够明确，因而在实际工作中也就很难据此制订出有针对性的传播计划。

此外，明确的传播目标能够保证传播策略在相关成员之间进行有效传达，是实现传播效果的基础。描述不清、不够具体的目标容易引发误解，造成无效传播。

二、可衡量性（M）

可衡量性指的是传播目标应该是可度量的，对应的具体测量指标应该是能够被量化评估的，且用于衡量这些指标的数据或者相关信息是可获取的。

传播目标的可衡量性和传播活动的效果评估直接相关，没有一个可操作的测量目标，传播工作的效果评估也就无从谈起。而如果制定的目标在实际工作中无法被衡量，也就无法判断这个目标在多大程度上得到了实现，进而无法论证现有的传播工作是否有效。例如，"使居民关于结核病的健康素养得到进一步提升"，就是一个既不明确也难以测量的传播目标，而如果调整为"将北京城区居民对于结核病危害的知晓度提升到 85％以上"，则会使目标变得相对更加清晰可衡量。

三、可实现性（A）

传播目标不应脱离现实而存在，目标的可实现性指的就是传播目标在一定时期内的可完成度。理想的传播目标应该是在付出一定努力的情况下可以实现的，应避免将目标设立得过高或过低。

传播目标可实现性的达成需要组织或个人在制定目标时，对于自身的资源与能力以及所面临的环境和问题做出正确评估，在此基础上对于传播工作做出合理预期，而非过度理想化。在传播目标的制定过程中，如果能够保证执行人员的有效参与和多方沟通，而非简单地上级制定传播目标然后布置给下级去执行，则会增加目标的认可度与可行性。

四、相关性（R）

传播目标的相关性是指实现此目标的策略与其他目标策略的关联程度，具体可以包括短期目标与长期目标之间的关联性，以及不同传播任务之间的策略关联性。对传播目标相关性的强调有助于实现传播的资源整合和宏观方向把控，不同的阶段性目标都应该和长期任务目标体现关联，不同传播活动之间也应该互相配合，例如能够给出详细的路线图和时间表，完成前一个任务目标有助于后一个目标的实现等，以此来循序渐进地推进和统筹传播工作，直到达成最终目标。

五、时限性（T）

传播目标的时限性，是指对于传播任务所对应的时间周期要给出明确限定。没有明确时限要求的传播目标，不仅会带来工作优先级上的不确定，也无法进行客观的效果评估。例如，"关于艾滋病议题的媒体公开报道增加50篇"，这项传播工作所对应的时限是半年或是一年，应该在传播目标中给予明确说明。

时限性的标准在传播工作的宏观统筹管理中尤为重要，组织者需要根据具体传播工作的权重、事情的轻重缓急，拟定出达到目标的时间要求，然后定期跟进任务的完成进度，及时掌握项目进展的变化情况，从而根据实际情况对原定目标及时进行完善和调整。

第二节　确定传播对象

一项健康传播活动的策划通常开始于目标制定，有了明确的目标之后，随之而来的第二个问题就是"对谁说"的问题，也即传播对象的精准定位和细分。传播对象的界定在传播策划中至关重要。只有明确了传播对象，才能确定后续传播中的其他决策，包括说什么、怎么说、何时说、在哪里说以及由谁来说等。在健康传播活动中，目标传播对象可能是健康信息的潜在消费者，也可能是健康政策的直接或间接制定者，其身份有可能是个人、群体以及社会组织，对健康信息的接受习惯更是千差万别。因此，为了达到理想的传播效果，必须根据不同的传播需求来对传播对象进行区分，并在此基础上制定针对性传播策略。

一、对传播对象进行细分的必要性

传播中关于受众细分或传播对象细分的概念来自市场营销学，具体地说，是由营销活动中"市场细分"的概念衍生而来。"市场细分"（marketing segmentation）概念由温德尔·史密斯（Wendell Smith）于 1956 年提出，是基于广告的针对性策略而产生的营销理论，其核心主张认为，应该按照一定的标准将消费者划分成若干群体，广告营销要针对不同群体制定不同的策略，才能达到最佳效果。[①]

在国内的健康传播实践活动中，每当谈及目标传播对象，出于效果最大化的考虑，经常有一种常见的惯性思维误区，即将传播对象描述为"所有人"，或"越广泛越好"，唯恐细分目标人群会限制传播活动的影响力。但其实对传播对象的界定并非越广泛越好，往往是对象越精准，传播越有效。

当前社会的媒体环境日趋碎片化，作为传播对象的个体或组织，在接收信息时通常具有较大的主动权和选择权。有人喜欢看报纸杂志，有人喜欢看电影电视，有人喜欢听播客，有人喜欢刷抖音，有人喜欢看明星娱乐，也有人爱看财经新闻，诸如此类，不同人群在信息接收方面存在差异和偏好，因此很难有一种传播方式能够满足所有人的信息需求。而受到传播资源的限制，一项具体传播活动也很难面面俱到，满足所有人的偏好。因此，为了使有限的传播资源得到最大化利用，在制订传播计划的时候，就必须尽可能地对目标受众群体进行明确细分，并根据传播需求给予不同的优先级。

二、传播对象细分的常见标准

对传播对象的细分通常有如下几种常见标准。

（一）根据人口统计学特征界定传播对象

人口统计学特征，又称为静态人口特征，是一种常见的运用统计学对人口现象的数量特征及其内在联系进行描述的通用指标。因其分类清楚，容易监测，且适用范围较广，一直是传播活动中进行目标人群定位的重要依据。常见的人口统计学特征包括性别、年龄、教育程度和收入/经济水平等。

---

① SMITH W. Product differentiation and market segmentation as alternative marketing strategies. Journal of marketing, 1956 (21): 3-8.

1. 性别

在健康传播中，性别提供了一个将健康信息与广泛公众群体相匹配的直接指标。有些健康问题或健康信息所针对的目标传播人群天然具备一定性别属性或传播倾向，例如主要针对女性群体的宫颈癌疫苗科普传播。需要注意的是，在过去的半个多世纪中，人类对于性别的认知和性别角色的划分已经发生了很多变化，因此在使用性别指标对目标传播对象加以描述的时候，需要慎重考虑传播是否只针对传统两性中的某个性别，其他如同性恋群体是否应该纳入考虑之中等。

2. 年龄

年龄是对目标传播对象加以细分界定的另一个常用指标。处在不同年龄阶段的人所面临的健康问题通常是不同的。在健康传播活动中，年龄代表的不仅是生理指标的差异，同时也经常意味着不同的健康信息需求和媒介接触习惯。年轻人通常更喜欢与时尚生活方式相关的健康传播话题，老年人则普遍更关注健康养生。有针对性的健康传播通常会在目标人群的年龄界定上有所侧重，而非试图面向所有人。

根据年龄划分的传播对象群体通常可以包括儿童、青少年、中年、老年群体等。此外，在健康传播活动策划中，年龄常常会和其他人口统计学指标叠加在一起对传播对象进行界定，例如老年女性群体通常对于保健品类健康信息关注较高，年轻女性群体通常对母婴类话题和媒体平台接触更多等。

3. 教育程度

在我国当下的社会环境中，公民的受教育程度通常和经济水平以及社会资本存在显著关联，不同教育程度的传播对象在生活方式、健康素养、价值观念等方面往往也存在较大差别，这会进一步影响到他们对于健康信息的选择性获取和接收。例如在针对流行病疫情的公众传播中，针对受教育程度高的传播对象，传播者所提供的信息应该尽可能全面立体，以增强传播的权威性和说服力；而针对受教育程度较低的传播对象，所设计的信息则要避免复杂化，需要做到尽可能简明直接，这样更有利于传播效果的实现。

关于这方面的相关理论研究具体可见美国耶鲁大学心理学教授卡尔·霍夫兰（C. I. Hovland）的"耶鲁研究"系列。霍夫兰关于劝服性传播的系列研究显示，传播对象的文化水平对于劝服方式及其效果存在显著影响，"一面提示"对文化水平低者说服效果较佳，"两面提示"对文化水平高者效果较佳。[①]

---

① HOVLAND C I，JANIS I L，KELLEY H H. Communication and persuasion. New York：Yale University Press，1953.

4. 收入/经济水平

如上所述，经济或收入水平的高低会直接影响到人们的生活方式和生活水平。世界卫生组织研究指出，在影响人群健康的众多因素中，行为与生活方式因素占60%，人类生物学因素占15%，社会和环境因素占17%，而卫生服务因素只占8%。因此在健康传播中，收入和经济水平也经常被用于区分不同人群的健康状况以及健康素养。此外，经济和收入水平的高低也会对目标对象的媒体接触习惯存在一定影响。

除此之外，常用的人口统计学指标还包括地域、职业、婚姻状况、文化族群、宗教信仰等，这里不再一一展开。人口统计学指标是一类简单便捷的人群划分参数，在实践应用中具有其合理性，但同时也存在明显局限。由于对它的使用是建立在这样一种假设之上的，即认为居住在同一区域、处在同一年龄阶段或收入水平的人群应该具备相似的健康信息需求和消费习惯，其中未能将传播对象的个体特征差异纳入考虑，因此在实际应用中对此应有充分认识，避免简单标签化使用。

（二）根据不同传播目标确定传播对象

一切传播活动都有其特定目的，健康传播也不例外。健康传播活动的目标按大致类别区分，通常有政策倡导、公众教育、特定群体沟通等，其所针对的传播对象也经常在传播目标中有充分体现。

根据传播目标圈定传播对象范围，再结合人口统计学指标进行细分，通常可以获得更精准的传播效果。例如针对大学生群体的艾滋病预防健康教育，其传播对象可以按照城市、年龄、性别等再做进一步限定；再例如针对儿童座椅立法的公共政策倡导，其传播对象主要是针对相关政府部门，但在具体执行中，会对该目标产生影响的政府机构既包括交通管理部门、司法部门，又包括妇女儿童保护直属单位等，在传播中应该以哪个作为主要传播对象，其优先级如何体现，都需要在传播活动策划中加以明确。

（三）根据健康状况划分不同传播对象

除了一般意义上按照传播学规律做出的传播对象划分之外，对于健康传播活动而言，还有一个独特的人群划分维度需要被纳入考虑，那就是按照健康状况进行区分的不同受众群体。

如果把疾病和健康作为光谱的两级，那么处在光谱中不同位置的人，对于相关健康信息的需求和获取方式也存在显著差异。例如针对某项传染病的高危人群以及中低风险人群，其传播策略及信息设计应该有明显差别；再比如关于烟草危害性的公众传播，针对烟民群体和非烟民群体的传播策略也应该有所差异；又比如关于结核病防控的公共健康教育，如果目标传播对象是非患者群体，其信息设计的侧重点可能会更加注重如何预防和发现，如果传播对象是已经罹患结核病的群体，则传播侧重点可能更多地放在如何进行规范诊疗、防止产生耐药性等问题上。

第三节　制订及实施传播计划

在明确传播目标和传播对象之后，接下来要做的就是制订具体传播计划。通常涉及的几个主要环节包括：确定传播主题和核心信息、明确传播预算和重要时间节点、选择传播平台或传播渠道、确定传播内容和形式创意、传播执行发布（见图 8-4）。

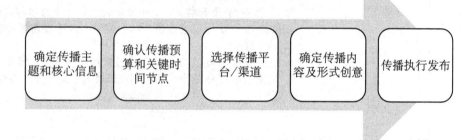

图 8-4　传播计划制订及实施的基本流程

一、确定传播主题和核心信息

传播活动主题及核心信息是对传播内容的高度概括，对整个传播活动的内容设计起着根本性的指导作用。活动主题的选择是否精彩、恰当，核心信息的提炼是否精准，直接关系着传播目标能否有效达成。好的健康传播主题除了要与传播目标保持一致之外，也需要遵循立意新颖、适应平台特征以及形式易于传播等客观传播规律（例如作为标题，短句通常比长句更易于传播）。

而核心信息（key message）则可以看作对目标传播内容的要点提炼，它所体现的是通过本次传播，传播者最想让传播对象获取的关键信息或内容。表 8-1 以疫苗免疫接种问题为例列出了分阶段的传播目标及其对应的核心信息。

表 8-1　　　　　　　　免疫接种问题的分阶段传播目标及其对应的核心信息

传播策略周期	传播目标	核心信息
2020 年度（1 至 12 月）	提升公众对于疫苗及免疫接种问题的科学认知程度；增加公众对于疫苗接种的信心和支持率。	1. 疫苗是防控传染病最有效的措施，传染病是人类最致命的威胁；人类历史上已经成功通过免疫接种防控了多种重症致死率和传播性很高的传染病（如天花、麻疹、脊髓灰质炎等）；2. 疫苗是维护公共卫生和国家安全的重要手段；通过开展广泛的免疫接种工作，可以促进群体免疫的形成，使传染病不会大规模流行直至其消失。…………
世界免疫周期间（4 月最后一周）	号召市民在新冠肺炎疫情期间合理安排，积极接种免疫规划疫苗，做好科学防护，降低新冠肺炎疫情对于常规预防接种的潜在影响。	新冠肺炎疫情期间针对免疫接种的正确应对方式：1. 积极开展已有疫苗的接种，包括肺炎结合疫苗、流感疫苗等呼吸道疫苗；2. 如错过常规免疫规划，需及时补种。当疫苗覆盖率低于最佳接种率，传染病会卷土重来。…………

　　传播活动的核心信息是内容创作的基础所在。在传播开始之前明确核心信息是科学化传播中必不可少的一环。健康传播活动由于其内容专业性较强，一旦发生误读，其所带来的社会影响和危害尤其显著，因此对于核心信息的精准把控也就更为重要。

　　传播活动由于对应的时间周期不同，相对应的核心信息细化程度也不尽相同（见表 8-1）。通常传播周期越长，对应的核心信息也应越丰富、宏观；传播周期越短，对应的核心信息也应越明确、具体。在传播活动中，重点突出而非面面俱到才能保证传播效果。

　　此外还需要注意的是，传播的核心信息不能和具体的创意表达或文案内容相混淆，在传播过程中，核心信息更接近于"要建构的认知"，而非表达本身。然而在实践中，经常会有人把具体的文案创意当作核心信息，或者直接把核心信息当作对外传播文案来使用，这两种做法都是典型的传播战术错误。

二、明确传播预算和重要时间节点

对传播时间节点和预算的考量，是评估整体传播计划可操作性的两大关键依据。一个完整的传播方案必须包含对于时间节点和预算的设定，因为绝大部分传播都是建立在有限资源之上的。这里所说的"预算"概念不仅包括直接传播经费，同时也包括对于组织内部其他可调用的资源，以及对预期可投入的人力物力的全面评估。明确的预算能够为传播方案设定可行框架；相反，任何没有预算基础的传播方案都只是空谈。

重要时间节点的明确相当于对整个传播流程中一个个锚点的确认。在组织传播活动的过程中，大部分工作计划和分工都是围绕着几个重要时间节点来进行统筹安排的，因此能够准确地界定出传播活动中的关键流程和安排，并在此基础上对于完成每项工作所需的时间周期进行评估确定，以保证传播活动能够有序推进。

三、选择传播平台或传播渠道

对传播渠道的选择之所以重要，是因为传播内容需要通过媒介与传播对象发生关联。只有了解目标传播对象的媒介使用需求和接触习惯，才能在传播预算许可的范围之内选择恰当的传播平台和渠道以触达目标传播对象。

（一）传播渠道分类

在传统营销传播观念中，比较常见的是按照媒体属性来对相关传播渠道进行分类，例如广播、电视、报纸、杂志、户外广告等。在互联网时代，一种更常用的分类方法则是从传播者视角出发，按照媒介与传播者关系的不同将其划分为自有媒体（owned media）、付费媒体（paid media）和赢得媒体（earned media），表8-2列出了这三类媒体的定义及特点。

表8-2　　　　　　　　自有媒体、付费媒体和赢得媒体的定义及特点

媒体类型	定义	示例	角色/定位	优点	缺点
自有媒体	传播者自己拥有的媒体渠道	组织机构/个人官方网站/主页；自有微信/微博公众号、视频号等	动态消息发布；形象展示；与直接或潜在传播对象建立长期关系	使用成本低；可控性高；用途广泛；传播周期长	传播对象范围受限；信任度低；需要投入时间精力及资源进行长期维护；效果无保证

续表

媒体类型	定义	示例	角色/定位	优点	缺点
付费媒体	传播者通过付费购买/资源置换得来的媒体渠道	各媒体平台的付费广告推广/平台流量推荐（如朋友圈广告、微博粉丝通等）；付费搜索引擎优化；传播赞助	针对某一特定需求或特定人群的传播；追求传播效果最大化时的重要手段	可控性高；覆盖面广泛；能够按需定制精准投放；效果达成迅速	成本高；回应度低；信任及好感度低；效果持续时间短
赢得媒体	通过传播影响力自然获得的免费媒体传播渠道	网络口碑传播或病毒传播；其他媒体渠道自发加入的传播互动及二次创作等	传播效果最大化的理想状态	成本低；信任度及好感度高；效果持续深入；在获取情感支持、促成传播对象态度、行为改变等方面效果尤其显著	不可控；对内容要求高；面临一定传播风险；难以追踪衡量

从表8-2可以看出，自有媒体就是传播者可以自主发声的媒体渠道，又可细分为完全自有媒体（如独立域名网站）和部分自有媒体（如平台托管博客）。自有媒体是传播活动中使用自由度和灵活性最高的一类，如果能结合自有社群进行传播则效果更佳。付费媒体基本可以等同于传统意义上的广告或付费推广。付费媒体传播成本最为昂贵，但往往见效快，运用得宜的话能够为整体传播组合起到互补和延伸的作用。赢得媒体的概念以往多用于公关领域，现在也已经演化成通用传播概念之一，尤其在移动互联网时代，人人都是自媒体，朋友圈传播更是成为不少经典传播案例的放大器和加速器。赢得媒体效果好，但通常不可控，并且对于传播内容和传播策划的要求也越来越高。这里需要注意的是，对赢得媒体的获得不应该只建立在"爆款"效应预期之上，而更应该依赖传播方长期的价值输出与信任累积达成。自有媒体、付费媒体和赢得媒体在传播计划中加以整合，就能达到1+1+1>3的传播效果。

（二）传播渠道选择依据

具体到传播渠道的选择依据，有两个简单原则可供参照。

1. 从传播目标和传播对象出发确定传播渠道

传播渠道的选择要从最大化实现传播目标和触达传播对象两个角度来思考，切忌跟风和盲目随大流，不能"微信流行就做微信，抖音火了就投抖音"。目的性不明、针对性不强的传播不仅会造成传播资源浪费，有时还会带来负面传播效应。对于以促成态度或行为改变为目的的健康传播而言，在了解目标受众媒体接触习惯的基础上，往往还需要进一步分析其态度或行为改变的决策链条，圈定链条上的关键影响者和推动者，并在这些关键节点上寻求传播曝光，以期达到最大传播功效。例如，针对扩大医保覆盖面的公共健康政策倡导传播，其传播渠道的选择优先级就应该依次为"内参＞央媒或相关部委直属媒体＞高影响力市场媒体＞社交媒体"，而针对1～3岁婴幼儿免疫接种的科普传播，首选的媒体渠道可能就是针对儿科医生的垂直类媒体平台（儿科医生作为决策链的关键影响者），以及权威母婴类媒体/自媒体（母亲作为婴幼儿疫苗接种行为的积极参与者和关键决策者）。

2. 在目标和预算允许的情况下积极尝试新渠道

对媒体渠道的选择理应追求精准，但是面对日新月异的媒介环境，有时候仅靠传播者的已知经验并不能直接判断出哪个传播渠道最为精准有效。在这样的情况下，首先应该考虑将能够调动的潜在媒体资源全部纳入整合范围之中，并按照策略优先级进行排序，在目标和预算允许的情况下积极尝试新渠道。同时通过实时监测记录不同渠道的传播效果，及时跟进调整传播方案，以实现传播渠道的最佳优化组合。

四、确定传播内容和形式创意

如本章开篇所言，理想的传播往往是科学和艺术的结合。在健康传播活动中，如果说对于传播策略和核心信息的要求是严谨精确，那么对内容和形式的表达呈现要求却是积极发挥创新精神，打破桎梏，结合传播目标和传播对象寻求创意化表达方案。

传播的内容形式按照基本属性大致可划分为图、文、音频、视频等内容类型。从理论上来说，当前媒介环境中存在的所有内容形式，都可以应用到健康传播中来。自21世纪以来，互联网和各种新兴媒介的兴起和普及对人类生活的各个领域，包括信息传播与信息获取的方式都产生了变革式影响，人们对媒体和信息的选择变得空前多元和丰富，从事健康传播的基本范式也逐渐从传统"官宣"视角转向受众需求视角，对传播创意的要求也越来越高。

由于健康传播所涉及的信息通常专业性较强，与其他类型的内容传播，尤其是商业内容传播相比，在内容创意上有一定的难度，但也有其优势，尤其是在新媒介技术不断发展的今天，创新的传播手段为健康传播带来了新的潜力和机会。表8-3详细列出了健康传播内容创意的难点和机会。

表 8 - 3　　　　　　　　　　　　健康传播内容创意的难点和机会

健康传播内容创意的难点	健康传播内容创意的机会
1. 专业化门槛高	1. 国家政策支持
2. 信息趣味性不足	2. 生活水平提高，人们越来越重视健康
3. 体制内品牌缺乏亲和力	3. 更丰富开放的媒体（自媒体）渠道
4. 传播专业人员和预算缺乏	4. 新技术手段的潜力

在新媒体环境下进行健康传播策划，可以从下面几个创意思路出发。

（一）创意游戏化

传播除了信息传递、知识获取之外，提供娱乐也是其一大社会功能。抛开刻板的宣教，游戏能够最大限度地调动目标对象的参与积极性，让人自觉自愿地沉浸其中，并在潜移默化中接收、内化传播信息，因此在健康传播领域也拥有巨大潜力。

近年来，刷屏的 H5 小游戏层出不穷，游戏传播的功效也越来越受到传播者的重视。比如，2017 年建军节前夕，《人民日报》为庆祝中国人民解放军建军 90 周年，官方出品的一款换脸军装照 H5《快看呐！这是我的军装照》传播迅速，参与者众多，获得了巨大的成功。用户只需上传自己的照片，就可以生成帅气的军装照。这款 H5 从 7 月 29 日晚发布，到 7 月 31 日下午 18 时，页面总浏览量（PV）超过 2 亿，独立访客（UV）累计 3 832 万（见图 8 - 5）。

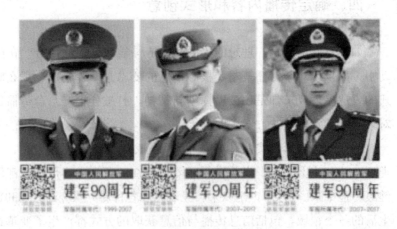

图 8 - 5　《人民日报》《快看呐！这是我的军装照》游戏传播（截图）

资料来源：8 亿！关于"军装照"H5，人民日报客户端有话说 . http：//news. hbtv. com. cn/p/828295. html.

（二）创意情绪化

社会情绪是指一定社会环境下由某一群体或某些群体所共享的情绪体验。

在社交媒体时代，整体舆论场的情绪化色彩被空前强化，很多高影响力的传播都是由情绪驱动，而非理性逻辑驱动。这方面的经典案例可以参考微信情感大号"新世相"组织策划的"丢书大作战""逃离北上广"系列传播。2016年的中秋节，"新世相"联合科沃斯召集了10个"有故事"的用户来和自己的父亲进行直播深聊，话题包括单身、出柜、丁克、心理健康等一些北上广人群普遍面对的问题（见图8-6）。这次直播的累计观看人数超过470万，为"新世相"带来大量粉丝。

健康传播活动由于其信息内容的专业性，传播者往往更倾向于采用"家长式"的说教传播，创意表达形式也更多诉诸理性而非情感，这在某种程度上其实局限了健康传播的效果。如果能够在传播中多做换位思考，善用社会情感引发共鸣，将会更有助于健康传播"出圈"，赢得更广泛层面的公众关注。

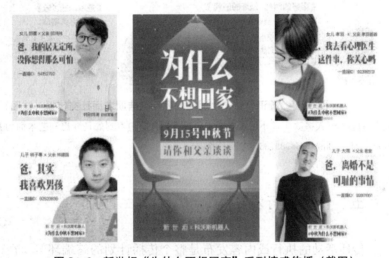

图8-6　新世相"为什么不想回家"系列情感传播（截图）

资料来源：中秋节，你为什么不想回家？请你和父亲谈谈．https：//www.digitaling.com/projects/18913.html.

（三）创意社交化

媒体环境的"泛社交化"趋势也让传播发生了根本变革。在过去，要想让传播触及大量人群，基本只能依赖权威媒体的集中发布（如央视广告投放）。今天，人们越来越多地选择从社交媒体渠道获取信息（如微博、微信朋友圈等）。健康传播若想与时俱进，也需要在传播过程中更加注重内容的社交属性，以吸引传播对象多多参与互动，实现最大化的传播效果。

2017年8月，腾讯公益和"WABC无障碍艺途"公益机构联合出品了针对自闭症儿童的微信传播计划："小朋友画廊"（见图8-7）。用户扫描二维码后，只要输入1元或其他任意金额，就可以"购买"下心仪的画作。"小朋友画廊"推出后，在微信朋友圈迅速引发网友的大量转发传播，共计将近600万用户参与了活动分享与捐款，很快就达到了传播设定的1 500万募捐目标。该传播活动也因此成为当年为数不多的非商业"现象级"经典传播案例之一。

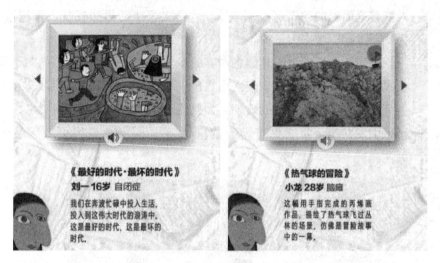

图8-7　腾讯公益"小朋友画廊"微信朋友圈社交传播（截图）

每秒250人捐款："小朋友"画廊刷屏背后，我们看到的是梦想和艺术的力量 . https：// www. sohu. com/a/168389783 _ 99902397.

五、传播执行发布

传播活动的执行或内容发布是整个传播计划的终端环节。在确定了传播的内容形式之后，还需要有一个完善的时间表用于指导传播活动的最终执行或传播内容的发布，其中包括传播活动的执行细节，具体流程，传播内容在不同平台的分发时间、发布频率以及传播周期等。

在前期准备工作充分的情况下，传播的最终执行就是水到渠成的过程。但是在传播执行中要注意同步安排传播效果监测及对应数据搜集，以便及时发现问题，并准备后续效果评估工作。

第四节　评估传播效果

对传播效果进行科学的评估，并根据评估结果及时调整传播方案，也是科学传播中必不可少的一环。比尔及梅琳达·盖茨基金会联席主席比尔·盖茨在 2013 年度的公开信中曾以"注重结果考量"的方式强调了效果评估对于公益传播活动的意义，他在信中指出："在过去的一年里，我深深感到，通过注重对结果的考量，我们可以有效改善人类生活。如果我们设定的目标明确，并且可以找到持续评估改进的方法，我们就可以朝着标杆直走，取得惊人的进步。"同时，他进一步将自己的"成功法则"总结为：量化目标—选择策略—考量结果—调整策略—实现目标。他强调这不仅仅是商业机构成功的秘诀，同样也是致力于扶贫帮困解决社会问题的非营利机构应该遵循的重要法则。①

传播效果评估从流程上来看，大致可以概括为如下几个步骤：制定评估方案、收集数据信息、分析统计数据、完成评估反馈用以指导后续决策。图 8-8 列出了具体的评估流程。

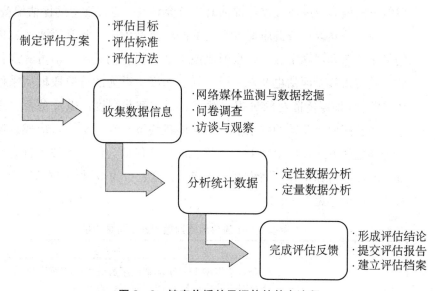

图 8-8　健康传播效果评估的基本流程

一、制定评估方案

传播效果评估从根本上讲，就是考量传播目标在多大程度上被实现。因此我们在制定评估方案的时候首先需要回答三个问题：预期的传播目标是什么？其所对应的时间周期是多长？如何衡量传播目标在多大程度上被实现，也就是评估的方法及对应指标？

关于传播目标的设定在前文已有相关阐述，这里重点讨论一下评估标准的设置。一个理想的效果评估方案，除了评估目标明确之外，最重要的是要

① 比尔·盖茨 2013 年度公开信.（2013－02－20）［2019-03-17］. https：//www. gatesfoundation. org/zh/Who-We-Are/Resources-and-Media/Annual-Letters-List/Annual-Letter-2013.

有明确合理的评估标准，以便为后续评估工作的开展提供指导。这个标准有时在整个传播策略制定之前就已经确定了。评估标准主要规定的是评估中计划用哪些维度的数据来衡量传播活动的效果。如果说传播策略的优化是朝着理想的方向不断前进的，那么评估标准的设定就是途中指引前进方向的路标。正因为如此，明确、合理是对评估标准的基本要求。明确是指评估标准所指向的评估目标应该尽可能清楚明白，并且与传播策略目标保持一致（例如以政策倡导为目标的健康传播，其评估指标就不能只看内容传播量或者公众知晓率，而更应该注重传播内容是否触达政策制定者）；合理是指评估标准中包含的具体衡量指标应该能够正确反映所要评估的效果维度，否则就会出现评估偏差，进而导致传播决策误判（例如以社交媒体上的转评赞作为衡量指标对线下的健康行为改变进行评估时，就会导致一定程度上的评估偏差）。

在以公众教育或健康促进为目的的传播策划中，常常需要通过传播正确的健康信息和观念来促使公众形成或采纳所倡导的健康生活方式或行为。因此，其传播效果评估也经常采用认知、态度、行为的分阶段模型来作为评价体系[①]，即确定传播对象对相关健康知识的知晓程度，以及是否从态度情感上认同和相信所获得的健康信息，并能最终落实在行动上，形成预期的健康行为和生活方式。以甲型 H1N1 流感的公众传播为例，评估者首先按照已经确立的传播目标构建评估维度（认知、态度、行为），再根据这三个维度确定具体的指标（见表 8-4）。

表 8-4　　　　　　　　　　甲型 H1N1 流感风险沟通的维度与具体指标

维度	指标
认知	公众对于甲型 H1N1 流感的了解程度 公众对于政府的防控措施的了解程度 公众对于自我预防方法的了解程度
态度	公众的恐慌和焦虑程度 公众对于政府卫生部门的信任度
行为	公众采取了哪些措施减少感染的概率 疫情对公众生活造成的影响

资料来源：郭晓科，孙静惟. 健康传播视角下的突发公共卫生事件管理：基本理论、常用方法和效果评估. 中国健康教育，2010（1）：20-25.

当然，表 8-4 中提到的了解程度、焦虑程度、信任度这些指标仍然是比较抽象和概念化的，在实际的评估中需要将这些指标转化为可以操作化的具体的测量指标。如了解程度可以通过公众对甲型 H1N1 流感相关文章的阅读量、对相关内容的搜索量，以及通过调查问卷和访谈方式获取的公众对流感

① 在实际执行中，有时也会进一步划分为"知晓、认同、态度、行为"四个阶段。

预防及相关症状和治疗措施的掌握程度来进行评判。而对公众的态度，如恐慌和焦虑程度的测量，则可以通过公众在社交媒体平台上的相关评论的情感分析或者通过对公众的调查和访谈来获取。

并非所有的健康传播策划都以个体的认知、态度和行为改变为目标。例如，以政策倡导为首要目标的健康传播，其评估体系也相应有所不同。公共政策改变作为一个长期、宏观的传播目标，其传播效果往往难以在短时间内被直接测量评估，因此比较常见的思路是将倡导目标进行分解，根据阶段目标或一系列中期目标来制定评估标准，然后再对每个传播周期内的工作进行分别评估。下面以儿童道路安全问题的公共政策倡导传播为例，说明政策倡导型传播策划的效果评估计划。

儿童道路安全问题传播策划活动的最终目标是促进国家出台关于儿童安全座椅强制性使用的全国立法。活动依据传播目标确定了政策响应度、媒体参与度、公众支持度这三个评估维度，以及对应的衡量指标。因为政策倡导活动覆盖的传播周期较长，因此在实际执行中以年度为单位设定了阶段目标进行效果评估（见表 8-5）。

表 8-5　　　　　　　　　儿童道路安全政策倡导传播效果评估计划

	传播目标	评估周期	衡量指标	评估方法
政策响应度	长期目标：倡导出台关于儿童安全座椅强制性使用的全国立法	2020 年 1 月—2025 年 12 月	政策法规出台	政策观察
	阶段目标：在行业领域内引发积极关注，并得到相关主管部门的响应和支持	2020 年 1 月—2020 年 12 月	加入倡导的行业意见领袖/专家学者数量增加；得到来自相关部门的积极反馈（文件批示、口头沟通反馈等）	媒体监测内容分析深度访谈
媒体参与度	议题的媒体报道舆论环境相比 2019 年得到显著改善	2020 年 1 月—2020 年 12 月	关于该议题的深度报道数量增加；倡导核心信息在媒体报道中出现的数量增加；积极参与话题倡导的媒体机构数量增加	媒体监测内容分析深度访谈
公众支持度	提升公众对于正确使用儿童安全座椅的认知程度，降低事故伤害率	2020 年 1 月—2020 年 12 月	公众知晓度提升至 80%以上；事故伤害率较上一年下降 10%	问卷调查数据分析

二、收集数据信息

评估方案确定之后，评估工作就正式进入执行阶段。这里还有一个常见的误区，就是将评估定性为"事后工作"，认为效果评估只是附在传播活动之后的一个"总结式存在"。但其实效果评估虽然经常显示在流程图的末尾，其所涉及的工作却贯穿于传播活动的始终，例如在传播目标的制定中就需要将评估需求纳入考虑，保证目标的可衡量性，而传播效果的评估方案也要在传播活动开始之前制定完成，这样不仅有利于增强传播的目的性，同时也能够在传播活动的执行过程中有针对性地收集数据，以保证事后评估的可行性。

具体到执行过程中，评估数据的收集主要围绕以下几个问题：

- 确定需要什么样的评估数据
- 确定数据的收集方式
- 确定负责数据收集/分析/汇报的人或部门
- 确定收集和分析数据的时间节点
- 明确数据收集的平台/渠道/频率
- 确定数据收集的成本和资金来源

收集评估数据的过程中需要根据评估目标进行全面的数据采集，不仅要关注定量数据（如搜索量、点击量、问卷统计结果等），也要获取评估指标对应的定性信息及数据（如态度转变的动机、对健康信息认同/不认同的深层原因等）。

三、分析统计数据

根据收集来的信息和数据，评估人员要采用科学方法对其进行分析整理，并得出评估结论。作为效果评估的数据统计分析，其目标指向性一定要强，也就是一定要以评价为导向。无论采取何种形式的数据和分析方法，其目的都是为了回答一个终极问题：传播是否达到或实现了预期目标。

在实际工作中，我们经常会看到一些评估分析，如传播活动在社交媒体平台上获得了若干转/评/赞，共有若干家媒体机构参与了传播报道，传播素材下载量/点击量达到多少万，传播活动吸引了多少人关注等，这些都不是效果评估所需要的分析结论，而只能算作评估分析的中间过程。在对传播数据进行初步统计的基础上，评估者需要将这些数据结论置于评估框架中进行判断，然后得出相应的评估结论（如"没有实现预期目标/基本达到预期/超出预期"等）。如果评估结果是肯定的，那么还需要进一步分析总结经验，探讨未来的可持续性；如果评估结果显示未达到预期，也需要在此基础上分析总结原因，以便后续改善。

四、完成评估反馈

收集到的评估数据经过统计分析得出结论之后，其结果经常以评估报告的形式呈现。对评估结果的反馈要保证及时性和有效性，只有将评估报告提交给相关部门用以指导后续的传播决策后，传播活动才算完成了一个闭环，也由此才能进行传播活动内部系统的优化升级。对于一些传播周期较长的工作，可以考虑将整体传播周期划分成若干阶段，进行分阶段效果评估，以保证反馈的及时有效。高效的评估反馈机制能够让传播者及时发现问题，改进工作，也能帮助高层决策者正确认识到传播工作的价值和意义，从而有利于为后续传播赢得更多资源及支持。

本章小结 Summary

本章从拉斯韦尔的 5W 模式出发，具体阐述了健康传播策划的基本流程与关键要素，包括如何通过 SMART 原则制定传播目标，按照不同标准对传播对象进行细分，根据传播目标和传播对象确定传播主题和核心信息，选择对应传播渠道及内容创意形式，并在传播完成之后对其效果进行监测评估的完整过程。

反思与讨论 Reflection & Discussion

1. 选择一个你所熟悉的健康传播案例，尝试按照本章中提到的传播策划基本环节要素对其进行复盘分析。

2. 健康传播策划中通常面临的最大挑战是什么？

3. 新兴媒介和传播技术的发展会对健康传播策划产生哪些重要影响？

延伸阅读 Further reading

1. 科特勒 . 营销管理 . 上海：上海人民出版社，2006.
2. 舒尔茨 . 整合营销传播 . 北京：清华大学出版社，2013.
3. 路易斯，皮茨 . 蔚蓝诡计 . 北京：华文出版社，2010.
4. 伯杰 . 疯传：让你的产品、思想、行为像病毒一样入侵 . 北京：电子工业出版社，2014.
5. 黎万强 . 参与感：小米口碑营销内部手册 . 北京：中信出版社，2014.
6. 波兹曼 . 娱乐至死 . 桂林：广西师范大学出版社，2011.

第三部分

案例分析

　　作为一种重要的教学方法，案例分析能够通过对生动鲜活的实际案例的深入剖析培养学生发现问题、分析问题和解决问题的能力。

　　本部分选取了残障议题的健康报道、结核病议题的健康传播策划、新冠肺炎疫情防控中的公共沟通这三个案例进行分析，以期帮助读者更好地理解相关健康议题的理论知识和方法策略。

第九章　残障议题的健康报道

章节目标 Key aims

- 了解残障理念与分类标准的变迁和残障的四种模式
- 知晓关于残障议题的八类媒介框架及报道现状
- 掌握残障议题报道的基本原则和注意事项

章节导论 Introduction

《世界残疾报告》（World Report on Disability）显示，全世界大约有15％的人有某种形式的残障，由于人口老龄化和全球慢性病增加，这一比例还将上升。[①] 对待残障人[②]（persons with disability）的态度是衡量国家文明的尺度，作为《残疾人权利公约》（Convention of the Rights of Persons with Disabilities，CRPD，简称《公约》）的缔约国，我们有责任采取各种措施"改变残疾人在社会上的严重不利处境，促使残疾人有平等机会参与公民、政治、经济、社会和文化生活"[③]。

然而，我国公众仍对残障人有着诸多误解，多将其视为被救济的对象或励志的榜样，而非平等的权利主体，更有少数新闻报道存在"基于残障的歧视"，严重阻碍了残障人的融合发展。为此，《公约》赋予各类媒体"提高认识"的使命，鼓励其采用更为平等的态度并从权利视角来报道残障议题，消除针对残障人的刻板印象，构建平等、共融的社会文化环境。这不仅有助于提升新闻质量，践行健康报道的社会责任与伦理规范，更关乎中国8 500万残障人的权利和尊严，以及每一个人的生存与发展。

---

① 世界卫生组织，世界银行. 世界残疾报告.（2011-06-09）［2020-01-16］. https：//www. who. int/disabilities/world _ report/2011/report/zh/.

② 我国官方多将disability译为"残疾"，相关人群称"残疾人"，本章将在对相关文件的引用中予以保留，其余部分则使用"残障"与"残障人"，一方面为强调残障人发展过程中所面临的各类障碍，另一方面则考虑到现实的改变需要一个过程。

③ 残疾人权利公约.（2010－05－26）［2020-01-08］. https：//www. un. org/chinese/disabilities/convention/convention. htm.

本章以残障议题为案例，结合第四章"健康报道"相关的理论原则，分析中国媒体上的残障议题报道框架及其现状，并提出残障议题报道的基本原则和注意事项。

第一节　残障理念的变迁

本节重点梳理了残障与健康理念的变迁以及四种模式，以帮助读者更好地理解残障议题的报道框架。

一、从 ICIDH 到 ICF

什么是残障？谁是残障人？只有先回答清楚这两个问题，才能有针对性地采取行动。残疾是一个演变中的概念。1980 年，世界卫生组织推出《国际残损、残疾和残障分类》（International Classification of Impairments, Disabilities and Handicaps，ICIDH），它包含了残障的三档水平，即生物水平、个人水平、社会水平及其关系，是《国际疾病分类》（International Classification of Diseases，ICD）[①] 在残障领域的重大进步，为诊断与康复的标准化提供了基础。然而，ICIDH 忽略了主观障碍即残障人心理困境，以及环境因素的重要性。随着国际残障权利运动的开展，ICIDH 难以满足卫生与康复事业的发展需求，迫切需要建立新的理论模式与分类系统。

2001 年，《国际功能、残障和健康分类》（International Classification of Functioning, Disability and Health，ICF）[②] 应运而生。该分类与 ICIDH 的主要差别体现在：（1）强调积极的一面，在很多类别和项目中使用中性词和正面表述，避免使用带有贬义的消极词汇，如用健康状况（health condition）代替疾病（disease）和失调（disorder），扩展了健康的范畴，并把重点从个体缺损的状态转移至其所受的限制；（2）引入环境因素，注重社会偏见等因素对残障的影响；（3）呈现交互作用，ICIDH 各项目之间的关系单向而平面，ICF 则双向而立体；（4）重视个人体验对健康状况的影响；（5）应用领域广泛，为综合分析身体、心理、社会和环境因素提供了一个有效的系统性

---

① 《国际疾病分类》是针对健康与非健康状态的诊断工具，目前已发布第 11 次修订本（ICD-11）。见 World Health Organization. International statistical classification of diseases and related health problems（ICD）. [2020-04-16]. https：//www. who. int/classifications/icd/en/。

② World Health Organization. International classification of functioning, disability and health（ICF）. [2020-04-16]. https：//www. who. int/classifications/icf/en/.

工具。①

可以说，ICIDH 更接近生物医学模式，对残障的理解停留在个体层面及其康复过程，而 ICF 则迈入了生物—心理—社会医学模式，将残障人的主体经验和影响残障的社会环境因素纳入考量。2008 年，《残疾人权利公约》正式对中国生效，确认"残疾是伤残者和阻碍他们在与其他人平等的基础上充分和切实地参与社会的各种态度和环境障碍相互作用所产生的结果"，与 ICF 的理念相一致，二者对残障的理解为全面推进残障人的权利实现、社会融入，以及残障议题的报道提供了理论基础和行动框架。

二、残障的四种模式

如果说从 ICD 到 ICIDH 再到 ICF，从"残废"到"残疾"再到"残障"主要是残障理念在国际及学术层面的变化，与之相呼应，残障的四种模式则更能体现出日常生活中人们的残障理念之差异。② 崔凤鸣认为，模式是把理念变成实践的路径，它能够潜移默化地发挥作用，影响着人们对残障的认知、理解和行动。下面将重点从认知、称谓、态度、对待方式和面临挑战五个方面对这四种模式及其差异进行分析。

（一）传统模式

在工业革命以前，人们普遍对残障持有消极看法，处处充斥着对残障人的侮辱、轻视和偏见。在这种模式下，残障人多被当作欺凌或怜悯的对象，故被称为"传统模式"或"慈善模式"。

认知：残障人被认为是没有能力、用处和价值的人，是个人与家庭命运的悲剧。

称谓：统称"残废"，不同障别的伙伴被分别称为"瞎子""瘸子""哑巴""弱智""傻子""疯子"等，极具歧视意味。

态度：或恐惧、排斥，或同情、关爱。

对待方式：有一部分人认为残障人没有价值，应该被抛弃或任其自生自灭；另一部分则主张残障人不能也不必劳动，应该被养护与照料。

面临挑战：剥夺残障人的生存与发展机会，加深残障人无能的刻板

---

① 戴圣婷，杨剑，邱卓英，等. 中国 ICF 的研究与发展：基于 CiteSpace Ⅲ 文献分析. 中国康复理论与实践，2007（10）：1137 - 1144.

② 崔凤鸣. 序//解岩，蔡聪，傅高山. 中国残障人观察报告（2014—2015）. 北京：中国言实出版社，2016.

印象。

在该模式下，残障人的命运由其他更有权力的人来决定，使其需要依靠"比惨"来在残障人内部，以及与其他边缘群体争夺少量的资源，从而促使残障人形成福利依赖，习惯于"等、靠、要"。而一味强调同情与关爱，则可能使人们产生麻木、冷漠甚至厌恶的情感，从而形成更深的排斥与隔离，造成恶性循环。

（二）医疗模式

在文艺复兴和启蒙运动的席卷之下，社会生产力突飞猛进，科学、理性、自由的思想开始占据主导。残障人因其身体和心智的残损，被认为无法适应工业生产和城市化进程的需要，但医疗技术的发展又给他们带来了希望，从而形成"医疗模式"。

认知：残障是疾病、意外等因素导致的不正常或有缺陷状态，使之无法适应环境，故国家和社会必须介入和干预。

称谓：通常称"残疾人"，在医疗模式下衍生出来的称谓还包括"视障患者""精神病人""自闭症患者"等。

态度：他者化或隔离。

对待方式：医学手段是解决残障问题的核心，应通过医学干预和控制使残障人"正常化"，由此获得进入"主流社会"的资格，否则须进行隔离式的安置，将其排除在系统之外。

面临挑战：国家与社会展开的干预将对残障人的隔离合理化与合法化。随着优生学的兴起，残障人尤其是心智障碍者成为最大的受害者。

（三）社会模式

进入 20 世纪，尤其是历经两次世界大战之后，人们对权利、尊严与平等有了更深入的思考，同时加深了对技术决定论的反思和批判。残障人的主体意识也得以觉醒，他们从自身遭遇和社会结构性压力的关系出发，提出了具有颠覆意义的"社会模式"，给予人们看待残障问题的全新视角。

认知：残障人虽存在功能局限，但其遭遇的种种问题，在很大程度上是由充满障碍的社会环境和人们的歧视性态度造成的。

称谓：部分学者和行动者建议采用"残障"这一称谓，"残"代表伤残，而"障"代表社会上各种有形无形的障碍。

态度：包容与接纳。

对待方式：消除社会环境中的障碍。

面临挑战：人们过多地关注物质环境的障碍，而难以触及精神层面的问题。

社会模式的问题在于残障伤痛经验的价值无法被承认，社会建设仍以非残障的身体为主，残障人仍是社会的客体，消除障碍、融入主流意味着残障人仍须符合主流制定的标准。

（四）权利模式

近几年来，社会模式也遭遇了激烈的批评，它固然能够从反歧视的角度推动残障人公民政治权利的实现，但难以回应残障人的经济、社会和文化权利诉求，因为身体机能的差异意味着残障人确实需要更多的协助才能在上述几个方面获得发展机会。因此，《残疾人权利公约》在社会模式的基础上，提出了残障的权利模式。

认知：每个人都拥有至高的价值，没有人是微不足道的。"人们被尊重并不是因为他们在经济上有贡献或者有别的什么用处，而是因为他们内在的自我价值。"[1]

称谓：在英文世界，多采用 people with disability（带有残疾者）以体现对个体的尊重，但也有人提出 people of difference（差异化的人）更无歧视之感。中文世界亦存在一定争议：有人认为"残障人""残障人士"均可表明立场，也能保留这一群体的身份与文化认同；也有人认为"残"仍带有贬义，可向台湾地区学习，用"障碍者"或"身心障碍者"。

态度：接纳人的多样性，尊重残障人的固有尊严，强调其主体地位和参与："没有我们的参与，请不要做有关我们的决定。"（Nothing about us without us.）

对待方式：权利模式吸收了社会模式，但也不排斥医疗手段，它倡导消除环境障碍、提升残障人的能力，通过法律确保和促进残障人在与他人平等的基础上享有一切人权和基本自由。

面临挑战：残障人的权利在从法律文本到现实生活的过程中举步维艰，深受文化的影响乃至阻挠。

需要说明的是，人们关于残障的理念是复杂的，难以简单套用某一种模式。将其类型化的意义在于分析经验性材料，反思并发现问题，从而达到彼此看见、理解并共同改变之目的。

---

[1] DEGENER T, QUINN G. A survey of international, comparative and regional disability law reform// BRESLIN M L, YEE S. Disability rights law and policy: international and national perspectives. Ardsley: Transnational Publishers Inc., 2002.

第二节　残障议题的媒介框架

吉特林（Gitlin）认为"媒介框架（media frame）是经选择、强调与排除而进行认知、阐释、呈现的稳固模式，符号操作者得以常规性地组织话语，无论这种话语是口头的还是书面的"[①]。基于残障的四种模式，以"残障人是什么—我们怎么办"为结构，我们识别出关于残障议题的八种媒介框架，即传统模式对应"威胁—压制"框架、"悲剧—关爱"框架和"榜样—崇拜"框架；医疗模式对应"缺陷—修补"框架；社会模式对应"弱势—支持"框架、"资源—激活"框架和"同类—互惠"；权利模式对应"主体—增能"框架。本节将从形象、认知、现象归因、行动导向、影响五个方面简要分析这八种媒介框架，并辅以相对应的媒体报道案例以帮助读者更好地理解新闻报道中的残障议题框架。

一、"威胁—压制"框架

形象：残障人被媒介再现为对非残障人和整个社会的威胁与负担。

认知：一是残障在生理上会传染；二是残障会带来晦气、霉运等；三是残障会给家庭、社会带来难以承受的负担。

现象归因：残障的不正常与无能。

行动导向：根据残障的程度压制、远离，甚至抛弃、消灭。

影响：加深公众对残障的恐惧心理。

> **案例**
>
> ### 《多名人大代表建议阻断"缺陷婴儿"出生》（节选）
>
> 一个"缺陷婴儿"对家庭和社会意味着什么？"重度'缺陷婴儿'生命周期平均需要的抚养、医疗费用高达 109 万元。"全国人大代表、郴州市第一人民医院副院长雷冬竹说，"缺陷婴儿"通常体弱多病，死亡率非常高，即便长大，对社会和家庭也是沉重的负担。
>
> 资料来源：华晔迪，傅勇涛，于文静. 多名人大代表建议阻断"缺陷婴儿"出生. (2015-03-14) [2020-01-16]. http://hb.people.com.cn/n/2015/0314/c194063 241550 12.html.

---

① GITLIN T. The whole world is watching: mass media in the making and unmaking of the new left. Berkeley: University of California Press，1980.

简评：这段文字即属于典型的"威胁—压制"框架。它从优生学视角出发，强调婴儿一出生即拥有健康身体的意义，而忽视了人的发展历程及多元价值；它着眼于残障个体在当前环境中生存与发展所需的资源，而忽视了家庭、社区及国家层面建构无障碍环境和包容性社会的责任，及其对全体国民的意义所在。因此，它将残障婴儿视为"缺陷"，视为家庭幸福与社会发展的威胁，应予以压制或消除，尽量减少损失。"威胁—压制"是一种极为现实（尤其对贫困家庭而言）且常见的框架，建议相关报道同时展现对它的分析，以及相对立的框架。除了医生与政治家，也应采访并引用残障研究专家及残障人自身的观点或事迹，为残障胎儿或婴儿的家庭成员尤其是母亲提供更为全面的参考。

二、"悲剧—关爱"框架

形象：残障人是"需要救助的可怜人"，是他人施以爱心的对象。

认知：残障是个体和家庭的悲剧。

现象归因：伤残导致残障人无能和无价值，须依赖有德之人的帮助。

行动导向：出于文明的考虑，社会应关爱、帮扶和照料残障人。

影响：这种框架虽未直接对残障人予以歧视或侮辱，但慈善背后是俯视之态。短期内慈善能够解决部分残障人的生存问题或急迫需求，但本质上仍在加深歧视与隔离。

案例

《"把我当作你的眼睛"：好民警助盲人风雨无阻》（节选）

昨天上午，盲人丁先生给本报打来热线电话，表扬闵行的交巡警。据丁先生讲，他在闵行区一家福利工厂工作。一年前他搬到莘庄居住后，上下班都要经过沪闵路与莘松路口。就在他第一次来到路口时，凭声音判断出这里交通繁忙，他非常紧张。此时有一个人扶住他的胳膊说："我是这里的民警，让我扶你过去。"他把丁先生扶过马路后，又详细询问了丁先生下班经过路口的时间，然后说："晚上其他民警值班，我会让他们扶你过马路的。"从那时起，在这里值勤的交巡警在指挥交通的同时承担起每天早晚搀扶丁先生横穿马路的任务，一年多里无论丁先生什么时候来到，都会有民警热情地迎上去。

资料来源：许洱多．"把我当作你的眼睛"：好民警助盲人风雨无阻．新闻晨报，2002-05-17.

简评：这是一个温情脉脉的道德故事：盲人过马路有困难，民警热心助残堪称道德模范，盲人知恩图报令人动容。然而，在"悲剧—关爱"框架下，残障人将一直是缺乏能动性和独立生活能力的"他者"，需要依赖别人的善举才能改善生活，而这种改善也是短期的、局部的、不可持续的。当然，记者们仍可继续采用该框架报道类似新闻，但一篇残障报道的价值和出彩之处可能就在于"多想"，试着站在残障人的视角去思考，试着进行更细致的采访，试着参考国际先进经验，试着超越个体和当下，放眼群体、长远发展和无障碍环境的建设与优化。

三、"榜样—崇拜"框架

形象：在该框架下，残障人是拥有某种特殊能力或超常毅力的励志榜样。

认知：这些出类拔萃的残障人克服了伤残带来的困难，通过某种天赋与不懈努力，取得了"常人难以企及"的成就，是我们学习的榜样。值得注意的是，人们对其"超常"成就的评价往往基于低期待或零期待。

现象归因：伤残的局限与个体超常天赋及努力之间的巨大反差。

行动导向：对这些取得超常成就的残障人的崇拜与学习，以及用他们去激励和鼓励更多残障人要自强自立。

影响：该框架让人们看到了极少数残障个体的部分能力与成就，有一定积极作用。然而，它的出发点仍是对残障人能力的否定和褊狭认知，并仅将残障人的成就归于个人的天赋与努力，容易使人们忽略残障人寻求发展过程中所面临的机会不平等与结构性障碍。

案例

《对话"励志哥"尼克胡哲：成功的秘诀是永不放弃》（节选）

自信、热情、健谈，这是著名"励志哥"尼克胡哲给记者留下的深刻印象。这次访问中国期间，记者专访了这位天生没有四肢却名扬天下的澳大利亚演说家。"希望、家庭、永不放弃"，这是尼克胡哲最想和中国朋友分享的一句话。他说："我的父母告诉我，成功的秘诀就是永远不要放弃，有梦想就要努力去追求。虽然不是所有的梦想都能实现，但可以享受追求的过程，不要去苛求结果。"

资料来源：姜煜．对话"励志哥"尼克胡哲：成功的秘诀是永不放弃．(2017-09-10)［2020-01-16］．http://www.chinanews.com/gj/2017/09-10/8327070.shtml.

简评： 在这篇典型的"榜样—崇拜"式人物报道中，尼克胡哲直接被冠以"励志哥"之名，他的神奇来自"天生没有四肢却名扬天下"所形成的反差，他的成功秘诀"希望、家庭、永不放弃"似乎不仅能激励残障人自强不息，也能鼓舞其他每一个人克服困难，勇于追梦。然而，报道绝大多数的注意力都聚焦在他个体的积极心态，而非成就他的社会环境。例如，尼克所强调的"家庭"具体如何养育他，如何克服多重障碍，他所在的社区、学校、工作场所等如何对待残障人。此外，其经验对回应中国残障人及年轻人的种种困境有多少参考价值也值得深思和深挖。

四、"缺陷—修补"框架

形象：残障人是医疗技术与康复措施的受益者。

认知：残障人因为身心"不正常"而无法参与并融入社会。新的技术手段可以修复或补偿他们的缺陷，助其回归"正常"的人生轨道。

现象归因：残障人的身心机能存在缺损，且缺乏医疗与康复资源而无法"正常"生活。

行动导向：发展更新、更廉价的技术并投入规模化应用。

影响：医疗与康复技术对改善残障人的境遇有重大意义，但若仅强调技术的决定性意义，就会忽略残障人所面临的其他困境。那些目前无法医治或医治收效甚微的残障人则被长期排除在主流社会之外。

案例

《如皋惠民工程再"加码"，残疾人康复添福音》（节选）

近日，如皋市残联、人社局、卫生局、财政局、民政局联合出台《如皋市关于将部分康复项目纳入基本医疗保障范围的实施办法》（简称《办法》），明确从即日起，将儿童孤独症、脑瘫肢体、听力语言训练、电子耳蜗、假肢、助听器等耗资不菲的康复救助项目及辅助器具纳入医保范畴，以减轻他们的生活负担。新《办法》出台惠及五大人群。据市残联副理事长朱益红介绍，该《办法》的出台，进一步提高了残疾人社会保障水平，将更好地满足全市残疾人基本康复需求，提升残疾人的幸福感。

资料来源：王俊，顾洪基. 如皋惠民工程再"加码"，残疾人康复添福音. (2013-02-26)［2020-01-16］. http://leaders.people.com.cn/n/2013/0226/c217816-20601106.html.

简评："缺陷—修补"框架的显著特征是强调医疗和康复对于残障人的重要意义，如该引文中的"提升残疾人的幸福感"。医疗和康复技术的确能给部分残障人"带来福音"，"减轻他们的生活负担"，为他们开拓更多可能性与行动空间。但是，新《办法》所惠及的"五大人群"恐怕并不能代表"全市残疾人"，其幸福感也不仅仅来源于医疗技术对"缺陷"的修补，而更多在于消除残障人生活中的各种障碍。媒体应该对他们的多元需求以及更多处于底层或难以康复的残障人予以关注和报道。

五、"弱势—支持"框架

形象：残障人是社会中的弱势群体。

认知：相较于"悲剧—关爱"框架下纯粹的个人悲剧，它虽然也认为残障是个体层面的问题，但更关注作为弱势群体的残障人所面临的社会支持尤其是相关政策保障的缺失。

现象归因：残障人的自身脆弱性导致其需要社会政策的格外关照。

行动导向：聚焦于问责政府与社会，期待外部支持与保障体系的完善。

影响：它看到了外部社会的障碍，能够推动物质、信息环境及制度建设。不过，残障人可能仍旧是福利的客体，对残障人能力与价值的偏见问题仍难以被凸显。

案例

《"盲文试卷"：诉诸法律才能得?》（节选）

残疾考生屡屡为一份"盲文试卷"抗争，某种程度上也说明，在落实法定的保障残疾人权益的要求方面，相关部门仍缺乏充分的主动性、规划性，仍处在某种"被推着走"的状态。保障残疾人在社会生活的各个方面都"无障碍"，"盲文试卷"只是其中一个很小的环节，残疾人能否顺利地出行、工作、生活，需要城市中诸多无障碍设施的建设和完善、相关制度的落实。如果每一样都要残疾人以诉讼的方式去争取，成本未免太高。

资料来源：张贵峰."盲文试卷"：诉诸法律才能得?.工人日报，2017-05-18.

简评："弱势—支持"框架强调从社会支持尤其是政府政策层面保障残障人的各项权益，倾向于问责"相关部门"，反思与批判相关举措的缺失、漏洞或执行不力，有利于倡导建设对残障人友好的制度与环境。在该框架中，残疾考生仍然是弱势者和福利的客体，理所当然地需要外界自觉且主动的支持，以此衡量社会文明程度。建议相关报道着墨于残障人主动争取权益的行动并予以肯定，以凸显其权利主体的身份。

六、"资源—激活"框架

形象：残障人是被忽视的、有待开发的人力资源和消费者资源。

认知：残障人具有一定潜能，能够为社会做出贡献。

现象归因：残障人的价值被人们长期忽视，需要被开发和利用。

行动导向：政府与市场应转变观念，看到该群体的潜在价值，通过投入资源、改善劳动环境、挖掘消费市场，使残障人的潜能得到发挥。

影响：使人们认识到对残障议题的关注不再只是纯粹的付出，而会产生巨大的社会效益，尤其是经济效益。但该框架对残障人价值的评判仅以消费社会的需求为标准，可能将部分被认定"无能""无用"的残障人排除在外。

《"共享用工"推动残疾人就业》（节选）

以往，企业拒用残疾人还有一个顾虑就是担心残疾人不能胜任工作。其实，残疾人从事某些工作，可能比正常人有着更多的优势。北京红伟景泰文化艺术品有限公司掐丝车间主任万师傅就是一名聋哑技师。他工作专注，悟性极高，制作的产品精细度比其他职工还高，公司接到高难度的作品都会交给他完成。万师傅的表现让公司改变了对残疾人的看法，也发现了残疾人在传承景泰蓝制作技艺方面的潜力。认识到这一点之后，他们又接收了4名听障人士。

资料来源：代丽丽."共享用工"推动残疾人就业.北京晚报，2019-08-02.

简评："资源—激活"框架旨在发掘残障人作为人力资源的价值，鼓励创造"职业康复站"等机构和"共享用工"等机制以改善其就业环境，对推动残障人就业尤其是多元就业具有积极意义。然而，该选段虽强调残疾人能够胜任某些工作，但依然以满足企业需求的工具价值为出发点，将其与"正常人"进行比较，并将某种特质对应某一障别的群体，可能形成新的刻板印象。另外，"聋哑"也并非规范用语，可能带来误解或歧视意味。因此，我们建议多从残障人的视角出发，重视其对于择业就业的意见，并关注更多就业制度及障碍相关议题。

七、"同类—互惠"框架

形象：人人都是残障人。

认知：障碍是一种普遍的共有的经验，因此非残障人对残障人的各种支持与投入其实也是为了自己，并非额外付出。

现象归因：每个人都会经历的残障的状态。

行动导向：我们应大力关注并投入整个社会的无障碍建设，服务残障人也是服务自己。

影响：该框架兴起于人口老龄化议题，将残障经验与个体的伤病类比，以普通经验的理论作为切入点，促使人们看到障碍与自身的密切关联，而不再纠缠于对残障人的特殊照料与额外付出。然而，社会对老年人、伤病人的社会参与和贡献的期待较低，残障人难以通过这一思路获取独立生活、教育、就业、法律能力等权利方面的足够支撑。

《无障碍设施和每个人都有关》（节选）

　　无障碍设施不只是为残障人士服务的，而是为所有有需要的人士设计的，包括了儿童、孕妇、病人以及老人。谁家会一直没有孩子、没有孕妇呢？谁又不会生病、不会老去呢？笔者曾在职业院校的老年护理专业看到这样一种实践课程，就是背上重物，带上一些降低视力和听力的设备，去体验老年人的生活状态，以此让学生感知，老年人究竟需要什么样的照护服务。

　　资料来源：舒年．无障碍设施和每个人都有关．工人日报，2019-07-21（2）．

　　简评：顾名思义，"同类—互惠"框架重视残障人与非残障人的共性，由此主张无障碍建设并非后者对前者的单方面付出，而是一种"互惠"性质的公益行为。例如，文中提到的"儿童、孕妇、病人以及老人"被认为是每个人都会经历的生命状态或遇到的重要他人，并主张从老年人或残障人的视角去感知环境，有助于倡导公众推己及人、爱屋及乌，从而支持无障碍环境的建设。不过，虽然理解这一思路并不难，但执行起来却需要较强的同理心及远见。而且，它无法解释残障人在多方面的特殊状况。我们的报道可以考虑在注意到共性的基础上深入挖掘残障人的个性需求。

八、"主体—增能"框架

形象：残障人是权利的主体。

认知："没有我的参与，请不要做有关我的决定。"

现象归因：残障群体诸多困境的根源是权利主体地位的缺失。

行动导向：对残障人权利的保护不应参照其对外部社会的贡献和价值。社会应采取各类行动，宣传残障人的权利与平等，反对侵害残障人平等权利、侵犯残障人固有尊严的行为，消除陈规定见，对残障群体进行赋权增能，协助其参与并决策自身事务。

影响：它促使人们重新思考残障人作为平等的、有尊严的人所面临的处境，不再以残障人的工具价值来决定社会应予以的支持，也进一步促使公众思考平等的权利对于每个人的意义。这种框架的实践需要良好的公民教育基础，否则容易陷入政治正确与反政治正确的立场之争，造成新的对抗与拉锯，也使得本即位处边缘的残障群体遭遇实际生活中的新一轮排斥与隔离。

案例

《不能说的秘密：8 500万残障人士的性尴尬》（节选）

"什么是美？"她掏出一张明信片，照片上戴着宽檐草帽的女子胸部半露，坐在轮椅上，一条腿是萎缩的。这是她去德国交流的时候带回来的一本摄影集，主题是"残缺的美"。"残障的身体为什么不可以是性感、风情的？"她正在筹备这样一个摄影展，展现中国残障女性的美。

资料来源：邢晓雯，林宏贤，吴洋，等.不能说的秘密：8 500万残障人士的性尴尬.南方都市报，2014-11-12（AA30）.

简评：在这段文字中，残障人是定义自己的身体是否健康、美好、性感的主体，也是行动的主体，新闻中的残障女性计划通过演讲和摄影展等行动影响更多的残障社群、利益相关者和公众，质疑"他者化"审美，打破残障人不完美乃至丑陋的刻板印象，为残障人赋权，共同建构平等、包容的文化环境，属于"主体—增能"框架。相较而言，该框架的权利倡导意味最为浓厚，相关报道须考虑如何将"主体""赋权"等概念，以及相关国际公约、政策法规等文本用生动形象的方式准确地传递给受众。

同样需要注意的是，上述框架仅为相对划分，一篇报道中含有多种框架是极为常见之事，但通常会有一个主导框架。梳理、总结彼此对应的分类、模式与框架是为了建构强有力的分析与思考工具，以便研究者与行动者更为深入地了解残障议题报道的生产、文本与效果，从而有意识地开展培训与实践。除了案例简评中的具体建议，下文还将梳理改进残障议题报道的通行策略。

第三节　如何报道残障议题

在社会各界多年的监测、批评与推动下，我国的大众媒介对残障议题的报道在数量、质量、视角等层面均有所改善，但仍存在不少将残障人边缘化、标签化、污名化、低度再现（underrepresentation），以致加固文化偏见的现象。

2013 年，中国社会科学院新闻与传播研究所与一加一（北京）残障人文化发展中心①发布的《2008 年—2012 年中国印刷媒介残障报道的观察报告》发现：（1）报道主题大都集中于形势/政策、政府帮扶、民间社会帮扶、残障人的残疾本身及其健康或康复等方面；（2）消息来源比较单一，缺少来自残障人和残障自组织（disabled peoples' organizations，DPOs）的声音；（3）残障人大都被塑造为"被救助者"，被动的、沉默的"客体"，少数报道将其视为"社会负担"或"可怜的人群"；（4）在报道中，多数社会支持（如企业支持、社区支持、政府支持或家庭支持等）以"帮扶"为主，局限于自上而下的关怀、"献爱心"或"有孝心"，缺少从权利视角对残障群体困境的探讨；（5）缺少将残障群体与其他群体一样作为社会发展动力的报道，例如关于残障人士的多元就业、工作表现和参与公共事务的报道；（6）与城市相比，农村残障人群的发展以及农村无障碍的情况较少得到报道；（7）个别报道仍含有基于残障的歧视；（8）多数报道未提及残障人群参与社会的"无障碍"，提到"无障碍"的报道则集中于物理无障碍，对社会偏见及歧视缺少敏感性。

综合来看，着眼于个体层面的"悲剧—关爱"和"榜样—崇拜"框架过于泛滥，而聚焦在社会层面的"同类—互惠"与"主体—增能"框架过于稀缺，大量报道为了突出残障人的自立自强，忽略了他们的主体性以及受损的社会权利，而这一特征也延续到了部分新媒体与自媒体平台。②

为改进残障议题报道，建构平等、融合的社会环境，本章参考残障权利研究者和行动者们的多年经验，提供下列建议。

---

① 现为"一加一残障人公益集团"（OPO）。

② 李学会. 残疾人的社会形象：对历次残疾人"全国自强模范"事迹的分析. 残障权利研究，2015（1）：24-43.

一、监测残障议题报道，开展分析与反思

鉴于媒介在反映和影响公众舆论方面的重要作用，《残疾人权利公约》要求各国采取措施"鼓励所有媒体机构以符合本公约宗旨的方式报道残疾人"[①]。而媒介监测是发现问题、整理思路的重要依据。相关研究者、媒体从业者和行动者可参考《残疾人权利公约的监测工作：人权监察员指南》，从以下几个方面展开监测：

（1）媒体是否报道残障人？

（2）如报道的话，是哪种媒体，在其新闻产品的哪些部分？

（3）残障人是被塑造为受害者还是权利的持有者？

（4）媒体是否代表了残障人的观点？

（5）所使用的语言和图像是否适当？

（6）媒体传递的信息是强化还是抵制了陈腐观念？

（7）随着时间的推移，媒体关于残障人的报道是否有变化？如有的话，体现在哪些方面？

（8）哪些因素促成了这些变化？

（9）这些报道是否准确地反映了残障人的现实生活？

（10）残障人是否能接触到媒体？

这些监测建议从更宏观的角度扩展了我们的视野，由此看待媒体报道是否及在多大程度上促进或阻碍了残障平等，让我们不仅仅纠结于一篇报道的主导框架是"悲剧—关爱"还是"主体—增能"，而能够察觉到整体环境的发展趋势，从而更理性地思考我们的工作方向。

二、采用多元媒介框架，遵守报道伦理

我们期待通过新闻报道来促进残障平等和全社会意义上的"健康"，但并非要求媒介以某种单一框架来报道残障，否则不利于展现丰富、复杂的现实，亦违背平等与多元的价值。但从框架分析与媒介监测的结果来看，有若干报道伦理具备普适意义，如下文的"给媒体的十六条建议"[②]。

---

① 残疾人权利公约. （2010－05－26）［2020-04-15］. https：//www.un.org/chinese/disabilities/convention/convention.htm.

② "给媒体的十六条建议"是联合国教科文组织驻华代表处、联合国国际劳工组织中国和蒙古局、国际助残联盟（法国）北京代表处、中国社会科学院新闻与传播研究所媒介传播与青少年发展研究中心，以及一加一残障人公益集团多年共同开展的媒体监测与研究项目。2016年，联合国促进残障人权利伙伴关系（UN Partnership to Promote the Rights of Persons with Disabilities）中国项目第一期将这些成果总结并发布，本章有所改动。

（1）在任何情况下，每个残障人的尊严和权利都应受到尊重。

（2）报道要促进公众理解残障人所面临的问题，向公众提供尽可能实用的信息，而不仅仅将其作为励志故事的主角或陪衬。

（3）运用更为积极的语言来称呼残障人，描述其生活，避免使用歧视性语言，包括直接性的歧视语言和带有贬损意味的语言。

（4）需要特别注意的是，每位残障人都有保护自己隐私的权利，包括其健康及康复状况，如与主题无关，不必过度关注其残障情况。

（5）当采访某位残障人且主题带有一定隐私性之时，需平衡残障人与亲友或监护人的意愿和权利，尤其不可只听监护人而忽略残障人尤其是心智障碍者的观点。

（6）任何报道都应考虑到残障人所生活的政治、社会、文化的多元环境，在为其提供充分信息的前提下，尊重残障人的意见，不擅自做价值判断。

（7）应多花时间倾听并多采用残障人自己的表述，而不是非残障人如何看待残障人的观点，特别注意让残障人不受诱导地表达自己的观点。

（8）在采访中，应与残障人士平等相处，而不是居高临下地"关爱"，或者对其残障的人生反复表示同情、遗憾、怜悯，任何不平等的态度、任何强加给他们的以关爱为名的怜悯，都是对他们的歧视。

（9）所有的采访都应建立在知情同意的基础上。不能假定对方同意，而应获取对方非常明确的同意；应确认被采访人是自由选择同意并且是知情同意，即保证残障人不是在被迫与被欺骗（信息不充分）的情况下接受采访；确保残障人了解他们正在与记者谈话，并解释采访目的和未来报道会如何使用，以及报道以后可能对其生活发生的影响；确认对方是在明确了解被报道的各种可能结果之后做出的决定，包括知晓自己是新闻的一部分，关于自己的信息可能要在某个区域甚至全球传播。

（10）避免在报道残障议题时过度采用煽情的方式来提升新闻效果，不要过分渲染残障人的"英雄"或"不易"形象，时刻警觉来自社会的障碍与定见。

（11）在图片中，尽量避免使用让残障人看起来很可怜或很渺小的角度，避免对其身体某部位的放大或特写。

（12）不必"摆拍"一些镜头，让残障人完成日常生活中做不到或不常做的动作。

（13）在希望获取残障人的照片时，应在描述照片作用的前提下征得其同意。

（14）相关领域的记者可定期与残障人及其自组织交流沟通，征求其意见，亦可紧跟残障领域的最新动态。

（15）避免仅按残障人群或障别分类而模糊了每个人的不同特质。

（16）不要只在"助残日""残障人日"或春节、志愿者日等特定日期报道残障话题。

"给媒体的十六条建议"只是我们倡导媒体从业者共同遵守的基本伦理。在此基础上，当媒体人充分理解残障，将其作为一种应被尊重的差异之后，残障视角将出现在任何一篇报道中，并给残障议题、健康报道乃至所有报道带来独特的贡献。

三、使用规范且尊重的语言

如第四章"健康报道"所言，语言在反映和塑造我们的感觉、观念、思想、信仰中起着关键作用。在文化传统中，不少词语带有评判性和非难性，久而久之，人们可能意识不到其中的贬低意味，但此类话语将不断参与建构残障人的他者化形象与排斥、隔离的社会文化。因此，各类媒体在报道残障议题时，应格外注意使用规范、可接受和尊重的语言（见表 9－1）。

表 9－1　　　　　　　　　　残障议题报道的语言规范

避免使用	推荐使用
残废、残疾	残障、残障人、残障人士、残障伙伴
正常人、健全人、普通人	非残障人
患者	人、人士、者
瞎子	视觉残障人、视力障碍者、盲人、低视力
跛足、瘸子	肢体障碍者、行动障碍
聋子、哑巴、聋哑人	聋人、听力/听觉障碍者、言语障碍者、听力言语障碍者
截瘫、瘫子	脊髓损伤者、脊髓损伤人士
痉挛性麻痹患者、脑瘫	脑性麻痹后遗症人士
被轮椅限制的/依靠轮椅的人	轮椅使用者
弱智、傻子、白痴	心智障碍者、智力障碍者、发展障碍者
精神病、神经病、疯子	精神障碍者、精神障碍人士
学习无能的、学习困难的	学习障碍人士
天使、蜗牛、星星	儿童/人
身残志坚、自强不息	—
有生理缺陷的、折翼的、不完整的	—
……的风险	……的概率

资料来源：蔡聪，熊颖．媒体报道促进中国残障平等指南．（2021-12-03）［2021-12-17］. 2021. https：//zh. unesco. org/sites/default/files/mei＿ti＿bao＿dao＿cu＿jin＿zhong＿guo＿can＿zhang＿ping＿deng＿zhi＿nan＿＿0. pdf.

四、平等相待，协助残障人获取合理便利

很多残障人从教育阶段就被隔离，人们大都没有太多机会与之近距离接触。因此，当缺乏经验的我们需要采访残障人时，脑海里通常会冒出来一连串问题：我要怎样与他们相处？有没有什么要注意的地方？我会不会冒犯他们？会不会因为不小心伤害他们？等等。

其实，与残障人相处并无任何绝对的禁忌或需要特别注意的礼仪，和非残障人之间的礼仪一样，最核心的原则是彼此施以并感受到尊重。如果尚不熟悉，提前做好准备，在相处时让对方感受到细节层面的精心固然很好，但在态度上坦诚并听取残障人的意见更为重要。因此，在采访之前，我们大可直接告诉对方自己的担忧，并表明如果在此过程中有任何感到不适的地方，都请说出来，同时协助残障人获取接受采访所需的合理便利，便能开启一段自然而愉快的对话。

为此，我们根据残障人与记者"打交道"的经历及反馈，总结了一些二者相处的建议及通常所需的合理便利，以供参考（见表9-2）。需要注意的是，我们无须教条式地执行这些事项，而忽略了能给出最专业反馈的人：采访对象本身。

表9-2　　　　　　残障议题采访分障别建议与相关合理便利

视力障碍者	● 在自我介绍之前，不要触摸对方 ● 在多人同时接受采访或需要拍摄、照相、录音前，每个人都应进行自我介绍，并告知对方正在或者准备做的事情 ● 不要假定采访对象看不见你，也不要故意在其面前晃动手指或其他物品，试探对方是否真的看不见 ● 使用正常的声音和语速说话，不必过大或刻意放慢语速 ● 允许对方的服务性动物（如导盲犬）始终陪同 ● 任何时候都不要从采访对象手中拿走或从其放置的地方随意移开盲杖或其他辅助工具 ● 在走开或离开之前告知采访对象 ● 为需要的采访对象提供大字版、音频、电子版或盲文格式的信息，包括采访提纲和发稿前的确认稿，修改或批注的具体格式请直接向采访对象咨询 ● 在说话之前应先引起对方的注意 ● 如果采访对象没有面向您，请轻触其肩膀进行提示 ● 不要大声喊叫或使用夸张的语气 ● 直视采访对象，不要捂嘴 ● 无须因采访对象一直盯着您的脸而感到不耐或惊讶，表情是沟通中非常重要的信息

续表

听力障碍者	● 提前确认并熟悉采访对象倾向于使用的沟通方式，如笔谈、手语、唇语等 ● 使用缓慢而清晰的发音来方便有需要的对象读唇语 ● 提供随时待命或预先安排的文字实时翻译设备或手语翻译人员，包括远程在线人员
轮椅/拐杖使用者	● 尽可能坐在与采访对象相同视线高度的位置 ● 未经采访对象许可，请勿移动对方的拐杖、手杖、助行器或轮椅 ● 未经使用者同意，不得倚靠或触摸轮椅 ● 遵从残障人关于如何将其转移到采访、拍摄所需位置的意见
心智障碍者	● 保持耐心 ● 不要用传统对待孩子的方式对心智障碍者 ● 使用简单的词语和短句 ● 以各种方式重复重要信息，利用不同的学习工具来协助采访对象理解您的提问 ● 直接向采访对象而非其监护人提供电话号码或其他联系方式，以便后续沟通

资料来源：蔡聪，熊颖. 媒体报道促进中国残障平等指南.（2021-12-03）[2021-12-17]. https://zh. unesco. org/sites/default/files/mei＿ti＿bao＿dao＿cu＿jin＿zhong＿guo＿can＿zhang＿ping＿deng＿zhi＿nan＿＿0. pdf.

上述报道策略在一定程度上也适用于针对其他边缘群体的报道活动，可通过自主学习、参与培训、不断实践、倾听并交流意见等方式反复练习，逐渐内化为报道的习惯。这并非一朝一夕之事，也存在诸多困境。对此，卜卫等学者探讨了从权利视角进行新闻报道的可能路径，包括在媒体中开展参与式培训，进行媒介监测，发展具有权利敏感的报道策略和伦理指南，鼓励媒体与非政府组织一起工作，倾听边缘群体的声音等。[①] 但这些仍面临着媒体从业者缺乏权利教育及相应敏感，新闻报道追求效率及市场效应，缺少实践经验与资源等因素的挑战。从根本上改进新闻报道，建构平等、融合的健康传播环境尚需时间与资源投入，更须撬动媒介制度与传播秩序，可谓任重而道远。然千里之行，始于足下，始于今日。

本章小结 Summary

当我们还是婴孩时，稚嫩柔弱，生活无法自理；渐渐地，我们牙牙学语蹒跚学步，但还够不着头顶的电灯开关；再后来，我们成了顽皮少年，在探索人生的途中难免磕碰；当我们为人父母后，却饱尝童车进出而无坡道之苦；待到老病相催，记忆消退、手脚失灵，连最简单的事情也做不了，仿佛人生

[①] 卜卫. 媒介与人权教育：探讨从人权框架进行新闻报道的可能路径. 当代传播，2013（6）：4-7.

处处是障碍……参考"同类—互惠"框架的逻辑，我们虽然不一定都是严格意义上的残障人，但每个人在其生命历程中都或多或少地经历过"残障"的状态，我们对待健康与残障的观念，关乎生而为人的基本权利和固有尊严。关于残障议题的新闻报道是社会观念的一部分，也是解构与建构观念的力量。为此，本章较为系统地介绍了残障理念的变迁及模式、相应的媒介框架以及残障议题在国内的报道现状，并以此为背景提出了一系列改进建议，以提高残障及边缘群体相关报道的质量，建构平等、多元的健康传播环境。

反思与讨论 Reflection & Discussion

1. 请收集 5～10 篇关于残障议题的报道，分析并讨论其所包含的媒介框架。

2. 你是否有朋友是残障人，若有，可与之讨论本章列出的报道原则、注意事项及合理便利，并予以增删和修改，尝试发展出一套适用于他的报道伦理。

3. 关于残障人的报道伦理对儿童、老人、流动工人等其他边缘群体的报道以及乙肝、艾滋病、结核病患者的报道有何启示？

第十章 结核病议题的健康传播策划

章节目标 Key aims

- 了解结核病议题的传播难点
- 了解结核病议题的传播策略与实践
- 了解健康传播从业人员提升职业技能的有效途径

章节导论 Introduction

本章以结核病议题为例，探讨如何进行冷门健康议题的传播策划，并探索创新性的传播策略。本章与第八章的内容相互呼应，是健康传播策划理论内容的实践操作案例，详细介绍了北京大学结核病健康传播项目组在过去几年中的传播策划活动及经验教训，希望能够为健康传播从业人员开展健康议题的传播策划提供参考借鉴。同时，本章也介绍了健康传播从业人员提升职业技能的途径和方法。

第一节 结核病议题传播的困境

一、被忽视的结核病

问：你了解结核病吗？

答：结核病就是肺结核、痨病吧。

问：你知道结核病的传播渠道吗？日常生活中应该如何预防结核病？

答：还需要预防结核病吗？这个病还存在吗？这个是旧社会的病，在现代社会应该已经消灭了吧。

上述内容是当人们谈到结核病这个话题时经常会出现的对话场景，从中可以看出，普通公众对结核病的认知非常有限。

　　结核病被称为"白色瘟疫"，也被称为致命的"浪漫病"。结核分枝杆菌被称为"文艺范儿"的古老病菌，"这种病可能是历史上极少数和'浪漫'有关联的疾病：18—19 世纪，欧洲很多文学青年崇尚它，因为患上这种病的人，通常都拥有消瘦的身材、忧郁的眼神，还会不时咳嗽，掩住口的白色手帕上会出现一点殷红"①。结核分枝杆菌能够入侵人体全身器官，但通常会攻击肺部，故以肺结核尤为常见。在中国民间，肺结核又被称为"痨病""肺痨"，中外历史上有多位饱受肺结核折磨的名人，如鲁迅、林徽因、萧红、雪莱、济慈、肖邦；中国古典文学作品中也塑造了多个跟肺结核相关的文学人物，如华小栓、林黛玉等。苏珊·桑塔格在《疾病的隐喻》第一章开头写道："结核病在 19 世纪所激发出来的和癌症在当今所激发出来的那些幻象，是对一个医学假定自己能够包治百病的时代里出现的一种被认为难以治愈、神秘莫测的疾病，即一种人们缺乏了解的疾病的反应。"②

　　中国是全球 30 个结核病高负担国家之一。根据世界卫生组织《2019 年全球结核病报告》，中国 2018 年新发结核病例约 86.6 万，仅次于印度位居全球第二；中国的耐药结核病疫情较重，全球排名第二。耐药结核病也被称为"会传染的癌症"，如果一个人被耐药结核菌传染之后也有可能患耐药结核病。正因为如此，世界卫生组织呼吁，耐药结核病是一个应该获得全社会关注的公共卫生问题。同时，根据世界卫生组织公布的数据，全球约有四分之一的潜伏感染者③，这意味着每四个人当中就有一个人携带了结核分枝杆菌，只是这些人还没有发病。

　　尽管如此，我国公众对于结核病的相关知识，如传播途径、预防措施等了解有限。同时，国内媒体对结核病的相关报道寥寥无几。北京大学结核病健康传播项目组通过对人民网舆情数据库中的 400 多家报刊在 2015 年和 2016 年的结核病相关报道进行分析，发现传统媒体关于结核病的报道呈现出报道量少、深度报道更少、可持续性差的特点，仅在每年的 3 月 24 日，即世界防治结核病日前后出现"扎堆报道"的现象（见图 10-1）。同时，通过对 2015—2016 年微信公众号上关于结核病议题的内容分析发现，微信上结核病议题的整体报道声量有限，且发布平台多为结核防治机构官方账户，文章内容侧重机构工作和成果展现，内容较为专业，多面向特定人群，传播范围有限（见图 10-2）。

---

① 桓世彤. 致命"浪漫病"：我们只能依靠 50 年前的药物吗？. (2015-06-23)［2019-07-15］. https：//www.guokr.com/article/440435/.

② 桑塔格. 疾病的隐喻. 程薇，译. 上海：上海译文出版社，2003：11.

③ 2019 年全球结核病报告. (2019-10-17)［2019-11-01］. https：//www.who.int/tb/publications/global_report/zh/.

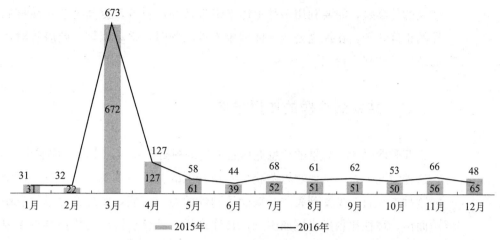

图 10 - 1　2015—2016 年国内报刊媒体结核病报道分布趋势图

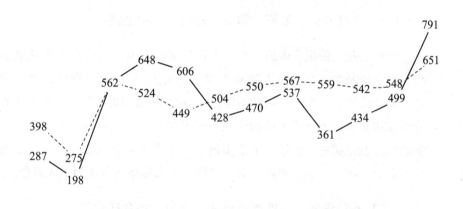

图 10 - 2　2015—2016 年微信公众号上的结核议题文章数量分布

　　结核病在 2017 年年底因"湖南桃江四中"发生的校园疫情事件引发了较为广泛的社会关注,《财新网》《新京报》《北京青年报》等多家媒体撰文追踪事件的发展。国家卫生健康委员会、湖南省卫生健康委员会确认这是一起"聚集性肺结核公共卫生事件"。《凤凰周刊》的报道认为,"如能尽早发现学生病情,及时停课检查,这本是一次可以避免的公共卫生事件"[①]。然而,鉴于公众及学校等机构对结核病防控认识的欠缺,在结核病暴发初期并没有引起足够重视,导致最终发展为群体性疫情。从桃江事件可以看出,结核病并非如大多数人想象的那样已经销声匿迹,对于结核病这种长期被大众和媒体

---

① 结核困境:湖南益阳肺结核暴发事件调查.(2017-12-05)[2021-07-16]. http://www. ifengweek-ly. com/detil. php? id=4855.

忽视的传染病，需要利用多种媒体渠道进行知识科普，提高公众对结核病防控的正确认知，在提高公众整体健康素养的同时，推动媒体、政府等对传染病防控的重视和投入。

二、结核病议题的传播难点

互联网时代，海量的信息充斥着人们的视野，新兴的媒介应用层出不穷，在这种情况下，一个话题想要获得公众有限的注意力本就十分困难。而结核病这种本来就较少受到关注、缺少话题性的冷门疾病，要想在海量信息中脱颖而出，往往比想象中更加困难。具体来说，结核病议题的传播难点主要表现在以下三个方面。

（一）老病常谈，如何"制造"话题，吸引关注？

结核病是一种很古老的疾病。考古学证据表明，结核病至少从新石器时代起就已经开始折磨欧亚大陆和非洲的史前人。[①] 作为一种延续数千年的古老疾病，结核病自身的话题性不够，"天然"地难以带来流量。项目组在对部分结核病健康传播从业人员的访谈中也了解到，大家普遍认为，结核病要传播的信息就是那些，已经说了很多遍了，很难吸引公众的注意力、获得好的传播效果。因此，如何推陈出新、寻找话题和传播热点成为一大难题。

（二）冷门议题，如何创新形式，走出"小众狂欢"？

结核议题的传播难点不仅在于它的"老"，缺乏新意，还在于它的"冷"。同大多数小众议题相似，有关结核病的传播处于大多数公众和媒体的注意力盲区，再加上对健康信息的传播要求不仅懂传播，同时还必须能精准把控结核病的相关医学知识，因此结核病议题的传播很容易走向一个科普传播的误区，即受传播渠道和传播圈层的限制，健康信息仅在特定圈层内，即在结核病防控体系相关人员中循环传播，难以触达真正需要了解结核病知识的普通公众。因此，结核病如何能够创新传播形式、成功"出圈"，而不再仅是圈里人的"自娱自乐"，是其在传播中面临的第二个瓶颈。

（三）结核病传播如何变"说教"为"对话"，融合科学性与趣味性？

在今天的新媒体时代，人们已经不再被动地接收信息，而是更多地去主动获取自己喜欢和需要的信息，健康信息也不例外。有研究表明，北京、合

---

① 本刊编辑部．结核病的历史与现状：写在世界结核病日前夕．首都医药，2013（5）：39.

肥两地主动寻找过健康信息的人分别占到了 57％和 54％。① 当人们主动寻求健康信息的时候，信息的内容风格和表现形式往往成为重要的考量因素。然而在实际工作中，很多结核病防控从业人员仍在使用严肃"说教"的口吻向公众传递信息，试图教育公众接受某些理念和信息，往往适得其反。因此，如何变"说教"为"对话"，将干巴巴的健康信息变为生动、有趣的互动，融合科学性与趣味性，是提升健康传播效果的关键，也是结核病传播的第三个难点。

第二节　结核病议题的传播策划

针对第一节中提到的结核病议题在传播中面临的困难，北京大学结核病防控传播项目组与多个媒体平台合作，采用创新的传播手段，开展了形式多样的传播策划。本节将围绕本书第八章有关传播策划的内容，分析探讨针对结核病议题的创新传播策略与实践。

一、结核病议题的传播目标

结核病议题健康传播的基本目标是：通过增加高质量、有影响力的结核病议题的媒体报道数量，提高公众对于结核病症状、预防、治疗、危害等核心信息的知晓率，增加公众对于结核病防治知识的了解，强化公众对结核病这一呼吸道传染疾病的科学防控意识，进而提升整个社会对结核病的关注度，推动结核病防控政策的改善和优化。这个基本的传播目标需要被拆解为多个明确具体的传播目标，而每一个传播策划活动，都是针对一个具体的传播目标展开的。具体来说，第一步需要确定要传播的核心信息，第二步是解读核心信息，建立受众与信息之间的关联。

（一）确定核心信息：兼顾通俗易懂与科学严谨

针对任何一种疾病的健康传播，内容上不仅要做到通俗易懂，更要做到客观准确、科学严谨，不能传播"伪科学"、误导受众，在内容表现形式上也要不断创新。在开展针对某一议题的健康传播策划时，需要首先"吃透"这一议题的核心信息，对其进行细分解读，深挖其中值得传播的点，并将这些

① 喻国明.健康传播：中国人的接触认知与认同（基于 HINTS 模型的实证研究与分析）.北京：人民日报出版社，2018：68-69.

信息融入传播策划中。以结核病为例，国家卫生健康委员会公布的《结核病防治核心信息及知识要点（2016 年版）》如下所示。

结核病防治核心信息及知识要点（2016 年版）

一、肺结核是长期严重危害健康的慢性传染病

（一）结核病又叫"痨病"，由结核杆菌引起，主要侵害人体肺部，发生肺结核。

（二）肺结核在我国法定报告甲乙类传染病中发病和死亡数排在第 2 位。

（三）得了肺结核如发现不及时，治疗不彻底，会对健康造成严重危害，甚至可引起呼吸衰竭和死亡，给患者和家庭带来沉重的经济负担。

二、肺结核主要通过呼吸道传播，人人都有可能被感染

（一）肺结核是呼吸道传染病，很容易发生传播。

（二）肺结核病人通过咳嗽、咳痰、打喷嚏将结核菌播散到空气中，健康人吸入带有结核菌的飞沫即可能受到感染。

（三）与肺结核病人共同居住，同室工作、学习的人都是肺结核病人的密切接触者，有可能感染结核菌，应及时到医院去检查排除。

（四）艾滋病毒感染者、免疫力低下者、糖尿病病人、尘肺病人、老年人等都是容易发病的人群，应每年定期进行结核病检查。

三、咳嗽、咳痰两周以上应怀疑得了肺结核，要及时就诊

（一）肺结核的常见症状是咳嗽、咳痰，如果这些症状持续 2 周以上，应高度怀疑得了肺结核，要及时到医院看病。

（二）肺结核还会伴有痰中带血、低烧、夜间出汗、午后发热、胸痛、疲乏无力、体重减轻、呼吸困难等症状。

（三）怀疑得了肺结核，要及时到当地结核病定点医疗机构就诊。县（区、旗）、地市、省（区、市）等区域均设有结核病定点医疗机构。

四、不随地吐痰，咳嗽、打喷嚏时掩口鼻，戴口罩可以减少肺结核的传播

（一）肺结核病人咳嗽、打喷嚏时，应当避让他人、遮掩口鼻。

（二）肺结核病人不要随地吐痰，要将痰液吐在有消毒液的带盖痰盂里，不方便时可将痰吐在消毒湿纸巾或密封痰袋里。

（三）肺结核病人尽量不去人群密集的公共场所，如必须去，应当佩戴口罩。

（四）居家治疗的肺结核病人，应当尽量与他人分室居住，保持居室通风，佩戴口罩，避免家人被感染。

（五）肺结核可防可治。加强营养，提高人体抵抗力，有助于预防肺结核。

五、规范全程治疗，绝大多数患者可以治愈，还可避免传染他人

（一）肺结核治疗全程为 6～8 个月，耐药肺结核治疗全程为 18～24 个月。

（二）按医生要求规范治疗，绝大多数肺结核病人都可以治愈。自己恢复健康，同时保护家人。

（三）肺结核病人如果不规范治疗，容易产生耐药肺结核。病人一旦耐药，治愈率低，治疗费用高，社会危害大。

资料来源：中华人民共和国国家卫生健康委员会．国家卫生计生委办公厅关于印发百千万志愿者结核病防治知识传播活动工作方案和结核病防治核心信息及知识要点的通知．（2016-04-15）[2019-07-16]．http：//www.nhc.gov.cn/cms-search/xxgk/getManuscriptXxgk.htm? id＝2dd6a7458 4d34a6ba0dd863544e83416.

上述这样一个不到 1 000 字的"核心信息及知识要点"高度概括了什么是结核病，结核病的症状有哪些，结核病如何预防、有哪些危害、治疗注意事项等多个问题。对于传播活动策划者来说，如果只是简单将这些内容原封不动地传播给公众，往往达不到好的传播效果，因此就需要对核心信息进行解读和处理。

（二）信息解读：建立传播内容与受众的关联

进行信息解读的目的在于建立受众与健康信息的相关性，让受众感觉到疾病距离自己并不遥远，是与"我"息息相关的。在针对结核病的传播策划中，如何将受众认为非常"陌生"的结核病防控信息融入受众喜闻乐见的场景中，并联系自身的生活环境、生活方式以产生认同感，最终改变认知、态度和行为，就是信息解读过程中需要完成的工作。

比如，以"得了肺结核如发现不及时，治疗不彻底，会对健康造成严重危害，甚至可引起呼吸衰竭和死亡，给患者和家庭带来沉重的经济负担"，"肺结核病人如果不规范治疗，容易产生耐药肺结核。病人一旦耐药，治愈率低，治疗费用高，社会危害大"这两条为例，"不及时、不彻底"是指什么？会对健康造成的"严重危害"具体严重到什么程度？如何进行更加明确的阐释？所谓的"经济负担"有没有具体的花费数据支撑？耐药的治疗费用和社会危害如何用贴近生活的语言表达出来？针对这些内容，丁香园在 2019 年 3 月 22 日通过采访患者及医生的形式，发布了题为《自行停药 4 个月后，医生告诉我：没有药能治好你了》的文章，患者现身说法，医生给出了具体、科学的临床数据，告诉读者"坚持规范治疗，避免耐药，提高治疗依存性"的重要性。① 再以"戴口罩可以减少肺结核的传播"这一核心信息为例，在具体的传播策划中不应简单地告诉读者应该戴口罩，而是应该告诉读者需要佩戴什么型号的口罩，如何正确佩戴口罩，在哪些场合需要佩戴口罩。针对这些内容，丁香园发布的《戴口罩，一个小动作预防多种病，你都戴对了吗?》这篇文章从口罩的历史和发明开始，通过轻松、通俗、有趣的方式让公众了解到关于口罩佩戴的各种注意事项。②

在信息解读和处理过程中，一方面要用通俗易懂的信息拉近受众与健康议题间的关系，另一方面要确保信息的科学性和准确性。健康传播从业者需要通过专业书籍、课程、培训、讲座等方式快速提升专业知识，或者邀请相关领域的专家进行文字内容的审核，以确保传播信息的准确性。以结核病报道为例，普通人很难判断"感染结核病"这个表述有何不妥之处。事实上，其正确的表达应该为"感染结核菌"，因为"感染"并不等于"患病"，一个人"感染"了结核菌只能说明他是结核菌的"携带者"，是否患病还需要做进一步的检查和诊断才能确定。如果免疫力足够强，结核菌只是潜伏在人体内而已，这个人并不会发病，也不会成为结核病患者。

二、结核病议题的创新传播策划案例分析

在确定了传播目标及核心信息之后，北京大学结核病健康传播项目组根据不同的目标受众有针对性地进行了很多创新的传播策划尝试，包括针对大学生的结核病公益微视频大赛，针对老年人的创意海报设计，针对年轻人的动图、长图和数据新闻以及专栏与非虚构写作等。

(一) 微视频大赛：用众包的力量做健康传播

为增进高校大学生对结核病议题的了解、培养大学生对健康传播的兴趣，项目组依托优酷公益视频平台发起了"滚蛋吧! 结核君 (菌)：2016'结核病防控'全国大学生公益微视频大赛" (见图 10 - 3)③，并联合各个高校进行广泛宣传，吸引大学生参赛。选择大学生群体作为传播的目标受众主要基于以

① 偶尔治愈. 自行停药 4 个月后，医生告诉我：没有药能治好你了. (2019-03-22) [2019-07-10]. https://dxy.com/article/26422.
② 屈晓童. 戴口罩，一个小动作预防多种病，你都戴对了吗?. (2016-10-12) [2021-07-10]. https://dxy.com/column/7616.
③ 优酷《滚蛋吧! 结核君 (菌)：2016 "结核病防控" 全国大学生公益微视频大赛》专题. (2016-03-24) [2019-07-16]. https://gongyi.youku.com/jiehebing.

下两个考虑：一是大学生群体有创造性，也热衷于参与公益活动；二是高校人群较为集中，部分学生经常熬夜、作息不规律，容易造成免疫力下降而感染结核菌，因此学校是结核病防控的重要场所之一。

公益视频大赛启动后，项目组共收到 128 份来自北京、山东、四川、湖北、黑龙江等全国各地高校的报名和参赛作品，很多参赛作品广开脑洞、兼顾趣味性与科学性。参赛学生们不仅负责视频的内容生产，还参与了视频传播的前期预热、中期发布和后期推广，通过微博、微信、Bilibili 网站、秒拍、YouTube、Facebook 等平台进行了广泛传播，甚至联系了一些明星、医学大 V 和公益组织机构账户进行联合推广。有一部分作品还发起了快闪等线下活动，并配合线上宣传制作了明信片、马克杯等周边产品。

通过微视频大赛这种轻松、活泼的方式，大学生群体在参与比赛的同时增进了对结核病议题的了解，培养了对健康传播的兴趣。同时，参赛团队在对各自的作品进行传播推广的过程中，进一步向公众普及了结核病的防控知识。借助新媒体渠道，结核病防控微视频大赛融创新、互动、分享于一体，取得了显著的传播效果，为结核病这样较为生僻的健康议题开启了一次有益的传播尝试。参赛的微视频作品在优酷公益平台展示，获奖的优秀视频作品也成为结核防控机构后续进行知识普及的有用素材。此外，项目组也与获奖作品的学生和指导老师建立起了联系，鼓励他们日后继续为结核病议题贡献优质传播资源。

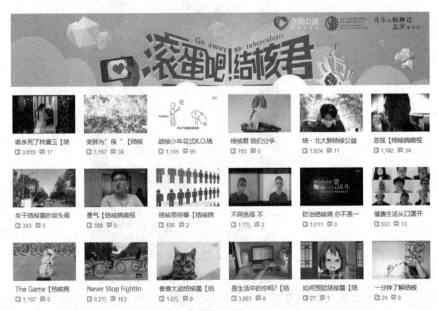

图 10 - 3　视频大赛主页（截图）

（二）创意海报：日常刷存在感的有效方式

作为一个冷门议题，结核病常常苦于没有新闻热点，因此项目组根据二十四节气、中西方节日以及相关热点新闻事件设计了一系列的创意海报，作为针对不同人群的日常传播素材。

随着中国社会不断进入老龄化，老年群体是健康传播中需要高度关注的一个群体，也是结核病议题传播的目标人群之一。步入老年之后，人体的各个器官机能开始下降，加上免疫力降低，使老年人面临比年轻人更高的罹患结核病的风险。考虑到老年人的媒介接触及使用习惯，如关注亲情与家庭互动、偏爱养生健康信息[①]等，项目组主打亲情牌，通过"曲线救国"的方式向老年人普及结核病防控信息。一方面，借助"母亲节"（见图 10 - 4）、"父亲节"等特殊时间节点，从子女关爱父母入手进行结核病预防的海报宣传；另一方面，有效利用中国传统节日（如端午节，见图 10 - 5）以及二十四节气（见图 10 - 6 秋分节气海报）等，持续推出传统节日海报和二十四节气海报，通过日常生活的不间断渗透、核心内容的常态化露出，提高传播效率。

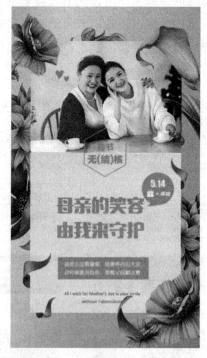

图 10 - 4 母亲节结核病宣传海报

资料来源：TB 宣传趣图 . http：//www. csmr. pku. edu. cn/TBxcqt. htm.

---

① 腾讯研究院 S - Tech 工作室 . 吾老之域：老年人微信生活与家庭微信反哺 . 杭州：浙江出版集团数字传媒有限公司，2018：9.

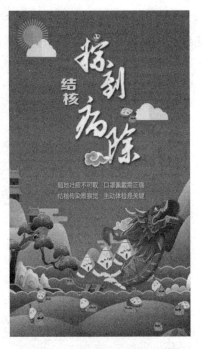

图 10 - 5　端午节结核病宣传海报

资料来源：TB 宣传趣图 . http：//www. csmr. pku. edu. cn/TBxcqt. htm.

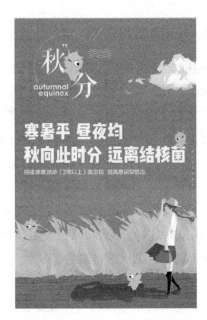

图 10 - 6　秋分结核病宣传海报

资料来源：TB 宣传趣图 . http：//www. csmr. pku. edu. cn/TBxcqt. htm.

除针对老年人的海报传播，项目组也在 6 月 1 日国际儿童节当天推出了针对家长的创意海报（见图 10 - 7），同时也借助 5 月 31 日的世界无烟日，邀请儿童结核病防治方面的专家撰稿，策划了《为了孩子们没有结核病的明天，开始戒烟吧》这篇文章及配套海报，内容既跟控烟话题相契合，同时也是专家关于吸烟与患结核病风险的最新科学研究成果的展现。

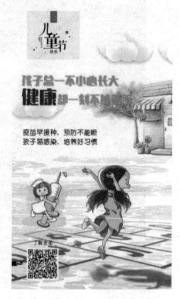

图 10 - 7　儿童节海报

资料来源：TB宣传趣图．http：//www．csmr．pku．edu．cn/TBxcqt．htm．

（三）动图、长图和数据新闻：用趣味性做传播最好的助推剂

针对任何议题的传播，趣味性都是最好的助推剂之一，有趣的内容和形式往往胜过枯燥、刻板的说教。社交媒体时代，受众注意力分化，媒介使用更为个性化、碎片化，趣味性高、表现力强的文字、图片等往往更能抓住用户的眼球。因此，增强传播的趣味性一直贯穿于结核病议题策划的始终，无论是动图、长图、微视频、创意海报还是数据新闻，都在确保传播内容的科学性和准确性的基础上，力求增加趣味性。

1. 动图：《前任攻略：亲爱的结核君，分手快乐！》

动图就是 GIF 格式图像，是一种介于图片和视频之间的动态图文格式，相较于静态图片而言，GIF 动图能够让静态的图片动起来，生动形象地表现人们在社交媒体中的情绪和感触①，更易达到幽默感和特殊效果。特别是对年轻人来说，动图是其展示个性的一种自我表达方式，因此在青年群体中广为流行。以 2018 年 3 月 24 日世界防治结核病日为契机，项目组策划了《前任攻略：亲爱的结核君，分手快乐！》的动态信息图（见图 10 - 8 和图 10 - 9），并通过多个渠道进行传播推广。

---

① 任雯绮．新媒体时代下 GIF 动图传播对社交新语境的构建．汉字文化，2018（14）：18 - 20.

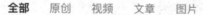

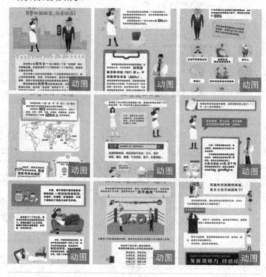

图 10-8　动图《前任攻略：亲爱的结核君，分手快乐！》
（世界卫生组织微博转发截图）

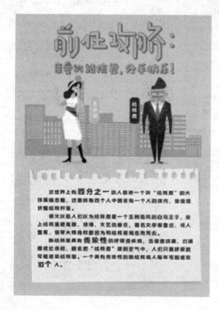
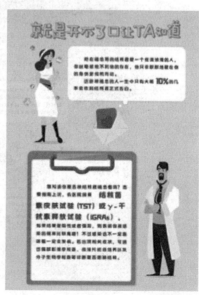

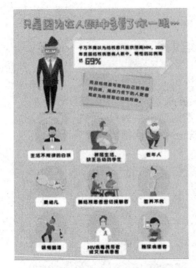

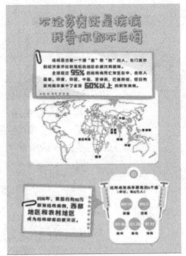

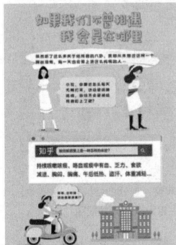

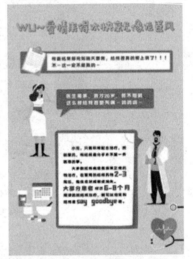

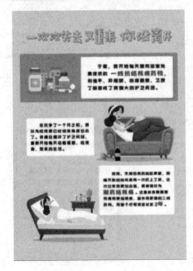

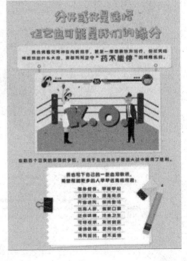

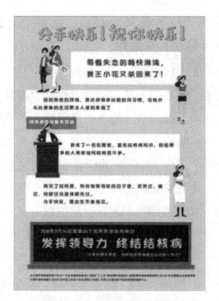

图 10 - 9　《前任攻略：亲爱的结核君，分手快乐!》动图（截图）

　　项目组首先确定了动图内容中需要传播的核心信息和针对的目标人群，即传播是面向年轻人（主要是白领）的知识科普，内容包含结核病的症状、如何检测是否感染结核分枝杆菌，结核病的治疗、预防等，并将这些核心信息融入拟人化的故事情节设计中。故事将结核菌拟人化为"玉树临风的白马王子"，讲述了其与"王小花"的恋爱故事，即由暗恋（潜伏感染）发展为恋爱（感染），最终分手（治愈），并成为一名结核病防治宣传志愿者的过程，并在最后宣告："与你相爱相杀的日子里，我哭过、痛过、绝望过，也遍体鳞伤过。分手快乐，愿此生不复相见。"

　　为了建立传播内容与目标受众之间的关联，项目组有意识地将故事情节与年轻人，尤其是白领的日常生活相结合，如"生活不规律的白领"，"群居生活，缺乏运动"，"在抗争了一个月之后，我以为结核君已经彻底离我远去了，我擅自抛弃了护卫兵团（药），重新开始每天宅着看剧、吃夜宵、熬夜的生活"。同时，动图的语言风格也尽量贴近年轻人的表达方式，如"Wu～爱情来得太快就像龙卷风"，"如果我们不曾相遇，我会是在哪里"，"带着失恋的畅快淋漓，我王小花又杀回来了"，"我仿佛看见死神在向我招手，甚至一度想要放弃治疗，但任凭结核君放出什么大招，我都死死坚守'药不能停'的终极信仰"。

　　以"分手快乐"作为主体内容设计的这组动图创意策划，不仅生动有趣，有利于传播，也很容易让读者与 2018 年情人节档的情感电影《前任 3：再见前任》联系起来，通过搭车借势做了结核病的科普传播。这组动图最终被世界卫生组织、比尔及梅琳达·盖茨基金会、丁香园、"乐天行动派"、"结核那些事儿"等多个官方账号的微博、微信平台转发，总计传播量超过 50 万，获得了非常好的传播效果。

2. 长图：《结核狂想曲》

互联网技术的发展催生了"读图时代"，"图片"把需要用大量文字进行阐述的信息高度浓缩，以"图"的方式呈现出来，在传递信息的同时，给读者以感官上的享受。而随着微信公众号的普及，一种特殊的图片形态——长图开始进入人们的视野，"图"与简洁的语言表达相结合，兼顾了艺术特质与信息传播的双重要求，获得了受众的喜爱[1]，并且已经作为一种内容丰富、多渠道分发的传播介质，和短视频、H5 等创意呈现方式一同应用于营销传播中[2]。应该明确的是，这里的长图并不是基于信息图表的拼贴，而是用一个上下连贯的背景或者由一个完整的故事串联起来，在一个主题下展开"叙事"，既可以表现空间位移上的变化，也可以表现时间上的位移改变，用"一镜到底"的叙事风格，将科普知识融入一个完整的故事当中，让图片变长，让创意延伸。[3] 微信公众号"局部气候调查组"就是用长图进行信息传播的典范，并在健康传播议题领域发布了多个有广泛影响力的作品，如《一万个抽烟的理由》[4]、《消化道漫游指南》[5]、《梅毒狂想曲》[6]、《艾滋病交响诗》[7] 等。

借鉴已有的其他议题的长图案例，项目组同搜狐《数字之道》栏目合作，策划了一期结核狂想曲的传播内容，于 2018 年 3 月 24 日发布了题为《结核狂想曲》的长图（见图 10-10）。整篇内容以人类对结核菌的认知历史为脉络，从欧洲追求结核病的浪漫美感为切入点，向读者介绍了结核病到底是什么、结核菌是如何被发现的、人类与结核菌经历了怎样的抗争等，并在最后将与读者日常生活密切相关的核心信息以简明扼要的文字分条做了再次强调。《结核狂想曲》长图在搜狐网上获得了 123 万的阅读量。让图片变长一点，让创意延伸，也许会收获不一样的结果。

同时，项目组也与人民网合作策划了《一图读懂呼吸道传染疾病：肺结

---

① 杨季钢. 读图时代我国网络新闻漫画视觉化传播研究. 重庆：西南大学，2015.

② 王林娜. 局部气候朱简：长图一镜到底，创意天生无底.（2017-11-22）［2019-07-12］. http：//www. sohu. com/a/205941640_121629.

③ 局部气候朱简：一个科普品牌的诞生.（2019-04-24）［2019-07-12］. https：//www. jiemian. com/article/3068398_qq. html.

④ 局部气候调查组. 一万个抽烟的理由.（2019-05-13）［2019-07-12］. https：//mp. weixin. qq. com/s/oqr7fIJovYEb1brYhngVRw.

⑤ 局部气候调查组. 消化道漫游指南.（2016-10-13）［2019-07-12］. https：//mp. weixin. qq. com/s/A18sxMeGByq7LP2NrZrUhA.

⑥ 局部气候调查组. 梅毒狂想曲.（2018-01-30）［2019-07-12］. https：//mp. weixin. qq. com/s/h7YoKu MnZqL8JHrax3BRwA.

⑦ 局部气候调查组. 艾滋病交响诗.（2018-11-28）［2019-07-14］. https：//mp. weixin. qq. com/s/lyA-Wjgv6csAcKwxhl0KDHQ.

核》（见图 10 - 11）。在长图中介绍了肺结核的症状、危害、流行特征、传播方式、预防方式、治疗、国家政策等相关的科普要点。为了获得更多的关注，长图内容注重和最近的热点相结合，以 2019 年火爆的电视剧《庆余年》为切入点，给受众很强的代入感，避免了严肃的说教表达。此外，长图中对部分文字内容进行了可视化处理，帮助受众更直观地接收信息。

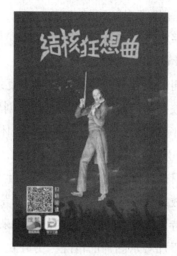

图 10 - 10　《结核狂想曲》封面图

资料来源：呼吸道传染病肺结核 . http：//health. people. com. cn/n1/2020/0324/c14739 - 31645
810. html.

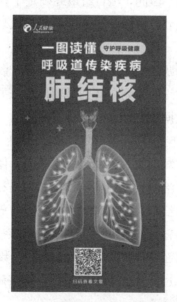

图 10 - 11　《一图读懂呼吸道传染疾病：肺结核》封面图

资料来源：搜狐四象工作室 . 结核狂想曲 . http：//www. sohu. com/a/226240126 _ 157078.

当然，相对于即时、碎片化的信息，高质量的长图锁住人关注力的时间更长，且其内容很少出现大规模同质的问题。但这也意味着，生产一个高质量的长图对于策划、创意、设计的要求更高一些。

3. 数据新闻：《结核人生》

数据新闻，也称数据驱动新闻，开端于西方主流大报。世界各国的新闻媒体、新兴网站和独立新闻机构都在不同程度地践行数据新闻的理念。[①] 国外如《卫报》《华盛顿邮报》《纽约时报》都有数据新闻专栏，国内也有财新数字说、搜狐数字之道、网易数读等数据新闻栏目。网易数读提倡"用数据说话，提供轻量化的阅读体验"，避免冗长的文字解释，用最直观的数字展现出一切。数据新闻因为在呈现形式上包含交互地图、动态图表和信息图等[②]，所以被称为"大数据时代新闻可视化传播的创新路径"[③]。为了能在结核病信息传播方面推陈出新，跳出现有内容、形式、体裁的限制，项目组也在探索如何将数据新闻这一形式应用在结核病报道中。

通过前期对目前新闻媒体中有关公共卫生议题的数据新闻的调研，项目组发现财新的《数字说》栏目在 2017 年 5 月发布了一篇数据新闻《非平装烟盒：世界无烟日特别策划》，通过色谱的不同来展现中国及全球其他地区的烟盒，以及烟盒上添加警示图片的情况。另外在 5 月 11 日世界肥胖日，《数字说》也推出了一期《日益变胖的地球人》，用可视化的形式展现了 1975—2014 年这 40 年间的世界人口 BMI 指数变化情况，配合交互地图和视频动画的形式，直观而形象。因此，项目组最终确定了与财新的《数字说》栏目合作，通过对结核病领域已有的公开数据的分析梳理，探索结核病防控方面的数据新闻创新。

在确定了基本选题的意向之后，项目组与《数字说》栏目的编辑进行了深入的交流，形成详细的策划，特别是明确了需要的数据信息、贯穿全文的故事线，开始进行数据的梳理，以及故事的采访、撰写。数据新闻作品《结核·人生》从 2017 年 11 月开始策划，于 2018 年 3 月世界防治结核病日正式上线，将文字报道、数据图片、采访视频融为一体，分别叙述了患有结核病的父亲、一线医生、治愈后投身肺结核公益网络社群的青年的故事，向读者展现了患结核病可能给个人、家庭和社会带来的危害（见图 10-12）。同时，新闻中穿插了许多科普性的文字内容，从对结核病、耐药结核的介绍，到治疗注意事项以及如何面对他人的歧视等，通过摆数据讲道理的方式告诉读者，结核病可防可治，通过合理、规范的治疗，结核病患者可以痊愈并拥有精彩

① 方洁，颜冬. 全球视野下的"数据新闻"：理念与实践. 国际新闻界，2013（6）：73-83.

② 郎劲松，杨海. 数据新闻：大数据时代新闻可视化传播的创新路径. 现代传播（中国传媒大学学报），2014（3）：32-36.

③ 同②.

的人生。在整个报道中，文字、图片、视频内容穿插出现，过渡合理，使严肃的健康报道具有了人情味，内容严谨又不失吸引力，作为首个关于结核病主题的数据新闻尝试，取得了非常好的传播效果和社会反响。

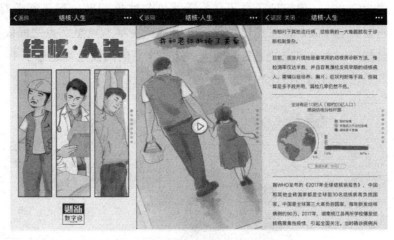

图 10-12　财新数据新闻《结核·人生》截图（扫码阅读全文）

（四）专栏与非虚构写作：与头部媒体合作扩大影响力

头部媒体平台有品牌影响力、成熟的传播渠道和稳定的受众，甚至拥有一个强大的媒体矩阵，因此有巨大的资源优势。在采用微视频、动图、长图等新媒体进行创意策划的同时，项目组通过策划相关专题与专业媒体平台或栏目合作，做到优势互补、资源共享，以扩大结核病防控信息的传播渠道，并提高传播效率。

1. 设立"防痨治痨"结核科普专栏

2016—2017 年，项目组与丁香园旗下的"丁香健康头条"（现更名为"丁香生活研究所"）公众号平台合作，设立了"防痨治痨"结核科普知识专栏（见图 10-13），设置了"人文""预防""治疗"三个版块，发布了多篇科普文章，总计阅读量超过了 210 万。通过持续地生产、发布、传播一批高质量的、贴近普通民众生活的结核病防控相关作品，在普及结核病防控知识的同时，促使更多媒体平台和个人关注结核病，并在合作结束后持续进行结核病的知识普及。

考虑到健康头条有很多老年用户，项目组推出了一系列从老年人视角出发的结核病相关内容，如《50 岁以后要慎防这个疾病！很多家庭矛盾都可能因为它》①、《想抱孙子总不成？千万别忽略这问题，帮儿女看看》②等文章。考虑到老年人的作息规律，微信推送选择在早 6 点至 7 点之间发布，字号也会相应调大，以方便老年人阅读。这些文章的阅读量都超过了 10 万，并且引发了读者的热烈讨论和积极留言互动。

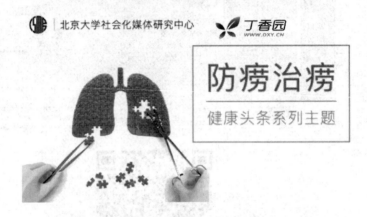

图 10-13 项目组与丁香园合作的专栏图标（截图）

2. 非虚构写作的"核战故事"系列

"非虚构写作"概念源自文学领域，并在近些年逐渐进入新闻实践领域。"非虚构"是相对于"虚构"而言，强调叙事的"现场感"和写作的"真实性"③。相较一般的新闻作品，非虚构写作往往会运用大量的文学手法，包括多样化的叙事方式、个性化的细节呈现、复杂的故事建构等④，力图向受众呈现一个好看的真实故事。"真实故事计划"创始人雷磊曾提到，非虚构文学是大众化的文学，非虚构故事意味着经验和教训，意味着我们能在别人的故事里看见自己的人生，为自己的人生选择提供参考，这是非虚构文学区别于其他文学门类的一大特点。⑤ 也正因为如此，当平铺直叙的科普报道难以吸引读者时，项目组希望利用"非虚构"写作的方式来传播结核病防控信息。

①　高孟秋 . 50 岁以后要慎防这个疾病！很多家庭矛盾都可能因为它 . （2016-05-13）［2019-12-29］. https：//dxy. com/column/6000.
②　想抱孙子总不成？千万别忽略这问题，帮儿女看看 . （2016-10-20）［2020-01-10］. https：//www. sohu. com/a/116600493 _ 456117.
③　范以锦，匡骏 . 新闻领域非虚构写作：新闻文体创新发展的探索 . 新闻大学，2017（3）：56-61.
④　周逵，顾小雨 . 非虚构写作的新闻实践与叙事特点 . 新闻与写作，2016（12）：83-86.
⑤　雷磊 . 用真实打动世界：非虚构写作的"力量"与"内核" . （2019-07-27）［2019-12-30］. https：//mp. weixin. qq. com/s/VUR1FoS _ 8sO4MleLSzLXOA.

鉴于此，项目组与《人民日报》、新华社、《中国日报》、丁香园、界面、搜狐等多家媒体平台和记者合作，创作了 30 余篇"非虚构"报道，以类似于"结核故事会"的形式，通过富有人情味的故事讲述，让科普内容兼具趣味性、专业性、亲近感和代入感。其中，与丁香园合作推出的针对医患圈读者的核战故事《那个除夕夜试图自杀的病人：已经花了 30 万，我还有脸继续治下去吗?》①，讲述了两位耐药结核患者与结核病抗争的故事，获得了广泛的关注。其他比较有代表性的非虚构报道还包括《这个病夺走了妹妹的生命，年过五十岁的哥哥悲恸得不能自已》《八十年代的辛酸往事：三个被"势力病"折磨的亲人》《警花被嫌犯吐口水后病亡? 口水有毒?》《马大夫看病爱"聊天"》以及《一位美籍华人的中国结核病防治之路》等文章，每一篇的阅读量均在 10 万以上。这些文章通过对真实人物、真实情节、真实社会背景的细节描写，辅以专业分析，多角度展现了结核涉及人群的方方面面，如结核病的诊断、花费、治疗、不良反应、社会歧视等，让读者在阅读一个个引人入胜的故事的同时获取结核病的防控信息。

三、3·24 世界防治结核病日的传播策划分析

前面的内容更多的是从创新传播形式的视角出发针对不同目标受众分析结核病议题的传播策划。本部分将以 2020 年针对 3·24 世界防治结核病日的传播策划为例，介绍针对一个每年一次的特殊节点如何能够推陈出新，做好传播策划。

2020 年新型冠状病毒肺炎疫情席卷全球，项目组意识到：一方面媒体资源被新冠肺炎疫情报道内容挤占，会在很大程度上影响公众对结核病议题的关注；但另一方面，新冠肺炎与结核病同为传染病，可以抓住当时公众对传染病预防的关注度，借势进行结核病的知识科普。因此，项目组尽量将结核病议题的报道置于新冠肺炎的疫情背景下进行选题策划，并迅速联系了版面相对灵活的网络媒体合作推出了一系列内容丰富、形式多样且兼顾时效性与深度的优秀作品。

《当"白色瘟疫"遇上新冠肺炎 它们说的每句话都值得倾听》②（见图 10 - 14）是项目组与央视网策划推出的条漫，以"拟人化"的第一人称语气，讲述新冠肺炎和结核病的异同，介绍了两种疾病的危害、病毒形态、患病原因、潜伏期、临床症状、易感人群、传播途径、预防方法、治疗药物、检

---

① 那个除夕夜试图自杀的病人：已经花了 30 万，我还有脸继续治下去吗? . (2020-05-25) [2020-09-15]. https：//mp. weixin. qq. com/s/k8-MMFR6WNipF5 _ Tj5xrrw.

② 当"白色瘟疫"遇上新冠肺炎 它们说的每句话都值得倾听. (2020-03-24) [2020-09-15]. http：//news. cctv. com/2020/03/24/ARTIPfodjMcYgd4TEw3Oe3cU200324. shtml.

测方法等方面的异同点，语言风格轻松有趣，引人入胜。比如"我是后起之秀新冠肺炎，虽然我很年轻，但是我的杀伤力足以在短短几个月的时间里让全世界人民都认识我"，"我是一个喜欢玩游戏的传染病，有时候入侵人类的身体里并不一定会马上表现出来"，"我不是一个爱慕虚荣的人，恰恰相反，我是一个嫌富爱贫的病毒"等表述，增强了内容的可读性。此外，形象、生动的漫画形式突出了新冠病毒和结核杆菌的不同特点，提高了受众的阅读体验。

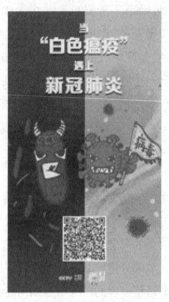

图 10-14　央视网条漫《当"白色瘟疫"遇上新冠肺炎
它们说的每句话都值得倾听》（截图）

同时，项目组将视频《和新冠斗争，也别忘了肺结核带给家庭的伤痛》[①]配合与当下疫情结合的文字内容，在人民网上进行了二次传播。视频中以女儿的视角讲述了云南贡山独龙族怒族自治县的贫困家庭中，父亲患结核病后与耐药结核病抗争的感人故事。同时，项目组与网易数读共同推出了《被忽视的白色瘟疫，每年折磨 80 万中国人》[②]的数据新闻报道，通过对世界卫生组织、国家统计局、中国卫生健康统计年鉴以及研究论文中有关结核病议题的权威公开数据的深度挖掘，分析了肺结核的危害（灾难性支出、死亡率、发病率）、人类与肺结核抗争的历史及困境等，指出在新冠肺炎肆虐全球的背景下，结核病作为一个古老的传染病应该得到更多的重视。

①　和新冠斗争，也别忘了肺结核带给家庭的伤痛．（2020-03-24）［2020-09-15］．http：//health.people.com.cn/n1/2020/0324/c14739-31645485.html.

②　被忽视的白色瘟疫，每年折磨 80 万中国人．（2020-03-24）［2020-09-15］．http：//data.163.com/20/0324/20/F8GUC7BS000181IU.html.

　　为了避免 3 月 24 日世界防治结核病日前后的扎堆报道，项目组也拉长了传播的周期，将部分时效性要求不高的媒体发布时间推后。如针对科普爱好者、年轻人群体，项目组和"局部气候调查组"策划的长图《白色瘟疫梦幻曲》[①] 就选在 2020 年 5 月发布，采用一镜到底的创新形式，搭配上生动形象的立体画面设计，辅以轻松幽默的语言，将严肃的结核知识以生动易懂的方式传递，为受众打造了富有视觉冲击效果的阅读体验（见图 10 - 15）。这篇长图信息量丰富，以故事形式回顾了整个结核病的悠久历史，包括古代治疗结核病的方法、结核病的科学研究、结核菌的发现、结核病的症状、传播途径、人们对结核病的浪漫主义认识迷思、耐药结核病的危害等知识点，在科普结核知识的同时也讲述了很多奇闻逸事。

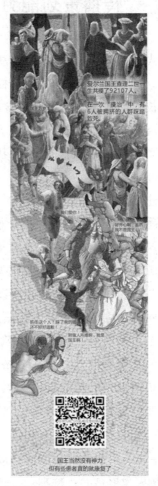

图 10 - 15　"局部气候调查组"的《白色瘟疫梦幻曲》（截图）

　　① 局部气候调查组. 白色瘟疫梦幻曲.（2020-05-25）［2020-09-15］. https：//mp. weixin. qq. com/s/_BqwH60 - 1cd6bFAJHLxQkA.

从最终的传播效果来看，2020 年世界防治结核病日的传播策划，借势新冠肺炎疫情，强化了结核病的知识科普，有效提升了公众对于肺结核的认知度。项目组与包括人民网、央视网、网易、丁香园、"局部气候调查组"等多个媒体平台及自媒体进行合作，内容丰富、形式多样，涵盖文字、视频、长图、信息图等多种报道体裁，产出了点击量超过 10 万的报道 7 篇，总计传播量达到 269 万，使结核病的核心信息，如疾病负担、耐药结核病危害、患者经济负担、因病致贫等内容获得了全面的传播和广泛的关注。

第三节　健康传播从业人员如何提升
传播策划能力

作为健康传播从业者，面对一个不受关注也不那么有趣的话题，如何提升自己的策划能力、创新传播形式、提高传播效果呢？简言之，就是需要不断学习，提高专业技能，包括阅读书籍、参加培训、借鉴既有成功案例等。其中，通过书籍和相关培训进行学习的方式大家都很熟悉，就不再赘述。本节内容主要聚焦于健康传播从业者如何能够找到热点并借鉴成功的传播策划案例来提升传播能力。

利用新闻热点进行借势传播是新媒体时代的常用传播策略，也是一些缺少话题性的健康议题可以采用的方式。这一方面能够借热点之势扩大议题的传播影响力，另一方面也能确保核心信息的常规露出，使其经常性地出现在公众的视野里。找到新闻热点的关键是实时关注互联网的最新动态，建立热点与需要传播议题之间的关联。借势热点新闻需要掌握主动性，提前规划常规性热点，同时兼顾突发性热点。常规性热点可以预先准备，如前文提及的项目组推出的"节气—节日"系列科普海报，与中国传统文化相联系，具有一定的关注度，又有周期性，很适合做传播。而如果是突发性的热点新闻，就需要健康传播策划人员的日常积累和能力培养了，因为热点转瞬即逝，所以需要快速、准确、巧妙地建立热点与传播议题的联系，进行信息策划。

在关注新闻热点寻找借势资源的同时，健康传播从业人员还需要不断从优秀的传播策划案例中汲取营养，特别是不断出现的新的内容策略和形式创意，并努力将其运用于自己的健康传播工作中。如 2019 年 7 月《上海市生活垃圾管理条例》正式实施后，互联网上关于如何进行垃圾分类展开了热烈的讨论，其中一篇《假如垃圾也有朋友圈》的文章用拟人化、图文并茂的形式再现了人们日常生活中在垃圾分类过程中存在的困惑以及可能犯的错误，取得了非常好的传播效果。那么借鉴这个形式，是否可以考虑策划一期《假如结核菌也有朋友圈》的文章就是一个借鉴的思路。

健康传播从业者应该从哪些渠道去获取热点信息和优秀传播策划案例呢？一般来说可以关注权威机构的官方账号，包括中国卫生健康委员会的"健康中国"，中国疾病预防控制中心的"中国疾控动态"，世界卫生组织、联合国艾滋病规划署以及其他相应领域的权威机构账号。这些官方机构一般都会在第一时间发布最新政策、指南、数据或研究报告。在此基础上，权威媒体账号，包括《人民日报》《健康报》等主流的综合性和健康类媒体账号以及果壳网、丁香园、"局部气候调查组"等科普健康类自媒体平台都是获取信息的有效渠道。当然，创新的第一步就是要"出圈"，跳出自己的圈子更容易打破思维定式，突破常规的做法，因此关注"健康"圈子之外的精彩内容就显得尤其重要。数据新闻方面，国内的财新、搜狐、网易的相关栏目都有很多创意作品值得关注；经济金融、社会民生、影视娱乐、文化创意等议题领域也常有刷屏的爆款内容出现。时刻对健康领域之外的成功传播案例保持兴趣，可以成为健康传播策划的灵感来源。

本章小结 | Summary

本章针对结核病议题的传播策划基本都是围绕本书第八章关于健康传播策划制定的内容展开的。为方便读者理解，本章的内容多针对每一项活动有侧重点地分开介绍，但实际上每一个传播策划都需要考虑目标受众、传播内容、传播形式、传播渠道、发布时机。总体来说，在目标受众方面，需要针对不同的目标群体，开展不同形式、不同内容的传播；在传播形式方面，需要增强创意性、趣味性，如通过视频、长图、H5、数据新闻、动态海报等方式提升传播的多样性与互动性；在传播内容方面，将专业的结核病信息通俗化、深度挖掘核心信息，通过"核战故事"系列非虚构写作增强文章内容的可读性；在传播渠道方面，与有影响力的头部媒体平台合作，通过开设专栏、进行专访等形式，扩大内容的影响力，增强传播效果；在内容发布时机上，形成全年的发布排期，最大化利用中西方传统节假日，并紧跟时事热点发布内容。

项目组针对结核病议题的传播策划并非都是成功的经验，其中也有很多血泪教训，但是作为一个冷门议题的传播策划尝试，它确实向人们展示了健康传播策划的多种可能性，让一个不那么"有趣"的健康议题获得了更多公众的关注，也为健康传播从业者提供了参考借鉴。

反思与讨论 Reflection & Discussion

1. 请列举一个除结核病之外的冷门议题的健康传播领域的优秀案例，并分析其传播策略和传播效果。

2. 根据本章内容的学习，以一年一度的 3 月 24 日世界防治结核病日为契机，策划一个结核病防控领域的创新传播活动方案。

3. 请结合当前的时事热点，完成一个健康议题的传播策划。

第十一章　新冠肺炎疫情防控中的
公共沟通

章节目标 Key aims

- 了解中国政府在新冠肺炎疫情防控中的公共沟通策略
- 了解新冠肺炎疫情防控公共沟通中的优势与不足

章节导论 Introduction

　　"新型冠状病毒肺炎"（coronavirus disease 2019，COVID-19，简称"新冠肺炎"）是 2019 年年末至 2020 年年初在中国暴发并在全球传播的急性呼吸道传染病。2020 年 3 月 11 日，世界卫生组织宣布 COVID-19 为全球性大流行病。根据世卫组织实时统计数据，截至 2021 年 3 月 10 日，全球累计新冠肺炎确诊病例超 1.171 亿，累计死亡病例 260 万。包括美国前总统唐纳德·特朗普（Donald Trump）、巴西总统雅伊尔·博索纳罗（Jair Bolsonaro）、英国首相鲍里斯·约翰逊（Boris Johnson）、西班牙副首相卡门·卡尔沃（Car-men Calvo）以及伊朗副总统玛苏梅·埃卜特卡尔（Masoumeh Ebtekar）等在内的多国首脑都相继感染。新冠病毒给全人类的生命安全和全球经济发展造成了巨大威胁。

　　在新冠肺炎全球大流行的背景下，各国政府如何应对这一在世界范围内产生巨大政治、经济和社会影响的突发性公共卫生事件，尤其是如何进行有效的公共沟通，也成为疫情防控的重要一环。突发公共卫生事件中的公共沟通涉及政府、企业、社会团体与公民等多元主体，但由于政府具有政治权威与强制力，能够高效调动大量医疗卫生工作者和疫情防控物资并动员公众采取有效的防控措施，因此在公共沟通中占据了主导地位。[①]

　　本章将重点聚焦中国政府在新冠肺炎疫情暴发期间的公共沟通策略，以为相关实践提供经验借鉴。

---

① 孙玉栋，丁鹏程．突发公共卫生事件的网络化治理．中国特色社会主义研究，2020（1）：26-31，37．

第一节   新冠肺炎疫情防控中的公共沟通简况

　　湖北省武汉市是最先明确报告发现新冠肺炎确诊病例的地区。根据 2020 年 2 月 26 日武汉市委市政府"武汉发布"的信息①和国内 45 名医学研究者联名发布的论文来看②，武汉市首例新冠肺炎报告病例出现在 2019 年 12 月 8 日。此后的 20 多天内，在公众与官方均对新冠肺炎病毒缺乏了解的情况下，疫情已经悄无声息地在武汉市内传播。12 月 30 日，武汉市卫生健康委员会（简称"武汉市卫健委"）先后向武汉市各医疗机构发布了《市卫生健康委关于报送不明原因肺炎救治情况的紧急通知》和《关于做好不明原因肺炎救治工作的紧急通知》，在这两个文件中，武汉市卫健委分别表示发现"不明原因肺炎病人"③。此后的 2019 年 12 月 31 日和 2020 年 1 月 4 日，武汉市卫健委先后发布红头文件《关于当前我市肺炎疫情的情况通报》④ 和《武汉市卫生健康委员会关于不明原因的病毒肺炎情况通报》⑤，分别通报了武汉地区的新增病例情况。

　　2019 年 12 月下旬至 2020 年 1 月上旬，武汉当地政府一直没有向公众明确发布疫情防控信息。但关于"SARS 疫情卷土重来"的消息却在坊间和社交媒体平台上不胫而走。对此，武汉市政府发布的官方通稿中仍采用了积极正向的"可防可控"措辞。⑥ 就在各方未对"不明原因感染的肺炎"达成口径上的一致时，"九省通衢"的武汉已悄然进入"春运"序曲。

　　疫情在令人措手不及的情况下迅速暴发。2020 年 1 月 20 日晚间，中国工程院院士、国家卫健委高级别专家组组长钟南山在接受中央电视台《新闻 1+1》采访时，明确指出新冠肺炎"肯定有人传人现象"，武汉卫健委官方通

---

　　① 武汉第一例新冠肺炎是谁及发现时间 . （2020-02-28）［2020-05-17］. http：//www. wuhan. com/xin-wen/40066. html.

　　② 澎湃新闻 . 中疾控论文复盘新冠 12 月已"人传人"，早于武汉官方通报 . （2020-01-31）［2020-05-17］. https：//www. sohu. com/a/369653532＿260616.

　　③ 王万春，陈绪厚，王鑫 . 武汉疫情发展全记录：除青藏外各省份现疫情，均存输入性病例 . （2020-01-23）［2020-05-17］. https：//www. thepaper. cn/newsDetail＿forward＿5613541；武汉现不明原因肺炎 官方确认属实：已经做好隔离 . （2019-12-31）［2020-05-17］. https：//news. 163. com/19/1231/10/F1NGTJNJ00019K82. html.

　　④ 武汉市卫健委关于当前我市肺炎疫情的情况通报 . （2019-12-31）［2020-05-17］. https：//www. yicai. com/brief/100452246. html.

　　⑤ 中国发布新冠肺炎疫情信息、推进疫情防控国际合作纪事 . （2020-04-06）［2021-01-13］. http：//www. gov. cn/xinwen/2020－04/06/content＿5499625. htm.

　　⑥ 王言虎 . 500 万人离开武汉，疫情蔓延的责任该如何承担？. （2020-01-27）［2020-05-17］. http：//news. ifeng. com/c/7tZVgq9O4yO.

报中的"有限人传人"和"持续人传人风险低"等说法终于退出公众视野。[①]
广大公众如梦初醒，开始囤备口罩、酒精等物资并采取其他预防措施，中国
内地31个省级行政区也相继启动了突发公共卫生事件响应程序，并不断调高
响应级别。1月23日，疫情首发地武汉宣布封城。[②]

在封城以前，近500万人因各种原因离开了武汉，同时由于武汉陆路、
铁路、空港在全国交通网络中的枢纽地位，还有大量旅客在疫情暴发前途
经武汉去往全国乃至世界各地，疫情也因此向外扩散。2020年1月29日，
西藏自治区出现首例新冠肺炎病例并启动重大突发公共卫生事件一级响应，
至此，新冠肺炎扩散到了包括港澳台地区在内的全国34个省级行政区。数
据显示，正是在钟南山院士受访的1月20日后，中国境内各省份的新冠肺
炎累计确诊病例开始持续攀升并于22天后破万，单日确诊人数于2月11
日至2月12日创下最大增幅（13 137例）。一时间，神州大地进入举国
"战疫"状态。

在积极防控国内新冠肺炎疫情的同时，中国政府与世界各国政府和国际
组织开展了积极的沟通，号召各国协作、形成合力共同抗疫。新华社发布的
《中国发布新冠肺炎疫情信息、推进疫情防控国际合作纪事》显示，自2020
年1月3日起，中国中央政府定期对世界卫生组织、有关国家和地区组织及
时、主动通报疫情信息，并积极号召世界各国携手防控疫情[③]，为促进全球
协作防控疫情起到了积极作用，多个国家与地区的民众采取了佩戴口罩、通
风消毒、居家隔离、停工停学等疫情防控手段。

从1月23日武汉封城到2月24日，经过全国逾一个月的持续努力，中
国内地新增确诊病例数已连续5天在1 000例以下，确诊病例总数也呈现持
续下降趋势，所有省份新增出院病例数均大于或等于新增确诊病例数[④]；3月
12日，国务院联防联控机制新闻发布会通报指出，总体上，中国本轮疫情流
行高峰已过，新增发病数在持续下降，疫情总体保持在较低水平[⑤]；3月25

① 陈宝成，赵今朝. 钟南山：新型冠状病毒肺炎"肯定人传人". （2020-01-20）［2020-05-17］. ht-tp：//www. caixin. com/2020-01-20/101506465. html.

② 武汉"封城"决定是如何做出的？湖北省省长回应.（2020-01-23）［2020-05-17］. https：//www. sohu. com/a/368672553_391294.

③ 陈芳，刘华，韩墨，等. 中国发布新冠肺炎疫情信息、推进疫情防控国际合作纪事.（2020-04-07）［2020-05-17］. http：//www. xinhuanet. com/politics/2020-04/06/c_1125819214. htm.

④ 国务院联防联控机制权威发布.（2020-02-24）［2020-05-17］. http：//www. gov. cn/xinwen/gw-ylflkjz28/index. htm.

⑤ 同④.

日，中国官方表示需要做好防控境外输入病例持久战的准备[1]；4 月 8 日，疫情暴发地武汉解除封城[2]，疫情防控态势持续向好。

第二节　新冠肺炎疫情防控中的公共沟通策略

突发公共卫生事件的波及面广且破坏力巨大，各防控主体无法凭一己之力管控风险。政府、企业、医疗、教育、公益机构等各类组织和社会个体必须进行多维度、多领域的有效联动，才能从全局和根本层面有效抑制疫情的传播[3]，公共沟通在信息传达、舆论引导、主体联动、资源调配和社会治理等方面都扮演着极其重要的角色[4]。本节将依据公共沟通的核心内涵、突发性公共卫生事件发展阶段和政府在应对危机中的角色，针对中国政府在新冠肺炎疫情中的公共沟通策略进行分析。

一、公共沟通概述

公共沟通是社会组织（公共部门）与其对象（组织内部与外部公众）就公共事务所进行的传播、交流、协调与合作，一般可分为日常时期的公共沟通与特殊时期的公共沟通。沟通不仅是一种具有专门技术的信息交流、观点传授和使自己为他人所理解的过程，更重要的是，沟通还是一种有效的管理工具。[5] 在网络与社交媒体崛起、世界变为"地球村"的当下，沟通变得愈发重要。德国社会学家贝克在分析了现代社会全球性风险对人类生存与发展的严重威胁后指出，应对威胁时需要多主体的有效沟通。[6]

公共沟通在应对危机和处理突发公共事件中起着重要作用。来自美国卡耐基·梅隆大学的费博儒（Baruch Fischhoff）教授指出，无论是在突发公共

---

① 国务院联防联控机制权威发布．（2020-03-25）［2020-05-17］．http：//www. gov. cn/xinwen/gw-ylflkjz69/mobile. htm.

② 郭晓莹．武汉静待"解封"：终有归期 不忘相约．（2020-04-07）［2020-05-17］．http：//www. chinanews. com/sh/2020/04 - 07/9149636. shtml.

③ 薛澜，朱琴．危机管理的国际借鉴：以美国突发公共卫生事件应对体系为例．中国行政管理，2003（08）：51 - 56.

④ 曹珂馨，潘昱良，高秀玉，等．基于河北省公众视角的突发公共卫生事件风险沟通研究．医学与社会，2020（5）：11 - 15.

⑤ 郭锐．政府危机管理中的外部沟通与合作问题．长江论坛，2007（4）：50 - 53；刘建霞．我国政府危机管理中的公共沟通问题研究．济南：山东师范大学，2010；王麒．公共危机管理体制中的沟通机制研究．成都：电子科技大学，2007.

⑥ 贝克．风险社会．何博闻，译．南京：译林出版社，2004.

卫生事件暴发的前期、中期或后期阶段，有两类沟通都必不可少且相互促进：
（1）公共健康与安全方面的沟通，即通过各类方式教育公众如何在事件的各
个阶段进行自我保护，使公众有意识地积极配合处理突发事件，以降低自身
可能受到的影响和危害；（2）有关公共事务方面的沟通，即要求相关公共事
务部门通过各种渠道宣传自身的行政理念和能力，使公众了解该机构及其自
身的安全和利益，以树立良好声誉、获取公众信任。[①] 在危机应对过程中，
相关领域的专业人士、决策分析人员、社会科学研究人员、传媒工作者与公
众等多方力量，只有在从启动到实施的多阶段均实现有效沟通和配合，才能
实现危机管理的整合。

面对突发公共卫生事件中的沟通与传播这个"全球性难题"[②]，分析总结
中国政府在新冠肺炎疫情暴发期间的公共沟通策略，能够凸显良好的沟通对
于疾病防控工作的重要意义，并为今后应对突发性危机事件提供参考借鉴。

二、新冠肺炎疫情暴发期间的公共沟通策略分析

依据事件发展的客观特征，突发公共卫生事件的暴发期（即"事中阶段"）
可被进一步划分为先兆阶段、紧急阶段、持久阶段和解决阶段。[③] 具体而言，
前兆阶段指危机全面发生前各种危机先兆出现的阶段；紧急阶段指关键性的事
件已发生，事件影响面持续扩大、演变迅速且出人意料的阶段；进入持久阶段
后事件得到控制，但未彻底解决；解决阶段则指事件得到完全解决的阶段。[④]

政府的公共沟通与传播策略应视突发公共卫生事件的发展阶段和态势而
定，不能一概而论。[⑤] 整体而言，中国政府在新冠肺炎暴发期间所采取的公
共沟通策略不仅满足了防控疫情的整体需求，也展现出符合各阶段要求的特
点。本部分将依据公共沟通实践中的重要因素，对中国政府在新冠肺炎疫情
暴发与全面流行期间的公共沟通策略进行分析。

（一）新冠肺炎疫情先兆阶段的公共沟通策略

传染病的暴发与流行是两个不完全相同却又紧密联系的概念。传染病暴
发是指局部区域短时间内突然发生多个同类传染病病例的现象；传染病流行

---

① 费博儒，蔡珊珊. 公共沟通：突发事件事前、事中及事后. 中国应急管理，2007（11）：16-19.
② 穆林. 重大公共卫生事件如何向公众"说". 中国科学报，2020-02-13（5）.
③ 祝哲，彭宗超. 突发公共卫生事件中的政府角色厘定：挑战和对策. 东南学术，2020（2）：11-17.
④ 薛澜，张强. SARS事件与中国危机管理体系建设. 清华大学学报（哲学社会科学版），2003（4）：1-6，18.
⑤ REYNOLDS B, QUINN S C. Effective communication during an influenza pandemic：the value of using a crisis and emergency risk communication framework. Health promotion practice，2008，9（4）：13s-17s.

则指一个地区某种传染病发病率显著超过该病历年的一般发病率水平。① 作为一种新发传染病（emerging infectious diseases，EID），新冠肺炎具有新发传染病的一般性特征，即发生和出现具备不确定性，可呈点状暴发或散发、大流行趋势，且大流行来势汹汹、传播快，易造成跨国界、跨洲界甚至全球性扩散。②

如前文所述，在公共卫生事件全面暴发和流行前会出现预兆，此时政府应该及时、透明、准确地向公众传达可能存在的疫情风险，但在新冠肺炎暴发端倪出现的 2019 年 12 月末，武汉市政府及主流媒体在告知公众相关信息并引起公众注意方面所做的工作远远不够。

相较于武汉地方政府，中央政府在新冠肺炎疫情先兆阶段的行动更为果决，采取的公共沟通策略也更为恰当。《中国发布新冠肺炎疫情信息、推进疫情防控国际合作纪事》显示，国家卫生健康委员会自 2019 年 12 月 30 日接到消息后的次日凌晨便做出了安排部署，及时、主动向外通报了疫情信息。在 1 月 9 日初步将病原体判断为新型冠状病毒后，中国政府于 1 月 12 日将"不明原因的病毒肺炎"更名为"新型冠状病毒感染的肺炎"，同时向世界卫生组织提交新型冠状病毒基因组序列信息，并在全球流感共享数据库（GISAID）中发布了这些信息以实现全球共享。1 月 20 日，习近平主席从全局高度对新冠肺炎疫情防控工作做出重要指示，强调要把人民群众生命安全和身体健康放在第一位，坚决遏制疫情蔓延势头，要及时发布疫情信息，深化国际合作；李克强同志也在其主持召开的国务院常务会议上进一步部署了疫情防控工作。

由此可见，中国中央政府在新冠肺炎暴发初期的公共沟通策略是及时、有效的，很好地履行了风险沟通者和应急主导者等职责。在与政府系统内部和国内公众进行沟通时，中央政府在强调公众安全与健康的价值前提下，将沟通内容聚焦于风险防控和具体防控措施的落实之上；同时，在与世界各国及国际组织交流的过程中也表明了开放的态度。中国政府积极践行了时效性与准确性等公共沟通原则，为国内外公众及时采取预防措施、各国政府协调防控疫情与开展国际合作抢占了先机。世界卫生组织总干事谭德赛博士（Dr Tedros Adhanom Ghebreyesus）也一次又一次地呼吁全球响应中国号召、做好新冠肺炎疫情的防控措施。

（二）新冠肺炎疫情紧急阶段的公共沟通策略

新冠肺炎紧急阶段是先兆期之后的疫情全面暴发且快速传播的阶段。在

---

① 邹伟. 浅论中国应建立什么样的公共卫生应对体系. 中华医学丛刊，2004（6）：118－119.
② 沈洪兵，齐秀英. 流行病学. 8 版. 北京：人民卫生出版社，2013：127.

这一阶段，全国范围内确诊病患数急剧上升、疫区不断扩大且发展迅速。此时全社会公众对于疫情信息的需求量急剧上升，并且在明确病毒存在"人传人"特征却对新冠肺炎的病理缺乏深入了解的情况下，社会公众较易出现普遍性的恐慌情绪并可能引起社会动荡。政府在本阶段应该积极主动向公众普及防控知识、遏制谣言并引导舆论；同时应迅速启动应急预案，采取相应的隔离与治疗措施，组织相关专业人员合力防止事态进一步扩大。

总体而言，中国中央政府与地方各级政府在新冠肺炎紧急阶段所采取的公共沟通策略都可圈可点，对联动政府、各社会团体、专业人员和公众共同抗击疫情起到了积极作用。具体而言，这些策略凸显了公共沟通理论中的多个关键因素，为日后相关实践提供了借鉴。

1. 专业人士发布权威信息

在突发公共卫生事件的公共沟通中，由相关领域的专业及权威人士发布信息，在满足公众的信息需求、有效防控疫情和维护社会稳定等方面都具有不可替代的重要作用。在新冠肺炎前兆期，武汉市政府含糊其词的行为为后续工作徒增了巨大的压力。而在疫情全面暴发后，政府与官方媒体充分利用钟南山、李兰娟和张文宏等公共卫生与医疗领域内专家的权威地位，通过大众媒体向公众传达了戴口罩、宅在家、少聚集、勤洗手和勤通风等预防新冠肺炎的有效措施，并及时就坊间流传的"偏方"等信息进行辟谣，对防控疫情和"稳定民心"起到了积极作用。

同时，在疫情期间，国家联防联控机制和国家卫健委每天都会就疫情信息进行权威发布。这一动态的公共沟通策略，使政府机构和公众都能及时依据信息来调整工作和生活重心；及时的信息公开增强了公众对于政府的信任，使得各方能够精准、有效地开展物资调配、对口支援等抗疫行动。

2. 各类媒介精准传播、有的放矢

媒介对于政府在突发公共危机事件中进行快速沟通、达成危机管理的目标具有重要作用。这在 2003 年的"非典"疫情、2009 年的甲型 H1N1 流感疫情、2013 年的 H7N9 禽流感疫情、2014 年的埃博拉疫情和 2015 年的 MERS 疫情等突发公共卫生事件中都得到证明。在新冠肺炎疫情紧急阶段，中国各级政府、疾控中心、主流媒体等充分调动了一切积极的媒介因素，与公众进行高效沟通，促成了公共沟通目标的实现。

在新冠肺炎疫情暴发后，各类媒介充分发挥其传播优势，及时准确地发布信息，推动疫情防控工作有序开展。《人民日报》、新华社、中央电视台等传统主流媒体，财新传媒、《南方周末》、澎湃新闻等市场化媒体，腾讯、新浪等门户网站，微博、微信、抖音等社交媒体，以及丁香园等垂直类医疗自媒体在传播时效性、内容专业性、形式多样性等方面都表现得非常出色。不同媒体平台能够根据其受众特点，选用消息、评论、深度报道等多种体裁，综合运用文字、图片、视频等多媒体元素进行疫情防控报道。尤其值得一提的是，《人民日报》微信公众号适应"读图时代"的特性，持续制作有关疫情动态、英雄事迹等主题的数据新闻图片，在全网引起广泛传播；央视与一些地方媒体也制作了符合不同公众信息接收习惯的防疫宣传片，以有效动员民众采取戴口罩、居家隔离等防疫措施。

除了通过传统媒体和社交媒体进行信息发布和提供各类疫情防控服务之外，国家与各省市的疾控中心（CDC）也通过自己的官网、官微等渠道及时传递疫情防控信息。例如，贵州省 CDC 采用了顺口溜、快板歌、说唱、绘本、H5 等多种形式普及防护措施，内容兼具趣味性和专业性；河南省 CDC 借鉴 B 站和丁香医生的内容与语言风格，针对儿童、孕妇、学生、老年人、肿瘤患者、糖尿病患者等老弱病幼群体，在融合本地区文化特色及习俗的基础上进行多样化的信息传播；湖南省 CDC 在"湖南疾控"公众号中设置了"湖南省防控服务平台"，增设了"疫情智能问答""发热症状自查""新冠知识科普""主动申报与疫情线上服务""疫情实时查询""疫情实时辟谣"和"定点（发热）门诊导航"等功能，在传递防控信息的基础上，发挥了便民服务的功能。

在突发公共卫生事件的沟通中，除了注重信息发布的内容质量和渠道形式之外，还需要把握沟通的技巧。一方面，面对突如其来的疫情，大众媒介对疾病的严重性、危害性、易感性以及如何防范等进行广而告之是必要之举；另一方面，过于强调疫情的严重程度和易感性又可能导致公众产生恐慌、焦虑和无力感。关于恐惧诉求的一些研究指出，过度渲染严重性无益于事态的解决，反而有可能导致公众在威胁面前产生逃避行为。因此，在公共沟通中，政府与媒体在信息传播中需要把握一定的度，既使公众能够切身感受到来自新冠肺炎的威胁，同时又能使其充分认识到通过采取戴口罩和宅在家等预防行为可以有效预防新冠肺炎的感染。

在新冠肺炎快速传播的紧急阶段，中国官方及主流媒体没有一味渲染病情的严重性，而是将较多的笔墨置于武汉人民的坚强自立、各地快速响应驰援和防控措施的有效性上，这对于稳定公众情绪、促使公众采取防范措施、疫情防控局面向好发展来说都意义非凡。

（三）新冠肺炎疫情持久阶段的公共沟通策略

从客观情况来看，中国既是首先大面积暴发新冠肺炎疫情，也是最早出现缓和迹象的国家。过往公共卫生事件的经验提醒我们，疫情的缓和并不意味着"抗疫"的全面胜利。因此，在新冠肺炎疫情扩散的汹涌态势得到控制、出现缓和迹象但又依旧不能放松警惕的疫情持久阶段，采取适时且恰当的公共沟通策略，对于巩固现有成果、赢得"总体战"的全面胜利具有重要作用。中国政府在本阶段的公共沟通中除了继续保持紧急阶段的有效策略外，也能够灵活调整疫情防控目标，并兼顾道德与法律因素。

1. 阶段性防控目标的灵活调整

突发公共事件传播专家巴巴拉·瑞纳德（Barbara Reynolds）指出，危机不同阶段的防控目标不同，政府需要对媒体与舆情进行监测以实时调整沟通策略、帮助公众更准确地了解所处的危机。[①] 数据显示，国内确诊病例数在 2020 年 2 月 12 日达到峰值后，于 2 月 13 日迅速下降（确诊病例数增长较前日下降 10 059 例），此后疑似病例数量持续下降，治愈病例数不断增加。在疫情防控出现好转迹象、防控措施取得积极成效、各方可能放松警惕的背景下，中国政府审时度势做出了"疫情防控工作到了最吃劲的关键阶段，要毫不放松做好疫情防控工作"[②] 的判断，并指出本阶段的防控工作"更要实事求是"，把重点工作"抓实、抓细、抓落地"[③]。这一判断点明了疫情防控的阶段性特征，有效击碎了本阶段存在的"疫情即将结束"的谣言，不仅为党政系统内部如何进一步开展各项工作指明了方向，同时也为全国上下持续凝心聚力、共克时艰把好了航向。

此外，在疫情出现好转迹象，企业组织与社会公众普遍面临着复产、复工和复学等难题的情况下，中国政府适时与公众进行沟通，根据公众反馈调整防控目标。在 2020 年 2 月 23 日的"统筹推进新冠肺炎疫情防控和经济社会发展工作部署会议"上，习近平主席强调本阶段一手抓防控、一手抓经济的工作重点后，各地政府在充分听取本地居民和企业的多方意见、把握本区域内疫情防控与经济发展特征的情况下，先后公布了复产、复工和复学的时间。政府与公众、政府与企业组织等多主体之间的双向沟通，确保了疫情防控向正常生活恢复过程中的有序性与可控性。同时，政府广泛与各方就与其切身利益息息相关的公共事务进行双向沟通，有助于树立其广开言路、贴近实际与群众的形象。

2. 道德与法律因素

在以往的许多突发性公共危机事件的案例分析中，不少研究者往往着重探

---

① REYNOLDS B, SEEGER M W. Crisis and emergency risk communication as an integrative model. Journal of health communication，2005，10（1）：43－55.

② 潘子荻. 最吃劲的关键阶段，习近平@各级党委、政府.（2020-02-14）［2020-05-17］. http：//www. qstheory. cn/zdwz/2020－02/14/c_1125571619. htm.

③ 李泾一. 到了最吃劲的关键阶段更要实事求是.（2020-03-05）［2020-05-17］. http：//www. qstheory. cn/dukan/hqwg/2020－03/05/c_1125665570. htm.

讨媒体策略和公关原则而忽略了道德因素。美国公共关系实务专家弗雷泽·西泰尔（Fraser Seitel）通过对半个多世纪以来大量公关案例的分析后，强调了道德在有效沟通和公共关系中的基石作用。他指出，在公共沟通与公共关系实践中，道德成为特定对象对公关主体是否在"做正确的事"的判断依据。①换言之，公共沟通主体的行为与策略是否符合道德，将直接影响传播对象是否信任其立场、是否会遵循相应的行为建议以及沟通行为本身是否会产生预期效果。

中国中央政府和各级地方政府在新冠肺炎暴发期间，在各类官方文件和主流媒体平台上，均反复强调了人民利益至上的道德准则和"人类命运共同体"的价值观，赢得了公众的理解与信任，并促进了各项预防措施的顺利开展。以对外沟通和国际合作为例，当国内疫情出现好转迹象时，新冠肺炎在欧洲和世界其他地区暴发，中国迅速对意大利、塞尔维亚等数十个国家采取了抗疫援助，国内部分公众对此举存在"中国刚从疫情防控中喘过气来，为何要援助外国"的疑问，而中国政府利用各类媒体，向公众表明了"人类命运休戚与共"的道德观和价值观，为展开对外援助奠定了良好的舆论基础，同时也对塑造国家形象和促进国际合作抗疫有积极作用。

中国政府在国家治理理念与实践中一直坚持"依法治国"和"以德治国"相结合，二者中法为准绳、德为基石，相互补充、相得益彰。② 在新冠肺炎疫情事件的沟通中，除了强调人民利益至上准则之外，中国政府也强调"依法防控"和"依法治理"③。在国内部分地区具备逐步恢复正常生活条件的情况下，中国政府及主流媒体对于"依法防控""依法有序推进复工复产"的强调，使得化解特殊时期的各类社会矛盾有了依据。从目标上来看，强调法治不仅有利于增强公众信任，也是疫情防控工作顺利开展的重要保障。

在后续的疫情防控常态化阶段，中国政府在公共沟通层面依旧没有松懈，而是持续通过专家提醒、动态解读、宣传片播放等多元化的沟通策略以提醒公众保持警惕。

第三节　新冠肺炎疫情防控公共沟通策略总结

本章依据疫情暴发过程中的不同阶段，对中国政府的新冠肺炎防控相关

---

① 西泰尔. 公共关系实务. 13 版. 北京：清华大学出版社，2017.

② 坚持依法治国和以德治国相结合.（2016-12-09）[2020-05-20]. http://theory. people. com. cn/n1/2018/0103/c416126 - 29742944. html.

③ 习近平：全面提高依法防控依法治理能力 为疫情防控提供有力法治保障.（2020-02-05）[2020-05-27]. http://www. xinhuanet. com/politics/2020 - 02/05/c _ 1125535239. htm.

公共沟通策略进行了分析。需要指出的是，每一阶段的策略虽然各有侧重，但是并非彼此割裂，而是综合运用于新冠肺炎疫情防控的全过程。整体来看，中国政府在新冠肺炎疫情防控中的公共沟通表现较"非典"时期有较大进步，许多方面值得肯定，但也存在一些不足之处。

一、新冠肺炎疫情防控公共沟通中的优点

总的来说，在本次新冠肺炎疫情的公共沟通中，中国政府对现代沟通理论所指出的关键要素都给予了足够的重视。

（一）遵守基本沟通原则，实际策略灵活多样

首先，从全局来看，中国中央及各级政府在新冠肺炎疫情期间的公共沟通中基本遵循了及时、透明、可信等关键原则，这对于掌握公共沟通主动权、凝聚社会共识、争取社会支持、有效防控疫情等都起到了重要作用。2003年"非典"疫情的深刻教训已经表明，最可怕的事情不是真相，而是不明真相，"瞒、藏、压"的信息沟通策略非但不能帮助国民有效应对传染病，反而助长了病毒的肆意扩散，给人民群众的生命财产安全造成了重大损失。在新冠肺炎疫情防控中，中国政府做到了规避"非典"疫情期间在公共沟通策略上的谎报、瞒报等问题；钟南山、张文宏等专家与意见领袖在主流媒体中对于真实信息的及时披露不仅没有引起社会恐慌，反而因为"金句"频出而受到广大民众的喜爱。

其次，中国政府的公共沟通策略依据疫情发展的客观规律和各阶段对防控工作的要求进行了灵活调整，不同阶段的传播议题和核心信息能够有效与各阶段的沟通目标相契合。在整个疫情防控期间，包括传统媒体和社交媒体在内的整个媒介系统在知识科普、信息传播、舆论引导、资源调配等方面都发挥了积极作用。同时，配合大众媒体的公共沟通，政府系统内部的行政命令，疾控系统的健康教育，基层社区的流动宣传车、宣传画报，以及社区工作人员挨家挨户上门宣传，都对公众迅速获取防控信息、采取积极防控措施具有重要意义。

（二）注重双向沟通，回应现实关切

双向沟通相较于传统的单向沟通模式而言，不仅注重信息的发布，也关注沟通过程中的反馈和互动，因而在达成公共沟通的目标，即凝聚共识、协调资源、促进危机事件解决方面更有效率。在新冠肺炎疫情防控的公共沟通中，中国政府做到了听民意、聚民智和解民忧，能够与公众进行及时、充分、

真诚的交流。如前文所述，疫情防控是一个动态的过程，在这一过程中，不断会有新问题产生，包括隔离在家如何采购生活物资，滞留海外的华人及留学生回国相关政策，境外输入病例的防控方式，新冠肺炎疫苗接种相关事项，等等。基于这些问题，国务院联防联控机制在定期召开的新闻发布会上充分听取群众意见，对群众关心的各类问题做了详细解答，并通过多种渠道和方式了解公众的后续反馈，以便进一步沟通。

（三）重视道德法律，争取公众信任

对于政府部门而言，能否在公共危机事件中进行有效沟通，不仅对控制危机、维护社会稳定具有重要意义，对其行政能力也是一次重要检视。由于管控危机和社会治理具有天然的政治性，政府行为必须在道德和法律框架下执行才能获得公众的信任、理解与支持。沟通的本质是对话，对话的核心价值在于达成共识和互惠、实现价值认同与共创。[①] 因此在对话沟通中，不仅要注重"事实之维"，还需注重"价值之维"。"事实之维"是指在沟通内容层面促进真相互通和利益互惠；"价值之维"是指通过沟通建立信任、分享意义。在现代社会危机频发的背景下，利益和工具理性压倒一切而意义和价值理性却往往隐而不显。因此，在针对危机的公共沟通中，价值之维就显得愈发重要。

新冠肺炎疫情暴发后，中国政府始终秉持着"人民利益至上"的道德与价值理念开展公共沟通，积极宣扬"人类命运共同体"的理念和中国成为"负责任的大国"的目标，对于中国政府在危机防控过程中赢得公众理解与信任至关重要。在采取交通管制、停工、停业和停学等防控措施时，中国各级政府在防控过程中反复强调必须依照《中华人民共和国传染病防治法》等法律及相应的法规开展防控工作。《孟子》云"不以规矩，不能成方圆"，在国人普遍信奉遵章守纪观念的前提下，中国政府对于"依法防控"的重视对疫情防控取得公众信任不无裨益。

二、新冠肺炎疫情防控中公共沟通的不足

尽管我国政府在新冠肺炎疫情防控中的公共沟通可圈可点，但依旧存在一些不足，给疫情防控工作造成了不便，也为人民群众的生命财产安全和政府形象带来了损害。

[①]　胡百精. 公共关系学. 2版. 北京：中国人民大学出版社，2018.

（一）前期预警缺位，沟通环节受阻

对公共卫生事件的防控强调的是"四早"策略，即早发现、早诊断、早隔离、早治疗。为了更有效地做到"四早"，"非典"之后，国内公共卫生与医疗系统内部便建立了基层直抵中央政府的信息上报系统，但新冠肺炎疫情前期的实际情况表明，信息系统的建立并不能直接带来信息在系统内部传输的透明化与顺畅化。而导致这一现象的原因是多方面的。[1]

在新冠肺炎疫情防控的沟通中，饱受诟病和质疑的地方即武汉当地政府在疫情先兆期的模糊态度和寡断行为，尤其是武汉百步亭"万家宴"如期举行的消息在 1 月 20 日传开之后，公众对武汉官方的态度趋于愤怒。[2] 虽然事后武汉市市长周先旺承认"预警不够"，态度也较为诚恳，但预警不足依旧使武汉市政府在公众心中的形象大打折扣。国内学者分析认为，我国媒体对于公共卫生事件的报道呈现出"挤牙膏"的僵硬模式，一些地方官员面对公共卫生事件的下意识反应是"捂住"[3]，在迫不得已的情况下才公开信息或采取"外松内紧"的沟通策略，这不但无法达到目的，反而容易使自身陷入被动[4]。这种"先做不说""外松内紧"和"大事化小"的策略尽管可以在公共卫生事件发生之后更加迅速地平息事件、维护社会稳定和安抚公众恐慌情绪，但也有可能会导致无法直面事件核心的缺点和缺乏促进社会变革的长期效果。[5] 鉴于很多国家在实施本国防疫措施时也较为寡断，存在一定的侥幸心理，导致了事态的进一步扩大，故这一教训值得各国政府铭记。因此，各国政府在未来需要着重反思造成这类现象的原因，减少非专业人员对公共卫生事件应急预警系统的干扰。

（二）日常沟通不足，专业人员欠缺

本次新冠肺炎疫情的暴发折射出了国内公共卫生事件的日常沟通与健康教育的不足。尽管中国政府自疫情暴发后在公共沟通层面做了大量工作，相关的策略也灵活多变，但在疫情暴发初期，不少公众对传染病相关知识依然

① 周书楠. 政府公共传播，哪些问题亟待解决. 人民论坛，2016（25）：66-67.
② 佘宗明. 疫情正凶猛，武汉社区办万家宴遭质疑！（2020-01-21）［2020-05-27］. https：//news. china. com/socialgd/10000169/20200121/37729274. html.
③ 吴廷俊，夏长勇. 我国公共危机传播的历史回顾与现状分析. 现代传播（中国传媒大学学报），2010（6）：32-36.
④ 薛澜，张强. SARS事件与中国危机管理体系建设. 清华大学学报（哲学社会科学版），2003（4）：1-6，18.
⑤ SALAZAR M A，张颖，胡晓江，等. 公共卫生突发事件的沟通策略与影响：2015年北京某大厦麻疹事件与美国迪士尼麻疹事件对比分析. 风险灾害危机研究，2019（1）：239-256.

知之甚少，对重大公共卫生事件的了解依然停留在对"非典"、禽流感和猪流感等疾病的感性认知上。在未来的工作中，各级政府、疾控系统、教育和医疗机构等应就相关话题进行全面、深入与持续的沟通，做好日常的健康教育与健康促进工作。

此外，在疫情暴发期间，部分湖北官员在新闻发布会上对疫情动态、口罩数量等数据缺乏了解，工作作风引起了不少公众的愤怒，而后续卫健委工作人员在发布会上的踏实作风与流畅应答得到了一致好评。同时，一些地区CDC的信息发布也存在优质内容创作和传播技巧上的欠缺，未来需要进一步提升政府官员和医疗卫生系统工作人员的公共沟通能力，培养细分领域的专业人才，以更好地应对突发性公共卫生危机。

（三）国际对话乏力，传播效果较弱

新冠肺炎疫情的全球蔓延决定了世界各个国家与地区必须进行有效沟通与密切合作。但由于部分西方国家对中国的抹黑、偏见、鄙视甚至是仇视，中国的国际形象被恶意扭曲。尽管国内公众对于西方部分国家的恶意抹黑表现出了同仇敌忾的态度，但是无论是对外交部回击的赞赏还是对西方部分国家表达出的愤怒，国人的愤怒、不满、委屈和苦闷，西方国家很少感受到。对于这一问题的解决方案的探讨已经超出了本章的主题，但应该清醒地认识到，中国在世界范围内应做的公共沟通、国际传播和国家形象建设依旧道阻且长。

此外，公共沟通强调的"公共"也暗含了公众可以在疫情防控中作为对外沟通的主体。相较于政府发布的官方信息，来自民间与"草根"的信息往往更具生活的烟火气息，反而更容易被不同国家与地区的人民所接受。因此，在未来的公共沟通与国际传播中，公众也应承担起"讲好中国故事"的任务，并作为政府公共沟通的有力补充，以增强沟通的有效性。

本章小结　Summary

高效良好的公共沟通是应对突发性公共卫生事件的关键举措。本章聚焦新冠肺炎疫情期间中国政府在危机暴发各个阶段的公共沟通策略，及其在公共沟通中的优势和不足，为提升政府公共沟通能力指明了方向，也为中国政府在应对未来可能发生的公共危机事件时提供了参考借鉴。

反思与讨论 **Reflection & Discussion**

　　1. 请选取除中国之外的一个国家，分析其在新冠肺炎疫情期间的公共沟通策略的优缺点。

　　2. 请选择近期发生的一个突发性公共事件，评述中国政府在该事件应对中的公共沟通表现。

参 考 文 献

一、中文文献

阿特休尔．权力的媒介．黄煜，裴志康，译．北京：华夏出版社，1898：224.

暗然．医学杂志之合理化．大公报，1933-10-24（11）.

暗然．怎样办医学周刊．大公报，1936-07-14（11）.

巴兰，戴维斯．大众传播理论：基础、争鸣与未来．曹书乐，译．北京：清华大学出版社，2014.

班杜拉．思想和行动的社会基础：社会认知论．林颖，等译．上海：华东师范大学出版社，2001：
9－13.

北京确诊鼠疫病例，我们不需要恐慌！．（2019-11-16）［2020－04－20］．https：//mp．weixin. qq. com/
s/8Sas JXTPwOEyNoPWPFSHew.

贝克．风险社会．何博闻，译．南京：译林出版社，2004.

被忽视的白色瘟疫，每年折磨 80 万中国人．（2020-03-24）［2020－04－20］．http：//da-
ta. 163. com/20/0324/20/F8GUC7BS000181IU. html.

本刊编辑部．结核病的历史与现状：写在世界结核病日前夕．首都医药，2013，20（5）：39.

比尔及梅琳达盖茨基金会．比尔·盖茨 2013 年度公开信．［2019－03－17］．https：//www.
gatesfoundation. org/zh/Who-We-Are/Resources-and-Media/Annual-Letters-List/Annual-
Letter-2013.

冰清．美国女人：乳房没了也要活得漂亮．健康时报，2010-06-24（13）.

卜卫，刘晓红．传播学研究方法（待出版）.

卜卫．超越"妇女与媒介"：《北京行动纲领》回顾、中国经验与"北京＋20"评估．妇女研究论
丛，2015（5）：38－48.

卜卫．媒介与人权教育：探讨从人权框架进行新闻报道的可能路径．当代传播，2013（6）：4－7.

蔡聪，熊颖．媒体报道促进中国残障平等指南．（2021－12－03）［2021－12－17］．https：//
zh. unesco. org/sites/default/files/mei ＿ ti ＿ bao ＿ dao ＿ cu ＿ jin ＿ zhong ＿ guo ＿ can ＿ zhang ＿ ping ＿
deng ＿ zhi ＿ nan ＿＿0. pdf.

残疾人权利公约．（2010－05－26）［2020－01－08］．https：//www. un. org/chinese/disabilities/
convention/convention. htm.

曹昂．健康意义、另类视角与本土情境："文化中心路径"对健康传播学的批判与重构．新闻与传
播研究，2020（7）：57－76.

曹昂．流动女工健康话语的建构与传播研究．北京：中国社会科学院研究生院，2017.

曹昂．乳腺癌议题的健康传播叙事结构分析：以电影《天生一对》为例．东南传播，2014（3）：9－
12.

曹珂馨，潘昱良，高秀玉，等．基于河北省公众视角的突发公共卫生事件风险沟通研究．医学与
社会，2020（5）：11－15.

曹丽萍．从"非典"谈突发公共卫生事件信息公开．中国公共卫生，2003（7）：T1－T2.

曹琦，崔兆涵．我国卫生政策范式演变和新趋势：基于政策文本的分析．中国行政管理，2018（9）：86－91.

陈宝成，赵今朝．钟南山：新型冠状病毒肺炎"肯定人传人"．（2020-01-20）［2020－05－17］．http：//www.caixin.com/2020-01-20/101506465.html.

陈芳，刘华，韩墨，等．中国发布新冠肺炎疫情信息、推进疫情防控国际合作纪事．（2020-04-07）［2020－05－17］．http：//www.xinhuanet.com/politics/2020－04/06/c_1125819214.htm.

陈红梅．网络传播与社会困难群体："肝胆相照"个案研究．新闻大学，2005（2）：61－65.

陈虹，郝希群．恐惧诉求视角下看媒体的控烟报道：以《人民日报》控烟报道为例．华东师范大学学报（哲学社会科学版），2013（1）：128－140.

陈建伟，罗敏红，许信红，等．2014年广州市居民健康素养水平及影响因素分析．预防医学情报杂志，2016（7）：647－652.

陈静．癌症的媒体呈现与受众认知：健康传播的视野．新闻前哨，2007（12）：81－82.

陈礼贤．论李渔的养生思想．杭州：浙江师范大学，2013.

陈力丹，董晨宇．甲型H1N1流感国内主流报纸新闻报道分析：以北京三家报纸为例．新闻与写作，2009（7）：29－31.

陈力丹，赵卓伦．大胆履行职责　谨慎点名揭露：评通讯《甘肃14名婴儿同患肾病疑因喝"三鹿"奶粉所致》．新闻实践，2010（1）：38－39.

陈力丹．"非典"报道与生命权意识．新闻记者，2003（6）：12－13.

陈力丹．微博的自律与自净机制．网络传播，2011（8）：26－28.

陈敏．不被关注的公共健康议题：中国媒体肺结核报道研究．2006年清华大学国际传播研究中心会议论文集，2006：364－377.

陈欣钢．我国医疗改革的媒介话语生产：对中央电视台新医改报道的个案研究．上海：复旦大学，2012.

陈欣钢．医疗改革报道的新闻采编框架：基于框架理论的研究．编辑学刊，2015（4）：89－94.

陈颖．大众健康传播中受众媒介素养的培养．新闻爱好者，2011（18）：21－22.

陈雨．莎士比亚戏剧中疾病现象的文化隐喻．杭州：浙江大学，2018.

陈振明．公共政策学：政策分析的理论、方法和技术．北京：中国人民大学出版社，2004.

陈竺．医患双方是利益共同体．（2009-12-10）［2022－01－16］．http：//www.chinanews.com/gn/news/2009/12－10/2009647.shtml

程凯，陈敏．虚拟现实技术在健康医疗领域的应用．中国医院管理，2017（8）：45－47.

程维．跨文化传播视阈下的新闻编译：以《参考消息》防控甲流的几则新闻稿为例．上海翻译，2010（3）：27－32.

崔凤鸣．序//解岩，蔡聪，傅高山．中国残障人观察报告（2014—2015）．北京：中国言实出版社，2016.

崔慧莹．全球试水"解封"，第二波疫情来袭．南方周末，2020-06-18.

代丽丽．"共享用工"推动残疾人就业．北京晚报，2019-08-02.

戴圣婷，杨剑，邱卓英，等．中国ICF的研究与发展：基于CiteSpace III文献分析．中国康复理论与实践，2007（10）：1137 - 1144.

戴元光，韩瑞霞．我国当前医患关系的现状、问题及原因：基于健康传播视角的实证分析．新闻记者，2012（4）：15 - 20.

当"白色瘟疫"遇上新冠肺炎 它们说的每句话都值得倾听．（2020-03-24）[2020 - 09 - 15]. http：//news. cctv. com/2020/03/24/ARTIPfodjMcYgd4TEw3Oe3cU200324. shtml.

丁巧．教育戏剧在高一学生心理健康课堂中的应用探索．兰州：西北师范大学，2014.

丁未．新媒体赋权：理论建构与个案分析：以中国稀有血型群体网络自组织为例．开放时代，2011（1）：124 - 145.

丁香医生．生活大爆炸医学知识大盘点．（2019-03-15）[2020 - 01 - 13]. https：//www. bilibili. com/video/av46353783/.

董伟．健康传播视角下抑郁症报道研究．新闻世界，2010（5）：91 - 93.

杜琳，王建军，罗不凡，等．广州市 SARS 病人疾病负担研究．中国公共卫生，2007（3）：379 -381.

段文婷，江光荣．计划行为理论述评．心理科学进展，2008，16（2）：315 - 320.

樊阔．健康传播视域下我国抑郁症报道的议题建构：以人民日报法人微博为研究对象．新闻知识，2018（10）：18 - 24.

范力．报纸健康新闻如何去同质化．记者摇篮，2012（6）：44 - 45.

范丽芳．中国探索第三方调解医患纠纷效果显现．（2016-03-03）[2020 - 01 - 20]. http：//www. chinanews. com/sh/2016/03 - 03/7782846. shtml.

范以锦，匡骏．新闻领域非虚构写作：新闻文体创新发展的探索．新闻大学，2017（3）：56 - 61.

方洁，颜冬．全球视野下的"数据新闻"：理念与实践．国际新闻界，2013，35（6）：73 - 83.

费博儒．公共沟通：突发事件事前、事中及事后．蔡珊珊，译．中国应急管理，2007（11）：16 - 19.

费斯克．传播符号学理论．张锦华，等译．台北：远流出版公司，2008.

费孝通．略谈中国的社会学．社会学研究，1994，9（1）：2 - 8.

冯坤，程雪莲，何中臣，等．重庆市主城区农民工健康知识认知现状及其影响因素分析．中国健康教育，2019（4）：318 - 322.

冯莉．以制度化监督确保大众传媒公信力："封口费事件"危机传播效应分析．新闻爱好者，2009（4）：13 - 14.

冯显威，顾雪非．健康政策的概念、范围及面临的挑战与选择．中国卫生政策研究，2011（12）：58 - 63.

付春晖．报刊医疗广告新闻化透视：基于《平顶山日报·健康周刊》的分析．西安：陕西师范大学，2015.

傅建忠．书坊刻书与中医药文化传播．湖北中医药大学学报，2015（6）：127 - 129.

傅建忠．宋代士大夫传播医药文化的方式与效应．医学与哲学，2019（12）：78 - 80.

高孟秋．50 岁以后要慎防这个疾病！很多家庭矛盾都可能因为它．（2016-05-13）[2019 - 12 - 29]. https：//dxy. com/column/6000.

戈公振．中国报学史．北京：中国新闻出版社，1985.

耿兴敏．全国医疗纠纷总量五年累计下降 20.1%．中国妇女报，2018-09-10（2）.

公共卫生科学数据中心．肺结核数据库．［2020－02－12］.http：//www.phsciencedata.cn/Share/index.jsp.

古津贤，李大钦．多学科视角下的医患关系研究．天津：天津人民出版社，2009.

顾德宁．坚持以人为本 搞好医疗报道．新闻战线，2006（3）：63－54.

顾燕．健康传播视角下主流网络新闻媒体的控烟报道研究：以新浪网、人民网为例．苏州：苏州大学，2012.

关于做好计划生育工作的报告．（2015-11-19）［2020－01－13］.http：//www.gov.cn/zhengce/content/2015－11/19/content_10304.htm.

《滚蛋吧！结核君（菌）：2016"结核病防控"全国大学生公益微视频大赛》专题．（2016-03-24）［2019－07－16］.https：//gongyi.youku.com/jiehebing.

郭海健，李小宁．综合指数法在（江苏省）居民健康素养水平评价中的应用．中华疾病控制杂志，2013（7）：639－641.

郭俊华．公共政策与公民生活．上海：上海交通大学出版社，2018：17－18.

郭蕾博士（GUO Lei, Ph.D.）的主页对"网络议程设置模型"（Network Agenda Setting Model）的介绍．［2022－01－03］.http：//www.leiguo.net/research/network-agenda-setting-model/.

郭庆光．传播学教程．北京：中国人民大学出版社，1999.

郭锐．政府危机管理中的外部沟通与合作问题．长江论坛，2007（4）：50－53.

郭晓科，孙静惟．健康传播视角下的突发公共卫生事件管理：基本理论、常用方法和效果评估．中国健康教育，2010（1）：20－25.

郭晓莹．武汉静待"解封"：终有归期 不忘相约．（2020-04-07）［2020－05－17］.http：//www.chinanews.com/sh/2020－04－07/9149636.shtml.

郭欣，王克安．健康素养研究进展．中国健康教育，2005（8）：590－593.

国家统计局．中国统计年鉴（2018）"卫生和社会服务"．（2018－09－22）［2020－01－10］http：//www.stats.gov.cn/tjsj/ndsj/2018/indexch.htm.

国务院办公厅关于印发深化医药卫生体制改革 2014 年重点工作任务的通知．（2014-05-28）［2020－01－12］.http：//www.gov.cn/zhengce/content/2014－05/28/content_8832.htm.

国务院办公厅关于印发深化医药卫生体制改革 2018 年下半年重点工作任务的通知．（2018-08-20）［2020－01－11］.http：//www.gov.cn/zhengce/content/2018－08/28/content_5317165.htm.

国务院联防联控机制权威发布．（2020-02-24）［2020－05－17］.http：//www.gov.cn/xinwen/gwylflkjz28/index.htm.

国务院联防联控机制权威发布．（2020-03-25）［2020－05－17］.http：//www.gov.cn/xinwen/gwylflkjz69/mobile.htm.

韩纲．传播学者的缺席：中国大陆健康传播研究十二年：一种历史视角．新闻与传播研究，2004，11（1）：64－70.

韩雪莹，张涵．人际传播视野下的医患关系研究．新闻世界，2015（7）：190－192.

郝玉佩．短视频中的健康传播探讨：以"丁香医生"抖音号为例．新闻世界，2019（2）：75－77.

和新冠斗争，也别忘了肺结核带给家庭的伤痛．（2020-03-24）［2020－09－15］．http：//health. people. com. cn/n1/2020/0324/c14739－31645485. html.

呼吸道传染病肺结核．（2020-03-24）［2020－09－15］．http：//health. people. com. cn/n1/2020/0324/c14739－31645810. html.

胡百精．公共关系学．2版．北京：中国人民大学出版社，2018.

胡懋廉．打倒枣核．大公报，1929-08-14（13）.

胡鹏．医学、政治与清教主义：《罗密欧与朱丽叶》的瘟疫话语．外国文学评论，2012（3）：19－31.

湖北省长王晓东：非常痛心，非常内疚，非常自责．（2020-01-27）［2020－04－14］．http：//www. bjnews. com. cn/feature/2020/01/27/680011. html.

华晔迪，傅勇涛，于文静．多名人大代表建议阻断"缺陷婴儿"出生．（2015-03-14）［2020－01－16］．http：//hb. people. com. cn/n/2015/0314/c194063－24155012. html.

桓世彤．致命"浪漫病"：我们只能依靠50年前的药物吗？．（2015-06-23）［2019－07－15］．https：//www. guokr. com/article/440435/.

黄蓓．健康领域数据新闻报道研究．南昌：南昌大学，2016.

黄彪文，董晨宇．媒体对新发突发传染病的报道图景：以甲型H1N1流感为例．新闻大学，2010（4）：19－32.

黄新生．媒介批评．台北：五南图书出版公司，1995：62－63.

黄学平．车载和智能端成为广播收听主流：2018年中国广播收听市场分析．中国广播，2019（1）：17－22.

霍斯顿．动机心理学．孟继群，侯继良，等译．沈阳：辽宁人民出版社，1990.

贾治中，杨燕飞．略论清代的药性剧：兼谈《草木传》的作者问题．中华戏曲，1996（1）：249－256.

坚持依法治国和以德治国相结合．（2016-12-09）［2020－05－20］．http：//theory. people. com. cn/n1/2018/0103/c416126－29742944. html.

简光洲．甘肃14名婴儿同患肾病 疑因喝"三鹿"奶粉所致．东方早报，2008-09-11（A20）.

江洁，杨金侠，韩萍萍，等．我国农村居民健康素养现状及展望．中国卫生事业管理，2011（5）：394－396.

江洁，杨金侠．健康素养内涵模型探讨．中国卫生事业管理，2011（9）：646－648.

姜煜．对话"励志哥"尼克胡哲：成功的秘诀是永不放弃．（2017-09-10）［2020－01－16］．http：//www. chinanews. com/gj/2017/09－10/8327070. shtml.

蒋玉蒻，庞晓华．新媒体环境下医患关系报道中的媒体失范与校正：以"手术室自拍"事件报道为例．中国记者，2015（2）：87－88.

结核困境：湖南益阳肺结核暴发事件调查．（2017-12-05）［2021－07－16］．http：//www. ifeng-weekly. com/detil. php？id＝4855.

金兼斌．数字鸿沟的概念辨析．新闻与传播研究，2003（1）：75－79.

九野皮皮．青年五四献礼│全面性教育歌曲《心生》首发！．（2019-05-04）［2020－01－13］．

https：//mp. weixin. qq. com/s/EdAydxTZD4PhJ8aC6Gr-pQ.

局部气候调查组．艾滋病交响诗．（2018-11-28）［2019－07－14］. https：//mp. weixin. qq. com/ s/lyAWjgv6csAcK wxhl0KDHQ.

局部气候调查组．白色瘟疫梦幻曲．（2020-05-25）［2020－09－15］. https：//mp. weixin. qq. com/ s/_BqwH60－1cd6bFAJHLxQkA.

局部气候调查组．梅毒狂想曲．（2018-01-30）［2019－07－12］. https：//mp. weixin. qq. com/s/ h7YoKuMnZqL8 JHrax3BRwA.

局部气候调查组．消化道漫游指南．（2016-10-13）［2019－07－12］. https：//mp. weix-in. qq. com/s/A18sxMeGB yq7LP2NrZrUhA.

局部气候调查组．一万个抽烟的理由．（2019-05-13）［2019－07－12］. https：//mp. weix-in. qq. com/s/oqr7fIJov YEb1brYhngVRw.

局部气候朱简：一个科普品牌的诞生．（2019-04-24）［2019－07－12］. https：//www. jiemi-an. com/article/3068398 _ qq. html.

孔卓瑶，张宗明．中国古代医药文献对外传播及其影响．医学与哲学，2015（1）：86－89.

拉巴卓玛，聂雪琼，尼玛曲措，等．2014 年西藏自治区城乡居民健康素养水平调查分析．中国健 康教育，2017（11）：963－966.

赖英腾．公共危机中的信息沟通及其治理机制．马克思主义与现实，2008（5）：177－179.

郎劲松，杨海．数据新闻：大数据时代新闻可视化传播的创新路径．现代传播（中国传媒大学学 报），2014（3）：32－36.

老友记：乔伊第一次知道套套的避孕概率是百分之 97 的反应．（2018-09-29）［2020－01－13］. https：//v. qq. com/x/page/h0723tc7sa0. html.

雷磊：用真实打动世界：非虚构写作的"力量"与"内核"．（2019-07-27）［2019－12－30］. ht-tps：//mp. weixin. qq. com/s/VUR1FoS _ 8sO4MleLSzLXOA.

李蓓．浅谈医疗新闻摄影报道的"三字经"．新闻研究导刊，2018（14）：167－168.

李彬．传播符号论．北京：清华大学出版社，2012.

李长宁，吴敬．中国居民健康素养监测报告．北京：人民卫生出版社，2018.

李春英，张巍巍．基于文献的医患关系研究综述//丛亚丽，张大庆．2013—2014 中国医患关系蓝 皮书．北京：北京大学医学出版社，2015：1－24.

李航，王毓倩．医患沟通现状调查与完善研究．医学与法学，2019（1）：34－38.

李泾一．到了最吃劲的关键阶段更要实事求是．（2020-03-05）［2020－05－17］. http：// www. qstheory. cn/dukan/hqwg/2020－03/05/c _ 1125665570. htm.

李君荣，唐才昌，陆召军．健康教育与健康促进教程．南京：东南大学出版社，2004.

李克强签署国务院令 公布《国务院关于修改〈疫苗流通和预防接种管理条例〉的决定》．（2016-04-25）［2020－01－16］. http：//www. xinhuanet. com//politics/2016－04/25/c _ 1118730528. htm.

李良荣．新闻学概论．上海：复旦大学出版社，2009.

李娜．河北省城乡居民健康素养状况及影响因素研究．长春：吉林大学，2016.

李茜．健康传播视阈下我国医疗剧内容研究．北京：北京工商大学，2017.

李廷安．中外医学史概论．上海：商务印书馆，1947：29.

李文芳．论健康传播中媒体人的健康素养．新闻爱好者，2012（3）：21-22.

李希光．我们的社会需要"逃命新闻"吗：透视甲型 H1N1 流感．探索与争鸣，2009（7）：40-42.

李翔．都市类报纸抑郁症议题报道研究：以《南方都市报》为例．武汉：武汉大学，2017.

李小宁，李英华，郭海健．健康素养监测评估技术指南．南京：东南大学出版社，2013.

李晓静．数字鸿沟的新变：多元使用、内在动机与数字技能：基于豫沪学龄儿童的田野调查．现代传播，2019（8）：12-19.

李学会．残疾人的社会形象：对历次残疾人"全国自强模范"事迹的分析．残障权利研究，2015（1）：24-43.

李雅伦，孙海涛，梁剑芳．全媒体时代医院如何做好宣传工作．现代医院，2016（2）：255-257.

李颖．公共健康报道中的隐喻：以肺结核报道为例//2005 年中国科技新闻学会第八次学术年会论文集．2005：165-168.

李钊．基于大数据的热点医疗新闻系统的研究与实现．西安：西北大学，2018.

李字庆．SMART 原则及其与绩效管理关系研究．商场现代化，2007（19）：148-149.

林聚任．社会建构论的兴起与社会理论重建．天津社会科学，2015（5）：58-63.

刘海龙．大众传播理论：范式与流派．北京：中国人民大学出版社，2008.

刘吉庆．癌症病人摄影报道的体会．中国肿瘤，2001（9）：544-545.

刘建霞．我国政府危机管理中的公共沟通问题研究．济南：山东师范大学，2010.

刘娟．从《大公报·医学周刊》看民国时期现代卫生观念的传播．新闻与传播研究，2014（5）：98-117.

刘兰秋，陈特，赵然．我国医疗纠纷的现状、成因及防控对策研究//文学国，房志武．中国医药卫生体制改革报告（2014—2015）．北京：社会科学文献出版社，2014：209-243.

刘丽．"十一五"以来我国报纸肺癌报道的内容评估：以"恐惧诉求"为指向．长春：吉林大学，2013.

刘媚琪．蒲公英之自媒体赋权：QQ 群在女性感染者抗击艾滋病中的作用．北京：中国社会科学院研究生院，2011.

刘明录．品特戏剧中的疾病叙述研究．重庆：西南大学，2013.

刘强，时爽．提升我国政府行政沟通有效性的路径选择．科教文汇，2008（3）：133-145.

刘睿彻．5 岁小丫号啕大哭拒抽血，90 后护士抽自己的血示范．（2015-12-31）［2020-01-16］．http://health.cnhubei.com/yyxw/201512/t20151231_91576.html.

刘蔚．国境卫生检疫公共沟通机制探讨．中国国境卫生检疫杂志，2006（5）：314-318.

刘希洋．清代医书的非商业性出版和传播探赜．中国出版史研究，2017（2）：98-113.

刘晓军．论电视媒体在医疗卫生报道中的重要作用．中国健康教育，2007（6）：472-474.

卢佳雯．民国报纸健康传播研究（1927—1949）：以广州《越华报》为例．广州：华南理工大学，2017.

罗娟，白莹，田虹，等．浅析传统媒体在健康传播中的作用与发展：以云南报刊中的免疫规划宣传为例．传播与版权，2017（1）：16-18.

罗军．南宋社会科考及医书出版的知识传播．出版发行研究，2017（9）：106-108.

罗俊娥，傅静，黎源圆，等．基于以微信平台为主的健康教育对四川省 3 市辖区居民健康素养及健康生活方式的影响．中国健康教育，2019（3）：231 - 234.

罗涛，刘兰秋．医疗纠纷现状及发生原因分析．中国医院，2018（12）：4 - 6.

罗弦．西"风"东渐 各演千秋：评美国医疗剧在东方的本土化演绎．电影评介，2011（19）：17 - 19.

罗颖凤．医疗体制改革报道的框架分析：以《中国青年报》为例．兰州：兰州大学，2007.

罗元．健康传播视角下的报纸烟害报道研究．长沙：湖南大学，2011.

洛厄里，德弗勒．大众传播效果研究的里程碑．北京：中国人民大学出版社，2004：110 - 111.

马瑞玲．关于健康类广播节目的几点思考．中国广播，2012（11）：60 - 63.

马泽原．困局与动因：信任断裂背景下的食品安全公共沟通：以 2008—2017 北京地区食品安全事件为例．北京：北京交通大学，2018.

麦考姆斯，贝尔．大众传播的议程设置作用（续）．郭镇之，译．新闻大学，1999（3）：32 - 37.

麦库姆斯．议程设置：大众媒介与舆论．郭镇之，徐培喜，译．北京：北京大学出版社，2008：151.

孟洁，谢需．国产医疗剧的传播价值初探：从《心术》热播谈起．东南传播，2012（8）：115 - 117.

孟宪励．健康类报纸的当下与未来．中国记者，2014（1）：33 - 35.

免费午餐民间慈善力量堪当大任．（2011-11-02）[2011 - 11 - 02]．http：//news. ifeng. com/opinion/special/mianfeiwucan/.

穆林．重大公共卫生事件如何向公众"说"．中国科学报，2020 - 02 - 13（5）.

那个除夕夜试图自杀的病人：已经花了 30 万，我还有脸继续治下去吗？．（2020-05-25）[2020 - 09 - 15]. https：//mp. weixin. qq. com/s/k8-MMFR6WNipF5 _ Tj5xrrw.

宁骚．公共政策学．北京：高等教育出版社，2003.

偶尔治愈．自行停药 4 个月后，医生告诉我：没有药能治好你了．（2019-03-22）[2019 - 07 - 10]. https：//dxy. com/article/26422.

潘秋予，欧阳明月．国内健康素养研究进展．中国医疗管理科学，2017（3）：67 - 72.

潘荣华，杨芳．民国时期医学报刊的发展与多主体健康传播格局之肇基．巢湖学院学报，2013（2）：77 - 85.

潘子荻．最吃劲的关键阶段，习近平@各级党委、政府．（2020-02-14）[2020 - 05 - 17]. http：//www. qstheory. cn/zdwz/2020 - 02/14/c _ 1125571619. htm.

庞慧敏，段羽佳．我国医疗改革的媒介呈现：以《人民日报》2009—2014 年医改报道为例．青年记者，2015（36）：58 - 59.

庞旭．健康传播视域下的抑郁症报道研究（2011—2015）．上海：华东师范大学，2016.

彭吉象．艺术学概论．北京：北京大学出版社，2006.

彭向东，褚勇强，萨支红，等．健康行为理论：从健康信念模式到风险认知和健康行为决策．中国健康教育，2014（6）：547 - 548.

清华大学新闻与传播学院，中国科学报社，字节跳动平台责任研究中心．知识的普惠：短视频与知识传播研究报告．（2019-01-18）[2020 - 01 - 13]．http：//www. 199it. com/archives/

819073. html.

屈晓童. 戴口罩，一个小动作预防多种病，你都戴对了吗？.（2016-10-12）［2021 - 07 - 10］. https：//dxy. com/column/7616.

全权. 探中国媒体健康风险传播的两个原则：以奶粉事件的一个报道"盲点"为例. 东南传播，2008（12）：49 - 50.

任宝凤. 新世纪我国健康类杂志健康传播观念的异化与重构：以《大众医学》《健康之友》为例. 南京：南京师范大学，2010.

任杰. 健康传播在疫病防治中的重要性研究：以麻疹疫病防治为实例的探析. 合肥：中国科学技术大学，2012.

任绍曾. 话语标记导读//SCHIFFRIN D. 话语标记（英文读本）. 北京：世界图书出版公司，剑桥大学出版社，2007.

任雯绮. 新媒体时代下 GIF 动图传播对社交新语境的构建. 汉字文化，2018，208（14）：18 - 20.

任英，刘春桃，胡桂华，等. 大学生健康素养与健康传播的现状及相关性研究. 当代护士，2018（8）：39 - 41.

任正安. 媒介视野中的城市健康素养与健康传播. 西南政法大学学报，2010（2）：130 - 135.

桑塔格. 疾病的隐喻. 程薇，译. 上海：上海译文出版社，2003：11.

尚俊芳，杨慧，王洪奇. 医患沟通模式的比较研究. 医学与哲学（B），2012（9）：71 - 73.

佘宗明. 疫情正凶猛，武汉社区办万家宴遭质疑!（2020 - 01 - 21）［2020 - 05 - 27］. https：//news. china. com/socialgd/10000169/20200121/37729274. html.

沈洪兵，齐秀英. 流行病学. 8 版. 北京：人民卫生出版社，2013：127.

史安斌，王沛楠. 议程设置理论与研究 50 年：溯源·演进·前景. 新闻与传播研究，2017（10）：13 - 28.

世界卫生组织，世界银行. 世界残疾报告.（2011-06-09）［2020 - 01 - 16］. https：//www. who. int/disabilities/world _ report/2011/report/zh/.

世界卫生组织. 感染、毒品和吸烟：公共卫生案例实录. 平浩，主译. 北京：人民卫生出版社，2014.

世界卫生组织. 健康促进术语汇编. 郑伯承，薛建平，译. 北京：北京医科大学出版社，1999.

世界卫生组织. 世界卫生组织烟草控制框架公约.（2021 - 11 - 05）［2022 - 01 - 13］ https：//apps. who. int/iris/bitstream/handle/10665/42811/9789245591016 _ chi. pdf？sequence＝3.

舒年. 无障碍设施和每个人都有关. 工人日报，2019-07-21（2）.

司马迁. 史记. 郑州：中州古籍出版社，1994：842.

搜狐四象工作室. 结核狂想曲.（2018-03-24）［2019 - 07 - 14］. http：//www. sohu. com/a/226240126 _ 157078.

苏春艳. 当"患者"成为"行动者"：新媒体时代的医患互动研究. 国际新闻界，2015（11）：48 - 63.

孙玉栋，丁鹏程. 突发公共卫生事件的网络化治理. 中国特色社会主义研究，2020（1）：26 - 31.

索朗德吉，李亚杰，拉巴卓玛，等. 2015 年西藏居民健康素养监测结果分析. 中国公共卫生，2018（2）：1 - 3.

SALAZAR M A，张颖，胡晓江，等．公共卫生突发事件的沟通策略与影响：2015 年北京某大厦麻疹事件与美国迪士尼麻疹事件对比分析．风险灾害危机研究，2019（1）：239 - 256.

泰勒，威利斯．媒介研究：文本、机构与受众．吴靖，等译．北京：北京大学出版社，2005：21.

唐亮．多伊奇的政治沟通理论．政治学研究，1985（2）：44 - 46.

唐闻佳．掩藏在世界名画中的医学真相．文汇报，2012-02-23.

陶御风，朱邦贤，洪丕谟．历代笔记医事别录．天津：天津科学技术出版社，1988.

腾讯研究院 S-Tech 工作室．吾老之域：老年人微信生活与家庭微信反哺．杭州：浙江出版集团数字传媒有限公司，2018：9.

田本淳．健康教育与健康促进理论和有效途径//中国疾病预防控制中心，达能营养中心．营养健康新观察：健康教育与健康促进专题.2016（44）.

田海龙．语篇研究：范畴、视角、方法．上海：上海外语教育出版社，2009：9 - 10.

田天．新媒体环境下电视健康栏目传播的创新模式：以北京卫视《养生堂》栏目为例．传媒，2017（2）：9 - 12.

田向阳．健康传播理论与实用方法．北京：人民卫生出版社，2017.

突发公共卫生事件应急条例.（2011-01-08）［2020 - 01 - 16］.http：//www. gov. cn/gongbao/content/2011/content_ 1860801. htm.

汪纯．论北宋中央政府面向大众的健康传播．合肥：安徽师范大学，2016.

王迪．健康传播研究回顾与前瞻．国外社会科学，2006（5）：49 - 52.

王凤皎.2009 - 2012 年政府部门应对突发公共卫生事件新闻发布效果研究．新媒体与社会，2013（2）：118 - 133.

王洪钧．新闻采访学．台北：正中书局，1997.

王建华．高等教育作为一门学科．高等教育研究，2004，25（1）：69 - 74.

王洁．中国媒体癌症新闻报道的内容分析：以《人民日报》《楚天都市报》和新浪新闻为例．武汉：武汉大学，2013.

王军．论医疗事件新闻在医学教育中的合理应用．延安大学学报（医学科学版），2014（4）：79 - 80.

王俊，顾洪基．如皋惠民工程再"加码"，残疾人康复添福音．（2013-02-26）.http：//leaders. people. com. cn/n/2013/0226/c217816 - 20601106. html.

王俊秀，蔡小玲．《国务院研究机构最新报告说："中国医改不成功"》等系列"特别报道".（2005-07-29）［2020 - 01 - 16］.http：//zqb. cyol. com/node/2005 - 07/29/zgqnb. htm.

王林，沈坤荣，唐晓东．医患关系内涵及模式：基于社会交换理论的研究．医学与哲学，2014（3）：49 - 51.

王林娜．局部气候朱简：长图一镜到底，创意天生无底．（2017-11-22）［2019 - 07 - 12］. http：//www. sohu. com/a/205941640 _ 121629.

王玲玲，王晨，曹艳林，等．医院场所暴力伤医趋势、不良影响分析与思考．中国医院，2014（3）：4 - 6.

王培志．国外突发公共事件媒体报道的原则、方法和策略分析．对外传播，2015（12）：74 - 76.

王平. 白衣天使的"新角色". (2017-05-10) [2020 - 01 - 16]. https：//www. henandaily. cn/
content/fzhan/sxzchuang/2017/0510/45403. html.

王平. 从枯燥的话题中找到"热新闻"：以《河南日报》医疗卫生新闻报道为例. 新闻爱好者，
2018 (8)：41 - 43.

王平. 我省角膜捐献供少需多，"重见光明"之路还有多长？. (2016-10-14) [2020 - 01 - 16].
https：//www. henandaily. cn/content/qgong/jzgcha/2016/1014/19202. html.

王萍，毛群安，陶茂萱，等. 2008 年中国居民健康素养现状调查. 中国健康教育，2010 (4)：243 -
246.

王麒. 公共危机管理体制中的沟通机制研究. 成都：电子科技大学，2007.

王胜源. "另类发展"的话语建构与传播实践：对北京小毛驴市民农园的个案研究. 北京：中国
社会科学院研究生院，2013.

王帅，张耀光，徐玲. 第五次国家卫生服务调查结果之三：医务人员执业环境现状. 中国卫生信
息管理杂志，2014 (4)：321 - 325.

王韬，曾荣，朱建辉，等.《急诊室故事》医疗电视真人秀与传统方式在医学科普中的作用比较
研究. 科普研究，2015 (6)：40 - 44.

王万春，陈绪厚，王鑫. 武汉疫情发展全记录：除青藏外各省份现疫情，均存输入性病例.
(2020-01-23) [2020 - 05 - 17]. https：//www. thepaper. cn/newsDetail _ forward _ 5613541.

王蔚. 论华莱坞电影中医患关系的呈现与应对之策：以《滚蛋吧，肿瘤君》为例. 东南传播，
2018 (3)：23 - 26.

王小梅. 我国广播影视规制对人权的保障及其完善. 比较法研究，2018 (6)：89 - 100.

王晓迪，俞春江，瞿先国，等. 治理视阈下公民参与"健康中国 2030"战略的实施路径. 中国卫
生政策研究，2017，10 (5)：39 - 44.

王秀丽，罗龙翔，赵雯雯. 中国健康传播的研究对象、学科建设与方法：基于范式建构理论的内
容分析（2009—2018）. 全球传媒学刊，2019，6 (3)：34 - 52.

王学成，刘长喜. 互联网在健康传播、病患医疗决策中的作用与影响研究：基于对上海中心城区
居民的调查分析. 新闻大学，2012 (1)：109 - 115.

王雪倩. 健康传播在短视频平台中的现状及发展探析. 新闻采编，2019 (1)：47 - 48.

王言虎. 500 万人离开武汉，疫情蔓延的责任该如何承担？. (2020-01-27) [2020 - 05 - 17].
http：//news. ifeng. com/c/7tZVgq9O4yO.

王一戎. 乳腺癌报道的人文关怀研究：以《健康报》与《健康时报》的报道为例. 长春：吉林大
学，2015.

王宇，孙鹿童. 责任与过失：医患关系中的媒体角色：以新浪、腾讯、凤凰三家网站的报道为例.
现代传播，2017 (2)：34 - 38.

韦路，张明新. 第三道数字鸿沟：互联网上的知识沟. 新闻与传播研究，2006 (4)：43 - 53.

魏瑾，吉平. 从《急诊科医生》看国产医疗剧的新突破. 传播力研究，2018 (17)：68.

文钊. "非典"预计使中国损失 2 100 亿. 中国经济快讯，2003 (17)：33.

沃舍. 临床医患沟通艺术. 王岳，等译. 北京：北京大学医学出版社，2016.

无症状感染者怎么发现？病毒会长期存在吗？白岩松对话王辰. (2020-02-20) [2021 - 01 - 17].

https：//www. yicai. com/news/100513215. html.

吴昊 . 健康素养：一个传播学的视角 . 合肥：中国科学技术大学，2009.

吴蓉蓉 . 中医药网站的健康信息传播研究：以中华中医网、三九中医和新浪中医为例 . 南昌：南昌大学，2013.

吴廷俊，夏长勇 . 我国公共危机传播的历史回顾与现状分析 . 现代传播（中国传媒大学学报），2010（06）：32 - 36.

吴婷婷 . 烟草的符号性隐喻及其在大众传播中的应用 . 合肥：中国科学技术大学，2014.

伍小琼，周瑾，冯竞 . 微电影在健康传播中的探索与思考 . 预防医学情报杂志，2018（10）：1341 - 1343.

武汉第一例新冠肺炎是谁及发现时间 .（2020-02-28）［2020 - 05 - 17］. http：//www. wuhan. com/xinwen/40066. html.

武汉"封城"决定是如何做出的？湖北省省长回应 .（2020-01-23）［2020 - 05 - 17］. https：//www. sohu. com/a/368672553 _ 391294.

武汉市卫健委关于当前我市肺炎疫情的情况通报 .（2019-12-31）［2020 - 05 - 17］. https：//www. yicai. com/brief/100452246. html.

武汉现不明原因肺炎 官方确认属实：已经做好隔离 .（2019-12-31）. https：//news. 163. com/19/1231/10/F1NGTJNJ00019K82. html.

WEXLER R，徐莹，YOUNG N. 非政府组织倡导在中国的现状 . 中国发展简报，2006（3）.

西泰尔 . 公共关系实务 . 13 版 . 北京：清华大学出版社，2017.

习近平：全面提高依法防控依法治理能力 为疫情防控提供有力法治保障 .（2020-02-05）［2020 - 05 - 27］. http：//www. xinhuanet. com/politics/2020 - 02/05/c _ 1125535239. htm.

想抱孙子总不成？千万别忽略这问题，帮儿女看看 .（2016-10-20）［2020 - 01 - 10］. https：//www. sohu. com/a/116600493 _ 456117.

向运华，王晓慧 . 人工智能时代老年健康管理研究 . 新疆师范大学学报（哲学社会科学版），2019（4）：98 - 107.

肖俊 . 健康传播视角下的中医养生电视节目研究：以北京卫视《养生堂》栏目为例 . 成都：成都理工大学，2013.

肖瓅，程玉兰，马昱，等 . Delphi 法在筛选中国公众健康素养评价指标中的应用研究 . 中国健康教育，2008（2）：81 - 84.

肖瓅，李英华，陈国永，等 . 健康素养综合指数的研制 . 中国健康教育，2009（2）：103 - 105.

谢绣治 .《诗经》养生思想述论 . 诗经研究丛刊，2007（1）：155 - 181.

邢晓雯，林宏贤，吴洋，等 . 不能说的秘密：8 500 万残障人士的性尴尬 . 南方都市报，2014-11-12（AA30）.

徐静 . 安徽省农村地区健康素养与健康传播现状及其关系的实证研究 . 合肥：安徽医科大学，2014.

徐开彬，万萍 . 西方健康传播研究的五个主要领域 . 新闻与传播评论，2017（1）：254 - 274.

徐群晖 . 莎士比亚戏剧医学现象的符号美学研究 . 社会科学战线，2016（8）：169 - 174.

徐淑贤 . 健康报道研究：以近三年中国健康传播大会报道好作品为例 . 锦州：渤海大学，2012.

徐水洋，王磊，杨清，等.浙江省居民健康素养调查.浙江预防医学，2011 (5)：5-11.

徐晓飞，武亚文，吴胜群.服务农民健康担当社会责任：以天津农村广播《健康快乐多》为例.中国广播电视学刊，2016 (12)：97-98.

徐子铭.日本是怎样废止中医的.（2019-07-23）[2020-01-13].https：//mp.weixin.qq.com/s/4ZdXuG02M IjUz6Hz5DOzlw.

许洱多."把我当作你的眼睛"：好民警助盲人风雨无阻.新闻晨报，2002-05-17.

许秀玲，王伟，常昕.医药健康类广播节目现状及北京电台案例分析.中国广播，2012 (9)：50-53.

薛澜，张强.SARS事件与中国危机管理体系建设.清华大学学报（哲学社会科学版），2003 (4)：1-6.

薛澜，朱琴.危机管理的国际借鉴：以美国突发公共卫生事件应对体系为例.中国行政管理，2003 (8)：51-56.

亚当，赫尔兹里奇.疾病与医学社会学.王吉会，译.天津：天津人民出版社，2005.

严丽萍，李英华，聂雪琼，等.2012年中国居民健康素养监测中公务员健康素养现状分析.中国健康教育，2012 (1)：8-11.

严丽萍，魏南方，解瑞谦，等.我国城乡居民健康素养影响因素分析.中国健康教育，2015 (2)：138-140.

阳欣哲.媒体传播对医患关系影响研究.上海：上海交通大学，2012.

杨杜.医患关系新闻报道框架研究：以《南方都市报》为例.上海：上海外国语大学，2018.

杨季钢.读图时代我国网络新闻漫画视觉化传播研究.重庆：西南大学，2015.

杨金侠，徐静，耿晴晴.安徽省农村地区健康传播与健康素养关系的实证分析.卫生经济研究，2015 (9)：47-50.

杨树达.积微居小学金石论丛.北京：中华书局，1983.

杨廷忠，吕巧红，吴宏华.公共卫生倡导行动策略与方法.中华预防医学杂志，2008，42 (8)：553-556.

杨文博.多元社会下我国公共沟通体系的构建：基于公共管理学科视角.上海：华东政法大学，2012.

杨文燕.山东省农村居民健康素养评价及其与卫生服务利用的关系研究.济南：山东大学，2014.

杨燕飞，贾治中.古典科普文学创作的巅峰：清代药性剧三论.中华戏曲，1998 (21)：299-307.

姚伟钧.中华养生术.北京：文津出版社，1995.

姚泽麟，赵皓玥，卢思佳.医疗领域的暴力维权及其治理：基于2002—2015媒体报道的内容分析.社会建设，2017 (1)：49-63.

叶巧藜.《诗经》中养生意识探析.诗经研究丛刊，2011 (3)：316-328.

医疗自媒体联盟.特别提醒 | 这才是新版！.（2018-11-27）[2020-01-16].https：//mp.weixin.qq.com/s/Jd8CUb-_VZTzy7RBpgDu4g.

医学名词审定委员会，全科医学与社区卫生名词审定分委员会.全科医学与社区卫生名词.北京：科学出版社，2014.

医政医管局.关于维护医疗秩序构建和谐医患关系工作情况的通报:最高人民法院、国家卫生计生委新闻通气会材料.(2017-02-23)[2020-01-20].http://www.nhc.gov.cn/yzygj/s3590/201702/7396aea595874e488ac2cb310ebc5bf2.shtml.

音像制品内容审查办法.(1996-02-01)[2020-01-16].https://www.chinacourt.org/law/detail/1996/02/id/24567.shtml.

尹军祥.美国构建和谐医患关系经验浅析.全球科技经济瞭望,2015(2):56-62.

于兰,王秀丽,吕青,等.2012年我国主要报刊结核病舆情监测情况分析.中国健康教育,2013(3):232-234.

于磊,石俊婷.医患共同决策诊疗模式的现状分析.医学与哲学,2013(1):50-53.

于瑞琪.从1910—1911年黑龙江鼠疫看早期《大公报》的健康传播.黑龙江史志,2015(12):39-40.

余易安.追问朱莉的乳房.(2013-05-20)[2020-01-16].http://www.jksb.com.cn/index.php?m=content&c=index&a=show&catid=265&id=43370.

俞建章,叶舒宪.符号:语言与艺术.上海:上海人民出版社,1988.

喻国明,何睿.健康信息的大数据应用:内容、影响与挑战.编辑之友,2013(6):20-22.

喻国明.健康传播:中国人的接触认知与认同(基于HINTS模型的实证研究与分析).北京:人民日报出版社,2018:68-69.

袁军,杨乐.健康传播中的控烟议题研究:以《人民日报》控烟报道为例.当代传播,2010(2):104-106.

张春琳.乡村医生的健康传播功用及其角色变迁.重庆社会科学,2010(10):80-84.

张贵峰."盲文试卷":诉诸法律才能得?.工人日报,2017-05-18.

张寒.借鉴国外先进管理经验 构建我国和谐医患关系.中国行政管理,2017(2):155-156.

张赫.爸爸给了我三次生命.健康时报,2019-04-16(24).

张惠辛.品牌的超广告传播策划.中国广告,2006(5).

张锦,郑全全.计划行为理论的发展、完善与应用.人类工效学,2012(1):77-81.

张靖.控烟报道研究:以2000-2011《中国青年报》为例.西安:西北大学,2012.

张来虎,王开辉.政策科学与健康政策.国外医学(医院管理分册),2002(3):42-43.

张嚹元.健康传播研究的框架与走向//洪浚浩.传播学新趋势.北京:清华大学出版社,2014:267-271.

张灵敏.工伤疾痛经验的建构与传播:基于贵州、重庆两地返乡工伤者的田野调查.北京:中国社会科学院研究生院,2016.

张陆园,张国涛.健康传播的电视剧实践:中国医疗题材电视剧的价值追求与发展路径.新闻界,2017(4):69-74.

张璐.关于新冠肺炎的这些流言,真相来了.(2020-02-28)[2020-04-14].http://www.bjnews.com.cn/news/2020/02/28/696412.html.

张森.世卫组织:全球超3亿人受抑郁症困扰.(2017-02-23)[2020-01-16].http://www.xinhuanet.com/tech/2017-02/24/c_1120524485.htm.

张晴.警惕媒体对危机事件的过度报道:以甲型H1N1流感的报道为例.新闻爱好者,2009(22):37.

张文斗,祖正虎,许晴,等.SARS疫情对中国交通运输业和电信业的影响分析.军事医学,2012

（10）：762 - 764.

张新宝．侵权责任法立法研究．北京：中国人民大学出版社，2009：445.

张馨遥．健康信息需求研究的内容与意义．医学与社会，2010（1）：51 - 53.

张一弛．报纸癌症报道新闻框架研究．长沙：湖南大学，2014.

张依帆．2015 年新医改后，医疗报道选题变迁研究．新闻研究导刊，2016（6）：191 - 192.

张轶凡，杨桂元．医学摄影实践中的伦理问题．中国医学伦理学，2013（1）：56 - 58.

张紫璇．网络科普平台果壳网科学谣言的证伪研究．北京：北京印刷学院，2015.

张自力．健康传播学：身与心的交融．北京：北京大学出版社，2009.

张自力．健康传播研究什么：论健康传播研究的 9 个方向．新闻与传播研究，2005（3）：42 - 48.

张自力．健康传播资源与策略．北京：中国协和医科大学出版社，2014.

张自力．论我国古代的健康传播．新闻与传播研究，2011（2）：70 - 75.

赵海鹏．虚拟现实技术在高校心理健康工作中的应用路径．柳州职业技术学院学报，2018（1）：
　　58 - 61.

赵晓云，齐艳．健康素养对慢性病患者药物治疗依从性影响的研究进展．中国老年保健医学，
　　2016（3）：61 - 63.

赵指南，张挺，李其忠．阴阳学说视域下的五禽戏养生原理探析．中医药文化，2018（4）：87 -
　　91.

郑帆影．骂人也算暴力！．健康时报，2019-03-29（2）.

郑金生．看的是戏剧，听的是医药．中国中医药报，2018-07-19（8）.

郑满宁．缺位与重构：新媒体在健康传播中的作用机制研究：以北京、合肥两地的居民健康素养
　　调查为例．新闻记者，2014（9）：78 - 84.

中国发布新冠肺炎疫情信息、推进疫情防控国际合作纪事．（2020-04-06）［2020 - 01 - 13］.
　　http：//www. gov. cn/xinwen/2020 - 04/06/content_ 5499625. htm.

中国互联网络信息中心．第 46 次中国互联网络发展状况统计报告．（2020 - 09 - 29）［2022 - 07 -
　　05］. http：//www. cac. gov. cn/2020 - 09/29/c_ 1602939918747816. htm.

中国疾病预防控制中心．健康主题．（2020 - 01 - 05）［2020 - 01 - 17］. http：//www. chinac-
　　dc. cn/jkzt/.

中国疾病预防控制中心．（2022 - 02 - 23）［2022 - 03 - 17］. http：//www. chinacdc. cn/jkzt/ftg-
　　gwssj/.

中国疾病预防控制中心．突发公共卫生事件分级标准．（2018-10-15）［2020 - 04 - 14］. http：//
　　www. chinacdc. cn/jkzt/tfggwssj/gl/201810/t20181015_ 194984. html.

中国健康教育网．http：//www. nihe. org. cn/portal/zxjj/jgzn/A090102index_ 1. htm.

中国信息通信研究院产业与规划研究所．2017 年微信经济社会影响力研究．（2018 - 05 - 30）
　　［2020 - 01 - 13］. http：//www. caict. ac. cn/sytj/201805/P020180530542164170839. pdf.

中国医师协会．中国医师执业状况白皮书（2017）．（2018 - 07 - 06）. http：//www. cmda. net/
　　u/cms/www/201807/06181247ffex. pdf.

中华人民共和国国家卫生健康委员会．国家卫生计生委办公厅关于印发百千万志愿者结核病防治知
　　识传播活动工作方案和结核病防治核心信息及知识要点的通知．（2016-04-15）. http：//www.

nhc. gov. cn/cms-search/xxgk/getManuscriptXxgk. htm? id＝2dd6a74584d34a6ba0dd863544 e83416.

中华人民共和国医务人员医德规范及实施办法．（2013-10-28）［2020－01－11］．http：// health. people. com. cn/n/2013/1028/c370599－23347582. html.

中疾控论文复盘新冠 12 月已"人传人"，早于武汉官方通报．（2020-01-31）［2020－05－17］．ht-tps：//www. sohu. com/a/369653532＿260616.

钟南山：不要指望疫情全部消失 不影响生活生产即可．（2020-04-13）［2020－05－27］．https：//www. thepaper. cn/newsDetail＿forward＿6958003.

周遂，顾小雨．非虚构写作的新闻实践与叙事特点．新闻与写作，2016（12）：83－86.

周书楠．政府公共传播，哪些问题亟待解决．人民论坛，2016（25）：66－67.

周莹，王林，李媛秋．中国控烟进程中媒体报道现状及健康传播对策．中国公共卫生管理，2012（6）：803－804.

朱赫，云青萍，姜学文，等．城市职业人群健康类应用程序的使用现状及影响因素分析．中国健康教育，2019（4）：304－308.

朱璟．身心之间：《遵生八笺》的休闲审美研究．杭州：浙江大学，2017.

朱静．民营医院医疗杂志广告营销传播研究：以重庆龙都医院医疗杂志为例．昆明：云南大学，2017.

朱亮．《人民日报》全媒体平台对突发公共卫生事件报道的议程设置研究：以疫苗案报道为例．济南：山东大学，2019.

朱彤．党报如何更好报道医疗卫生新闻．新闻传播，2012（4）：173.

朱歆悦．基于用户体验的健康信息服务网站研究．上海：上海师范大学，2015.

祝哲，彭宗超．突发公共卫生事件中的政府角色厘定：挑战和对策．东南学术，2020（2）：11－17.

邹伟．浅论中国应建立什么样的公共卫生应对体系．中华医学丛刊，2004（6）：118－119.

邹晓璇，石英，周钰．北京市海淀区母婴健康素养现状的调查分析．中国健康教育，2013（4）：331－344.

醉驾入刑五年 酒驾肇事下降 18％．（2016-04-28）［2020－04－12］．http：//www. gov. cn/xin-wen/2016－04/28/content＿5068903. htm.

二、英文文献

ADOLFSSON E T，WALKER-ENGSTRÖM M，SMIDE B，et al. Patient education in type 2 dia-betes：a randomized controlled 1-year follow-up study. Diabetes research and clinical practice，2007，76（3）：341－350.

AJZEN I. From intentions to actions：a theory of planned behavior//KUHL J，BECKMAN J. Action control：from cognition to behavior. Heidelberg：Springer，1985：11－39.

AJZEN I. The theory of planned behavior. Organizational behavior and human decision processes，1991，50（2）：179－211.

ARMITAGE C J，CONNER M. Efficacy of the theory of planned behaviour：a meta analytic re-view. British journal of social psychology，2001，40（4）：471－499.

ATTEWELL P. The first and second digital divides. Sociology of education, 2001, 74 (3)：252 - 259.

BARKER K K. Electronic support groups, patient-consumers, and medicalization：the case of contested illness. Journal of health & socialBehavior, 2008, 49 (1)：20 - 36.

BARTESAGHI M, CASTOR T. Social construction in communication re-constituting the conversation. Annals of the international communication association, 2008, 32 (1)：1 - 39.

BERNHARDT J M. Communication at the core of effective public health. American journal of public health, 2004, 94 (12)：2051 - 2053. (2011-10-10) . http：//dx. doi. org/10. 2105/AJPH. 94. 12. 2051.

BLAKEMORE K, WARWICK-BOOTH L. Social policy：an introduction. Mcgraw-Hill education (UK), 2013.

BLOOMBERG. Coffee won't need cancer warning in California after all. Los Angeles times, 2019-06-03.

BOISSY P, CORRIVEAU H, MICHAUD F, et al. A qualitative study of in-home robotic telepresence for home care of community-living elderly subjects. Journal of telemedicine and telecare, 2007, 13 (2)：79 - 84.

BRYCE R, GROSS N C. The diffusion of hybrid seed corn in two Iowa communities. Rural sociology, 1943, 8：15 - 24.

CAREY M P, BURISH T G. Etiology and treatment of the psychological side effects associated with cancer chemotherapy：a critical review and discussion. Psychological bulletin, 1988, 104 (3)：307 - 325.

Centers for Disease Control and Prevention. National health education standards. (2018-11-29). https：//www. cdc. gov/healthyschools/sher/standards/index. htm.

CHAPMAN S, MCLEOD K, WAKEFIELD M, et al. Impact of news of celebrity illness on breast cancer screening：Kylie Minogue's breast cancer diagnosis. The medical journal of Australia, 2005, 183 (5)：247 - 250.

CLARKE J N, EVEREST M M. Cancer in the mass print media：fear, uncertainty and the medical model. Social science & medicine, 2006, 62 (10)：2591 - 2600.

CONGER J A, KANUNGO R N. The empowerment process：integrating theory and practice. The academy of management review, 1988：471 - 481.

Coronavirus Resource Center of Johns Hopkins University. https：//coronavirus. jhu. edu/.

CROSS R, DAVIS S, O'NEIL I. Health communication：theoretical and critical perspectives. Cambridge：Polity Press, 2017.

DEGENER T, QUINN G. A survey of international, comparative and regional disability law reform//BRESLIN M L, YEE S. Disability rights law and policy：international and national perspectives. Ardsley：Transnational Publishers Inc, 2002.

DUTTA M J. Communicating social change：structure, culture, and agency. New York：Routledge, 2011.

ELFRIEDE F，LESTER E P. Science journalism under scrutiny: a textual analysis of science times. Critical studies in media communication, 1996, 13 (1): 24 - 43.

ERBEN R. New horizons in health. World health, 1996, 49 (4): 10.

FAIRCLOUGH N, WODAK R. Critical discourse analysis//VAN DIJK T A. Discourse as social interaction: discourse studies-A multidisciplinary introduction. London: Sage, 1997: 258 - 283.

FINK S. Crisis management: planning for the inevitable. New York: Amacom, 1986.

FINNEGAN J R, VISWANATH K. Communication theory and health behavior change: the media studies framework//GLANZ K, LEWIS F M, RIMER B K. Health behavior and health education: theory, research and practice. San Francisco: Jossey-Bass, 1997: 313 - 341.

FISHBEIN M, AJZEN I. Belief, attitude, intention, and behavior: an introduction to theory and research. Reading, MA: Addison-Wesley, 1975.

Fiske J. Introduction to communication studies. 3rd ed. New York: Routledge, 2011.

FOGAN L. The neurology in Shakespeare. Archives of neurology, 1989, 46 (8): 922 - 924.

FREIMUTH V S, METTGER W. Is there a hard-to-reach audience. Public health reports, 1990, 105 (3): 232.

GITLIN T. The whole world is watching: mass media in the making and unmaking of the New Left. Berkeley: University of California Press, 1980.

GODIN G, KOK G. The theory of planned behavior: a review of its applications to health-related behaviors. American journal of health promotion, 1996, 11 (2): 87 - 98.

GRUNIG J E, HUNT T. Managing public relations. New York: Holt, Rinehart and Winston, 1984.

GUO L, MCCOMBS M. Networked agenda setting: a third level of media effects. Paper presented at the ICA annual conference, May, 2011.

GUO L, MCCOMBS M. Toward the third level of agenda setting theory: a networked agenda setting model. Paper presented at the AEJMC annual conference, August, 2011.

GUO L. A theoretical explication of the network agenda setting model: current status and future direction//GUO L, MCCOMBS M E. The power of information networks: new directions for agenda setting. London: Routledge, 2015.

GUTIÉRREZ L M, LEWIS E A. Empowering women of color. New York: Columbia University Press, 1999.

HEATH R L. Crisis management for managers and executives. London: Financial Times Pitman Publishing, 1998.

HOBBS R. Media literacy, media activism. The journal of media literacy, 1996, 42 (3): ii-iv.

HOFFMAN D L, NOVAK T P, SCHLOSSER A E. The evolution of the digital divide: how gaps in internet access may impact electronic commerce. Journal of computer-mediated communication, 2000.

HOVLAND C I, JANIS I L, KELLEY H H. Communication and persuasion. New Haven: Yale University Press, 1953.

International Classification of Functioning, Disability and Health (ICF) . World Health Organization. https：//www. who. int/classifications/icf/en/.

JANIS I L, FESHBACH S. Effect of fear-arousing communications. Journal of abnormal & social psychology, 1953, 48 (1)：78 - 92.

JANSSON B S. Becoming ang effective policy advocate. 3rd ed. Belmont：Brooks/Cole, 1999.

JENKINS J C. Nonprofit organization and policy advocacy//POWELL W. the nonprofit sector：a research handbook. New Haven：Yale University Press, 1987：296 - 318.

JOHNSON N A P S, MUELLER J. Updating the accounts：global mortality of the 1918 - 1920 "Spanish" influenza pandemic. Bulletin of the history of medicine, 2002 (76)：105 - 115.

JORDAN J E, BUCHBINDER R, OSBORNE R H. Conceptualising health literacy from the patient perspective. Patient education and counseling, 2010, 79 (1)：36 - 42.

KASPERSON R E. The social amplification of risk and low-level radiation. Bulletin of the atomic scientists, 2012 (68)：59 - 66.

KATZ E. The two-step flow of communication：an up-to-date report on a hypothesis. Public opinion quarterly, 21 (1)：61 - 78.

KATZMAN N. The impact of communication technology：promises and prospects. Journal of communication, 1974, 24 (4)：47 - 58.

KORCSH B M, GOZZI E K, FRANCIS V. Gaps in doctor-patient communication：doctor-patient interaction and patient satisfaction. Pediatrics, 1968 (42)：855 - 871.

LASSWELL H D. The structure and function of communication in society. New York：The Communication of Ideas, Harper and Brothers, 1948.

LAZARSFELD P, ROBERT K. Merton：mass communication, popular taste and organized social action//BRYSON L. The communication of ideas. New York：Cooper Square Publishers Inc. , 1964.

LEE G, KWAK Y H. An open government maturity model for social media-based public engagement. Government information quarterly, 2012 (29)：492 - 503.

LEVENTHAL H. Findings and theory in the study of fear communications. Advances in experimental Social psychology, 1970, 5 (5)：119 - 186.

LINK B G, YANG L H, PHELAN J C, et al. Measuring mental illness stigma. Schizophrenia bulletin, 2004, 30 (3)：511 - 541.

LIPPMANN W. Public opinion. New York：Harcourt, Brace and Company Inc. , 1922.

LUPTON D. Discourse analysis：a new methodology for understanding the ideologies of health and illness. Australian journal of public health, 1992, 16 (2).

LUPTON D. The imperative of health：public health and the regulated body. London：Sage, 1995.

MADIA A S. Risk and science. Berkshire：Open University Press, 2002.

MAIBACH E, Flora J A. Symbolic modeling and cognitive rehearsal：using video to promote AIDS prevention self-efficacy. Communication research, 1993, 20 (4)：517 - 545.

MCCOMBS M, LLAMAS J P, LOPEZ-ESCOBAR E, et al. Candidate images in Spanish elections：second-level agenda-setting effects. Journalism & mass communication quarterly, 1997, 74 (4)：703 -

717.

MCCOMBS M E, SHAW D L. The agenda-setting function of mass media. The public opinion quarterly, 1972: 176 – 187.

MCQUAIL D, WINDAHL S. Communication models for the study of mass communications. New York: Routledge, 1993.

MCQUAIL D, WINDAHL S. Communication models. London: Longman, 1981: 10.

MIKA V, KELLY P, PRICE M, et al. The ABCs of health literacy. Family & community health, 2005, 28 (4): 351 – 357.

MIZRAHI T. Getting rid of patients: contradictions in the socialization of physicians. New Brunswick, NJ: Rutgers University Press, 1986.

MOON R Y, CHENG T L, PATEL K M, et al. Parental literacy level and understanding of medical information. Pediatrics, 1998, 102 (2): 197 – 212.

NEUHAUSER L, KREPS G L, MORRISON K, et al. Using design science and artificial intelligence to improve health communication: chronology MD case example. Patient education and counseling, 2013, 92 (2): 211 – 217.

NUSSBAUM J F, RAGAN S, WHALEY B. Children, older adults, and women: impact on provider-patient interaction//THOMPSON T L, DORSEY A M, MILLER K I, et al. Handbook of health communication. Mahwah: Lawrence Erlbaum Associates, 2003, 183 – 204.

NUTBEAM D. Health literacy as a public health goal: a challenge for contemporary health education and communication strategies into the 21st century. Health promotion international, 2000, 15 (3): 259 – 267.

NUTBEAM D. The evolving concept of health literacy. Social science & medicine, 2008, 67 (12): 2072 – 2078.

O'NEILL C, LAMBERT A. Drama structures: a Practical handbook for teachers. London: Hutchinson, 1982.

PALUMBO R. Examining the impacts of health literacy on healthcare costs an evidence synthesis. Health services management research, 2017, 30 (4): 197 – 212.

PARIKH N S, PARKER R M, NURSS J R, et al. Shame and health literacy: the unspoken connection. Patient education and counseling, 1996, 27 (1): 33 – 39.

PARKER R M, GAZMARARIAN J A. Health literacy: essential for health communication. Journal of health communication, 2003, 8 (1): 116 – 118.

PARVANTA C F, BASS S B. Health communication: strategies and skills for a new era. Jones & Bartlett learning, 2020: 28.

PEARSON C M, MITROFF I I. From crisis prone to crisis prepared: a framework for crisis management. The executive, 1993 (7): 48 – 59.

PECHMANN C. A comparison of health communication models: risk learning versus stereotype priming. Media psychology, 2001, 3 (2): 281 – 289.

REGESTER M. Crisis management. London：Random House Business Books，1989.

RENATA S. Health communication：from theory to practice. New York：John Wiley & Sons，2013.

REYNOLDS B，QUINN S C. Effective communication during an influenza pandemic：the value of using a crisis and emergency risk communication framework. Health promotion practice，2008，9 (4)：13S – 17S.

REYNOLDS B，SEEGER M W. Crisis and emergency risk communication as an integrative model. Journal of health communication，2005，10 (1)：43 – 55.

ROBERTSON R P. Shakespeare and medicine. The lancet，1959 (4)：12 – 10.

RODGERS B L. Exploring health policy as a concept. Western journal of nursing research，1989 (6)：694 – 702.

ROGERS E M，SINGHAL A. Empowerment and communication：lessons learned from organizing for social change//KAIBFLEISCH P J. Communication yearbook 27，New York：Routledge，2003：67 – 85.

ROGERS E M. Diffusion of innovations、5th ed. New York：The Free Press，1995.

ROGERS E M. Up-to-date report. Journal of health communication，1996，1 (1).

ROGERS R W. A protection motivation theory of fear appeals and attitude change. Journal of psychology interdisciplinary & applied，1975，91 (1)：93.

ROWLANDS G，PROTHEROE J，WINKLEY J，et al. A mismatch between population health literacy and the complexity of health information：an observational study. British journal of general practice，2015，65 (635)：e379 – e386.

RÜSCH N，ANGERMEYER M C，CORRIGAN P W. Mental illness stigma：concepts，consequences and initiatives to reduce stigma. European psychiatry，2005，20 (8)：529 – 539.

RUTH C，DAVIS S，O'NEIL I. Health communication：theoretical and critical perspectives. New York：John Wiley & Sons，2017：14 – 59.

RUTSAERT P，PIENIAK Z，REGAN Á，et al. Social media as a useful tool in food risk and benefit communication?：a Strategic orientation approach. Food policy，2014 (46)：84 – 93.

SALDAÑA M，ARDEVOL-ABREU A. From compelling arguments to compelling associations at the third level of agenda setting//GUO L，MCCOMBS M E. The power of information networks：new directions for agenda setting. London：Routledge，2015.

SCHIAVO R. Health communication：from theory to practice. San Francisco：Jossey-bass，2014.

SCHILLINGER D，GRUMBACH K，PIETTE J，et al. Association of health literacy with diabetes outcomes. JAMA，2002，288 (4)：475 – 482.

SCHRAMM W，WILLIAM E. Porter，men，women，messages and media：understanding human communication. New York：Harper & Row，1982.

SCHULZ P J，NAKAMOTO K. Emerging themes in health literacy. Studies in communication sciences，2005，5 (2)：1 – 10.

SEALE C. Cancer in the news：religious themes in news stories about people with cancer. Health，2001，5 (4)：425 – 440.

SEALE C. Media and health. Thousand Oaks: Sage, 2002.

SERVELLEN G V, BROWN J S, LOMBARDI E, et al. Health literacy in low-income latino men and women receiving antiretroviral therapy in community-based treatment centers. AIDS patient care and STDs, 2003, 17 (6): 283 - 298.

SHARF B F, KAHLER J. Victims of the franchise: a culturally-sensitive model of teaching patient-doctor communication in the inner city//RAY E B. Communication and disenfranchisement: social health issues and implications. Mahwah NJ: Erlbaum, 1996: 95 - 115.

SHARF B F. Physician-patient communication as interpersonal rhetoric: a narrative approach. Health communication, 1990, 2 (4): 217 - 231.

SIMONDS S K. Health education as social policy. Health education monographs, 1974, 2 (1): 1 - 10.

SMITH W. Product differentiation and market segmentation as alternative marketing strategies. Journal of marketing, 1956 (21): 3 - 8.

SPEROS C. Health literacy: concept analysis. Journal of advanced nursing, 2005, 50 (6): 633 - 640.

STEVENSON H M, BURKE M. Bureaucratic logic in new social movement clothing: the limits of health promotion research. Health promotion international, 1991, 6 (4): 281 - 289.

The Norman Lear Center Projects. Hollywood, health & society, [2022-01-15]. https://learcenter. org/project/hollywood-health-society-2/.

THOMAS R K. Health communication. Springer, 2006: 2.

TICHENOR P J, DONOHUE G A, OLIEN C N. Mass media flow and differential growth in knowledge. Public opinion quarterly, 1970: 159 - 170.

VEATCH R M. Models for ethical medicine in a revolutionary age. The hastings center report, 1972, 2 (3): 5 - 7.

WATSON J, HILL A. Dictionary of nedia and communication studies. London: Arnold, 2000: 92.

WITTE K. Putting the fear back into fear appeals: the extended parallel process model. Communication monographs, 1992 (59): 329 - 349.

WITTE K. The manipulative nature of health communication research: ethical issues and guidelines. American behavioral scientist, 1994, 38 (2): 285 - 293.

WOLCH J R. The shadow state: government and voluntary sector in transition. NY: The Foundation Center, 1990.

World Health Organization. Communication, education and participation: a framework and guide to action. Washington: WHO (AMRO/PAHO), 1996.

World Health Organization. International statistical classification of diseases and related health problems (ICD). https://www. who. int/classifications/icd/en/.

WRIGHT D. Flu outbreak: walking the line between hyping and helping. (2009-04-27). http://bolgs. reuters. com/fulldisclosure/2009/04/27/swine-flu-walking-the-line-between-hyping-and-helping.

YOUSUF Z S，UBEL P A，TULSKY J A，et al. Cost-related health literacy：a key component of high-quality cancer care. Journal of oncology practice，2015，11（3）：171-173.

ZOLLER H M，DUTTA M J. Emerging perspectives in health communication：meaning，culture，and power. New York：Routledge，2008.

　　后新冠时代，我们需要什么样的健康传播？

　　很少有人会否认健康的重要性，但健康传播却远未得到相应的重视。哪怕在许多生死攸关的时刻，我们也总是处于一个糟糕的健康信息环境。2019年末 2020 年初，新型冠状病毒肺炎暴发并迅速演变为全球大流行。截至2021 年 11 月 10 日，全球确诊人数超过 2.5 亿，死亡人数超过 500 万①，而这些数字还将在未来一段时期内持续增长。作为 21 世纪以来人类所遭遇的非常严重的大流行病之一，新冠肺炎疫情不仅暴露出世界各国在医疗卫生、环境保护、经济、政治、教育、文化等领域的沉疴痼疾，还使之更为复杂而尖锐，直接造成或间接促发了大量社会危机与人道主义灾难，成为人类文明的一大挑战。

　　随着检测及诊疗技术的进步、疫苗的研发和各国防控工作的开展，此次疫情正逐步得到控制。然而，考虑到该病毒仍在传播及变异，且"有可能转成慢性疾病，像流感一样与人类共存"②，面对危机四伏的"后新冠时代"，我们须正视并重新定义个体、家庭、国家因此次疫情而付出的沉痛代价，推动全方位、各领域的复盘、反思与改进，为开展常态化防控做足准备。针对健康传播领域，我们亟须强化公众、政府、媒体、企业等主体的健康传播意识与技能，优化健康信息环境与传播秩序，从整体上提高国民的身体素质和

---

　　① Coronavirus Resource Center of Johns Hopkins University. ［2021-11-10］. https：//coronavirus. jhu. edu/.

　　② 无症状感染者怎么发现？病毒会长期存在吗？白岩松对话王辰 . （2020-02-20）［2021-01-17］. ht-tps：//www. yicai. com/news/100513215. html.

健康素养，妥善应对包括突发公共卫生事件在内的各类健康问题。基于以往经验和未来展望，我们总结出理想的健康传播应具备的以下核心特征，以指引"后新冠时代"健康传播研究、教学与实践的发展方向。

一、精准高效

对于传染病尤其是新发、突发的重大传染病，应严格遵循早预警、早检测、早发现、早报告、早隔离、早治疗、早追踪的防控原则。

因此，我们倡导超越以往"一刀切"、高耗能的粗放式健康宣教，至少从以下维度建构更为精准、高效的健康传播：（1）时间维度：对于突发公共卫生事件等时效性较强的健康主题，应强调及时性，对于慢性病等时效性较弱的健康主题，则注重持续性；（2）信息维度：基于科学依据与循证原则，传播尽可能准确的健康信息；（3）渠道维度：对媒介环境进行综合考量，既关注大数据、人工智能、5G等前沿技术应用于健康传播的潜力，又关照民谣、戏剧、绘画、标语等相对"传统"的媒介形式，根据不同群体的传播条件与使用偏好选用适宜媒介；（4）需求维度：在制定健康传播策略时充分考虑本土情境与本地需求，因地、因人、因事制宜，并根据情况的变化及时调适。

二、以人为本

2020年5月24日，《纽约时报》刊文《在美国有近10万人死亡，他们是无法估量的损失》并附以导语："他们不仅是一个个名字，他们曾经是我们的一员。"这篇特殊的健康报道以整个头版为碑，镌刻了1 000名新冠逝者的姓名和一句话简介，例如，"Lila A. Fenwick，87岁，纽约市，第一位从哈佛大学法学院毕业的黑人女性"，"Ruth Skapinok，85岁，加利福尼亚州罗斯维尔，据说后院的鸟儿们会从她手上吃东西"。这一直接、朴素而深刻的表达方式将曾经鲜活的人生从冰冷的数据中"唤醒"，使之同时拥有独特个体与逝者整体双重身份，引导读者在强烈的对照中感受到为人的美好和病逝的痛惜，从而铭记这段历史，致力于不再让悲剧重现。

我们主张将"以人为本"贯穿于健康传播的全过程，除了重视个体生命的价值，不违背基本的传播伦理，还体现为关切各类群体尤其是边缘人群的健康问题并回应其诉求。现有研究表明，新冠对各年龄段人群普遍易感，但老年人的重症率和病死率最高，妇女被家暴的风险显著提升，残障人获取健康信息的难度加大，部分儿童因洗手次数变多而易发湿疹，新冠患者、来自高风险地区者和少数族裔屡遭污名化，流动工人与低收入群体受经济停滞的影响更为深重……疫情加剧了边缘人群的脆弱性，此类情形亦反过来阻碍防疫工作的开展。健康传播理应使"最后一公里"的健康问题可见，积极寻求治理之道，支持边缘人群增权赋能，并着力构建更为公平的救治体系。

三、知行合一

对健康传播而言，"认识世界"与"改造世界"不可偏废。除了将专业的健康知识转化为公众可及、可理解的信息，我们认为健康传播还应在多个层面实现"知"与"行"的良性互动。其一，针对个体受众：将健康传播活动的重心从以知识传递为主的 IEC（information-education-communication）模式转移至以行为改变为主的 BBC（behavior-change-communication）模式，即以健康行为的养成作为衡量健康传播效果的重要指标。其二，针对健康传播研究者：将相关研究成果作为开展健康传播实践的依据与资源，并致力于倡导健康政策的改进，或将研究过程与健康传播行动相结合。其三，针对健康传播理论：一方面，运用议程设置、创新扩散等经典传播学理论解析具有典型性的健康传播现象并指导实践；另一方面，在此过程中检验理论的适用性和解释力，并反过来促进理论的发展与创新。

四、多元协作

中国之所以能够迅速针对疫情防控需求筑起健康传播网络，助推公众及早建立对新冠的基本认知并迅速反应，离不开各社会主体的强力协作。在大众传播层面，新华社、《人民日报》、《中国青年报》等主流媒体矩阵及国家卫生健康委员会等卫生行政部门的官方网站成为抗疫信息的权威来源，《财经》杂志、"果壳"、"丁香园"等市场化媒体也在科学解读新冠方面表现得可圈可点。在群体传播层面，各城乡社区广泛采用横幅、告示、传单、大喇叭等形式向属地居民传达防疫须知，各类公益机构亦利用其自媒体平台分享支持其社群防疫的内容。在组织传播层面，包括医院、学校在内的企事业单位负责向其成员更新疫情动态，并发布相应的防疫指南，家庭微信群里也时刻滚动着新冠相关推文。在人际传播层面，亲属、朋友、师生、同事、医患之间时常就疫情频繁交流。

同时，作为一个立足于社会科学与自然科学交叉地带的研究领域，健康传播的发展有赖于多学科支持与跨学科合作，在新闻学、传播学、社会学、经济学、信息科学与公共卫生学、流行病学、预防医学等学科之间找到更多相互补充、彼此激荡的空间与机会。针对新冠的全球抗疫充分证明：多元主体的通力协作能够有效防控疫情，并削弱其负面影响。

疫情仍在蔓延，经济必须复苏，世界各国都需要适应与新冠长期共存的"新常态"，"后新冠时代"亦极有可能出现其他新发传染病和全球性健康问题。我们必须激发公众维护自身健康的主体性与效能感，强调"公民是自己健康的第一责任人，树立和践行对自己健康负责的健康管理理念，主动学习健康知识，提高健康素养，加强健康管理"①，并通过健康促进形成一个从健康个人、健康家庭到健康中国、健康世界的多维健康共同体，而其中每一个环节都需要高质量的健康传播。

在我们所建构的健康传播理想图景中，精准高效、以人为本是健康传播的关键品质，知行合一、多元协作则是保障此类健康传播稳定产出，并进一步优化健康信息环境与传播秩序的动力机制。诚然，当回顾此次新冠肺炎疫情相关的传播实践时，我们在这四个方面均发现了许多亮点与重要经验，但不可否认的是：我们周边仍充斥着形形色色的健康谣言，笃信不移者大有人在；在我们的抗疫主题媒介文本中，仍存在大量歧视甚至暴力元素；我们提出的一些所谓专家建议，在现实中缺乏可操作性；我们身处一个高度全球化的时代，却没有全球化的抗疫协调机制，"甩锅"事件频频发生……正因为如此，我们需要一个沟通与分享、学习与思考的平台，去做更好的健康传播，去触摸一个更健康的自我与世界——这也正是本教材的写作初心，是一种尝试，也是一个开始。

本教材的写作从 2019 年年初开始，历时三年多，其间经历了新冠肺炎疫情的全球肆虐，见证了中国政府坚持抗疫的坚定决心以及中国制度的强大优势，感受到了中国人民团结一心、共克时艰的精神风貌，也目睹了健康传播研究与学科建设的蓬勃发展。特别感谢熊颖、赵雯雯、耿引弟、罗龙翔为教材写作认真搜集相关文献并进行了详细的梳理和总结，完成了第三部分三个案例的初稿写作。感谢中国人民大学出版社翟江虹老师的耐心与宽容，没有她的鼓励与督促，本教材的写作可能还是"现在进行时"。

王秀丽

2022 年 3 月 16 日

---

① 中华人民共和国基本医疗卫生与健康促进法．（2020-01-02）［2021-07-16］．http://www.npc.gov.cn/npc/c30834/201912/15b7b1cfda374666a2d4c43d1e15457c.shtml.

图书在版编目（CIP）数据

健康传播：理论与实践/王秀丽著．--北京：中
国人民大学出版社，2022.8
新编 21 世纪新闻传播学系列教材
ISBN 978-7-300-30840-1

Ⅰ.①健… Ⅱ.①王… Ⅲ.①健康－传播学－高等学
校－教材 Ⅳ.①R193

中国版本图书馆 CIP 数据核字（2022）第 128353 号

新编 21 世纪新闻传播学系列教材
健康传播：理论与实践
王秀丽　著
Jiankang Chuanbo：Lilun yu Shijian

出版发行	中国人民大学出版社			
社　　址	北京中关村大街 31 号		邮政编码　100080	
电　　话	010 - 62511242（总编室）		010 - 62511770（质管部）	
	010 - 82501766（邮购部）		010 - 62514148（门市部）	
	010 - 62515195（发行公司）		010 - 62515275（盗版举报）	
网　　址	http://www.crup.com.cn			
经　　销	新华书店			
印　　刷	天津鑫丰华印务有限公司			
规　　格	185 mm×260 mm　16 开本		版　　次	2022 年 8 月第 1 版
印　　张	18.75 插页 1		印　　次	2022 年 8 月第 1 次印刷
字　　数	340 000		定　　价	49.90 元

关联课程教材推荐

书号	书名	第一作者	定价	出版时间
978-7-300-11125-4	传播学教程（第二版）	郭庆光	49.9	2011 年 4 月
978-7-300-08629-3	大众传播理论：范式与流派	刘海龙	59.8	2008 年 2 月

配套教学资源支持

尊敬的老师：

　　衷心感谢您选择人大版教材！相关的配套教学资源，请到中国人民大学出版社官网（www. crup. com. cn）下载。部分教学资源需要验证您的教师身份后，才可以下载。请您登录出版社官网后，点右上角"注册"，填写"会员中心"的"我的教师认证"项目，等待后台审核。我们将尽快为您开通下载权限。

　　如您急需教学资源或教材样书，也可以直接与我们的编辑联系。

　　联系人：龚洪训　　电话：010-62515637　　电子邮箱：6130616@qq.com

　　欢迎加入全国新闻教师 QQ 群（群号：259226416），开展学术讨论，交流教学心得。

俯仰天地　　心系人文

www. crup. com. cn

中国人民大学出版社

欢迎登录浏览，了解图书信息，下载教学资源